不整脈診療
レジデントマニュアル

編集　小林義典　東海大学医学部付属八王子病院循環器内科・教授
　　　新田　隆　日本医科大学心臓血管外科・教授

医学書院

不整脈診療レジデントマニュアル

発　行　2012年 3 月15日　第 1 版第 1 刷©

編　集　小林義典・新田　隆
　　　　（こばやしよしのり）（にった　たかし）

発行者　株式会社　医学書院

　　　　代表取締役　金原　優

　　　　〒113-8719　東京都文京区本郷 1-28-23

　　　　電話　03-3817-5600（社内案内）

印刷・製本　大日本法令印刷

本書の複製権・翻訳権・上映権・譲渡権・公衆送信権（送信可能化権を含む）は㈱医学書院が保有します．

ISBN978-4-260-01225-6

本書を無断で複製する行為（複写，スキャン，デジタルデータ化など）は，「私的使用のための複製」など著作権法上の限られた例外を除き禁じられています．大学，病院，診療所，企業などにおいて，業務上使用する目的（診療，研究活動を含む）で上記の行為を行うことは，その使用範囲が内部的であっても，私的使用には該当せず，違法です．また私的使用に該当する場合であっても，代行業者等の第三者に依頼して上記の行為を行うことは違法となります．

JCOPY 〈㈳出版者著作権管理機構　委託出版物〉

本書の無断複写は著作権法上での例外を除き禁じられています．複写される場合は，そのつど事前に，㈳出版者著作権管理機構（電話 03-3513-6969，FAX 03-3513-6979，info@jcopy.or.jp）の許諾を得てください．

■執筆者 (執筆順)

岩崎　雄樹	日本医科大学循環器内科	
小林　義典	東海大学医学部付属八王子病院循環器内科・教授	
飯田　剛幸	東海大学医学部付属八王子病院循環器内科	
宮内　靖史	日本医科大学循環器内科・講師	
網野　真理	東海大学医学部循環器内科・講師	
吉岡公一郎	東海大学医学部循環器内科・准教授	
八島　正明	日本医科大学循環器内科・講師	
二階堂　暁	みなみ野ハートクリニック	
小野　卓哉	小野内科診療所副院長	
山本　哲平	日本医科大学循環器内科	
森田　典成	東海大学医学部付属八王子病院循環器内科・講師	
小原　俊彦	日本医科大学付属総合診療センター・講師	
平山　悦之	平山医院院長	
林　明聡	日本医科大学循環器内科・講師	
村田　広茂	日本医科大学付属病院集中治療室	
坂本俊一郎	日本医科大学心臓血管外科・講師	
大森　裕也	日本医科大学心臓血管外科	
石井　庸介	日本医科大学千葉北総病院心臓血管外科・講師	
新田　隆	日本医科大学心臓血管外科・教授	
及川　惠子	東海大学医学部付属八王子病院循環器内科・講師	
出口　喜昭	東海大学医学部循環器内科・講師	
丸山　光紀	日本医科大学千葉北総病院循環器内科	
淀川　顕司	日本医科大学循環器内科	
上野　亮	東海大学医学部付属八王子病院循環器内科	
堀江　格	日本医科大学循環器内科	

はじめに

　不整脈は循環器疾患の一領域ですが，臨床現場で遭遇する頻度が高く，循環器診療を専門とする医師のみならず，日常の外来，病棟診療で各種不整脈の診断や治療方針の決定を迫られることが経験されます．しかし，不整脈はその種類，発生背景，メカニズム，治療法など非常に多岐にわたるため，診断，治療を含めた診療方針の組み立てが困難です．したがって不整脈は一般診療医にとってなじみにくい分野であり，系統立てて学ぶことが難しいと感じている医師が少なからず見受けられます．このような背景から，不整脈診療の全体についてわかりやすく，しかも短時間で読解できる書物が待ち望まれていました．

　本書は不整脈全般を学ぼうとしている循環器専門医から，一般診療医，研修医を含めた医師や，一定以上の経験を積んだ看護師，検査技師，医療工学技士，CDRを対象として書かれた診療マニュアル本であります．その内容は，不整脈の基礎知識から始まり，診断法，薬物治療，非薬物治療を含めた治療法総論，不整脈各論で構成されており，不整脈を種類ごとに，基本知識のみならずその診断・治療法に関して詳細に，かつ系統立てて学ぶことができます．また，できるだけ医療現場のニーズに合う内容になるように工夫されています．すなわち，臨床現場で必要な情報を迅速に提供できるように，図表やフローチャートを多く掲載するように心掛けました．付録には不整脈診療に関する新医療機器や診療ガイドラインを紹介しています．さらに，本書は2012年度から開始される不整脈専門医の研修カリキュラムに沿った内容となっており，不整脈分野の研修あるいは専門医試験に向けて準備をする際に活用することができます．

　本書は筆者が3年前まで所属していた日本医科大学付属病院心臓血管外科の新田隆教授とともに企画，編集しました．基礎系，内科系分野は筆者が，手術治療およびデバイス治療分野は新田先生が担当しました．2009年からは筆者が東海大学に異動したこともあり，日本医科大学の内科系と外科系，および東海大学内科

はじめに

系の不整脈診療の経験豊富な後輩たちに項目別の執筆をお願いしました．執筆を快く引き受けてくれた先生方に感謝するとともに，本書の企画から尽力していただいた医学書院の安藤恵氏，また編集，制作を担当していただいた大橋尚彦氏，田中晟喜氏に厚く御礼申し上げます．

2012 年 1 月

小林義典

目次

はじめに ……………………………………………………………… 5
略語一覧 ……………………………………………………………… 11
アルゴリズム，鑑別診断，診断基準などの一覧 ……………… 15
ガイドラインの一覧 ………………………………………………… 17
各種分類，図表の一覧 ……………………………………………… 19

1 章　不整脈の基礎知識

1. 心臓刺激伝導系の解剖と生理 ……………………………… 2
2. イオンチャネル，活動電位と不整脈 ……………………… 7
3. 不整脈の分類 ………………………………………………… 13
4. 各種不整脈のメカニズム …………………………………… 16

2 章　不整脈診断へのアプローチ

1. 不整脈の症状 ………………………………………………… 22
2. 不整脈診断に必要な各種検査法 …………………………… 27
   A．12 誘導心電図でどこまでわかるか ……………………… 27
   B．ホルター心電図記録および診断のコツ ………………… 35
   C．イベントレコーダー検査 ………………………………… 42
   D．運動負荷試験 ……………………………………………… 49
   E．心室内遅延電位，T 波オルタナンス，
       T 波バリアビリティ，ハートレートタービュランス … 53
   F．head-up tilt 試験，その他の自律神経機能検査 ………… 61
   G．心臓超音波検査 …………………………………………… 66
   H．心臓電気生理学的検査 …………………………………… 70
   I．遺伝子疾患の診断 ………………………………………… 76

3 章　不整脈の薬物治療

1. 抗不整脈薬の分類(Vaughan-Williams 分類, Sicilian-Gambit 分類) ……… 92
2. 心房細動に対する抗不整脈薬治療 ……… 100
3. その他の上室不整脈に対する抗不整脈薬治療 ……… 108
4. 心室不整脈に対する抗不整脈薬治療 ……… 114
5. 心不全，低心機能例に対する抗不整脈薬治療 ……… 121
6. 各種不整脈に対するアップストリーム治療 ……… 128

4 章　不整脈の非薬物治療

1. 体外式電気的除細動(AED を含む) ……… 136
2. 一時的体外式ペースメーカ治療 ……… 142
3. 恒久的ペースメーカ治療 ……… 152
4. ICD の適応と植え込みの実際 ……… 162
5. CRT，CRT-D ……… 168
6. カテーテルアブレーション ……… 176
   A．総論：カテーテルアブレーションの原理・方法・適応不整脈など ……… 176
   B．上室不整脈 ……… 184
   C．心室不整脈 ……… 212
7. 不整脈の外科治療 ……… 224
   A．心房細動：テイラーメイド治療について ……… 224
   B．心室頻拍 ……… 234
8. 心臓リハビリテーション ……… 241

5 章　不整脈の診断と治療

1. 洞不全症候群 ……… 252
2. 房室ブロック ……… 261
3. 神経調節性失神，頸動脈洞症候群など ……… 269
4. 期外収縮 ……… 277
5. 上室頻拍(心房頻拍を含む) ……… 283
6. WPW(Wolff-Parkinson-White)症候群など ……… 295

7. 心房粗動	308
8. 心房細動	324
9. 心室頻拍	335
10. 心室細動	346
11. QT 延長症候群	351
12. Brugada 症候群	360
13. 非 Brugada 型特発性心室細動(早期再分極症候群,QT 短縮症候群)	363

付録

1. 近年の植込み型デバイス治療の進歩と新しい機能	369
2. カテーテルアブレーションにおける最新周辺機器	380
3. 各種不整脈診療のガイドライン	390

和文索引	397
欧文索引	406

MEMO・一覧

- 不応期と不整脈抑制効果　5
- 静止膜電位　8
- 頻脈誘発性心筋症　25
- ホルター心電図検査かイベントレコーダー検査か　47
- QT延長症候群について　52
- どこまでこだわるHUT　64
- 治療方針を決める際のポイント　106
- アデノシン三リン酸（ATP）　113
- アップストリーム治療への期待　134
- AEDの有効性を示すエビデンス　140
- 非透視下に右室心尖部留置を確認する方法と心筋穿孔の徴候　149
- 無収縮症例に対するペーシングカテーテルの挿入方法　149
- concealed entrainment　180
- 外科用アブレーションデバイスを使用した心房細動手術　232
- 初心者が陥りやすいpit fall　258
- 経験か診断法か　276
- jump-up現象　288
- 左房側CSに心房最早期興奮部位を認める稀有型AVNRT　290
- 洞房リエントリー性頻拍，非適切洞性頻拍　294
- 電気的除細動のメカニズム　350
- QT間隔の計測について　351
- Haissaguerreらの報告　364
- QT短縮症候群とほかの疾患との関連　364
- 国内で使用可能な植込み型デバイス　369

略語一覧

略語	正式名称	日本語訳
ACC	American College of Cardiology	アメリカ心臓病学会
ACE	angiotensin converting enzyme	アンギオテンシン変換酵素
ACEI	angiotensin converting enzyme inhibitor	アンギオテンシン変換酵素阻害薬
ACT	activated coagulation time	活性凝固時間
ADL	activities of daily livings	日常生活動作
AED	automated external defibrillator	自動体外式除細動器
AF	atrial fibrillation	心房細動
AFL	atrial flutter	心房粗動
AHA	American Heart Association	アメリカ心臓協会
AIVR	accelerated idioventricular rhythm	促進心室固有調律
AP	accessory pathway	副伝導路
APC	atrial premature contraction	心房性期外収縮
APD	action potential duration	活動電位持続時間
APTT	activated partial thromboplastin time	活性化部分トロンボプラスチン時間
ARB	angiotensin receptor blocker	アンギオテンシン受容体拮抗薬
ARVC	arrhythmogenic right ventricular cardiomyopathy	不整脈原性右室心筋症
AT	atrial tachycardia	心房頻拍
AT	anaerobic threshold	嫌気性代謝閾値
ATP	adenosine triphosphate	アデノシン三リン酸
ATP	anti-tachycardia pacing	抗頻拍ペーシング
AVN	atrioventricular node	房室結節
AVNRT	atrioventricular nodal reentrant tachycardia	房室結節リエントリー性頻拍
AVRT	atrioventricular reciprocating tachycardia	房室回帰性頻拍
CFAE	complex fractionated atrial electrogram	カフェ電位

略語一覧

略語	正式名称	日本語訳
CPVT	catecholaminergic polymorphic ventricular tachycardia	カテコラミン誘発多形性心室頻拍
CPX	cardiopulmonary exercise test	心肺運動負荷試験
CRT	cardiac resynchronization therapy	心臓再同期療法
CRT-D	cardiac resynchronization therapy with defibrillator	両心室ペースメーカ付き植込み型除細動器
CRT-P	cardiac resynchronization therapy without defibrillator	両心室ペースメーカのみの機種
CS	coronary sinus	冠状静脈洞
cSNRT	corrected sinus node recovery time	修正洞結節回復時間
CS_{OS}	ostium of coronary sinus	冠状静脈洞入口部
DAD	delayed after-depolarization	遅延後脱分極
DCM	dilated cardiomyopathy	拡張型心筋症
DFT	defibrillation threshold	除細動閾値
EAD	early after-depolarization	早期後脱分極
EBM	evidence based medicine	科学の根拠に基づいた医学
EEPVI	extensive encircling pulmonary vein isolation	拡大肺静脈隔離術
EPS	electrophysiologic study	心臓電気生理学的検査
ERP	effective refractory period	有効不応期
ESC	European Society of Cardiology	ヨーロッパ心臓病学会
FP	fast pathway	速伝導路
FRP	functional refractory period	機能的不応期
GP	ganglionated plexi	自律神経叢
HBE	His bundle electrogram	His 束電位図
HRA	high right atrium	高位右房
HRT	heart rate turbulence	HR タービュランス
HUT	head-up tilt	ヘッドアップティルト試験
IART	intra-atrial reentrant tachycardia	心房内リエントリー性頻拍
ICD	implantable cardioverter defibrillator	植込み型除細動器
ICE	intra-cardiac echocardiography	心腔内超音波検査
IVC	inferior vena cava	下大静脈
IVUS	intra-vascular ultrasound sonography	血管内超音波検査
JPC	junctional premature contraction	接合部期外収縮
LAA	left atrial appendage	左心耳

略語一覧

略語	正式名称	日本語訳
LAD	left atrial dimension	左房径
LAD	left axis deviation	左軸偏位
LBBB	left bundle branch block	左脚ブロック
LIPV	left inferior pulmonary vein	左下肺静脈
LP	late potential	遅延電位
LQTS	long QT syndrome	QT延長症候群
LSPV	left superior pulmonary vein	左上肺静脈
LVEF	left ventricular ejection fraction	左室駆出率
MDP	mid-diastolic potential	拡張期中電位
NMS	neurally mediated syncope	神経調節性失神
NSVT	non-sustained ventricular tachycardia	非持続性心室頻拍
NYHA	New York Heart Association	ニューヨーク心臓協会
PA	pulmonary artery	肺動脈
PAF	paroxysmal atrial fibrillation	発作性心房細動
PJRT	permanent form of junctional reciprocating tachycardia	永続性接合部回帰性頻拍
PM	pacemaker	ペースメーカ
PPI	post-pacing interval	ペーシング中止後の回復周期
PSVT	paroxysmal supraventricular tachycardia	発作性上室頻拍
PV	pulmonary vein	肺静脈
QOL	quality of life	生活の質
RAA	right atrial appendage	右心耳
RAD	right axis deviation	右軸偏位
RBBB	right bundle branch block	右脚ブロック
RIPV	right inferior pulmonary vein	右下肺静脈
RPE	rating of perceived exertion	自覚的運動強度：Borg scale
RSPV	right superior pulmonary vein	右上肺静脈
SACT	sino-atrial conduction time	洞房伝導時間
SART	sino-atrial reentrant tachycardia	洞房リエントリー性頻拍
SCD	sudden cardiac death	心臓突然死
SNRT	sinus node recovery time	洞結節回復時間

略語一覧

略語	正式名称	日本語訳
SP	slow pathway	遅伝導路
SSS	sick sinus syndrome	洞不全症候群
SVC	superior vena cava	上大静脈
SVPC	supraventricular premature contraction	上室期外収縮
SVT	supraventricular tachycardia	上室頻拍
TA	tricuspid annulus	三尖弁輪
TdP	torsades de pointes	トルサードドポアント型多形性心室頻拍
TEE	trans-esophageal echocardiography	経食道心臓超音波検査
TIA	transient ischemic attack	一過性脳虚血発作
TTE	trans-thoracic echocardiography	経胸壁心臓超音波検査
TWA	T wave alternans	T波オルタナンス
TWV	T wave variability	T波バリアビリティ
ULV	upper limit of vulnerability	受攻性の上限
VF	ventricular fibrillation	心室細動
VPC	ventricular premature contraction	心室期外収縮
VT	ventricular tachycardia	心室頻拍
VVS	vasovagal syncope	血管迷走神経性失神
WPW	Wolff-Parkinson-White	WPW症候群

アルゴリズム，鑑別診断，診断基準などの一覧

分野 (頁，図表 No・該当項)	タイトル
総論	
• p24，図 2-1	不整脈による動悸の鑑別診断
• p46，表 2-3	症状の頻度と持続時間によるイベントレコーダーの使い分け
• p71，表 2-13	リエントリーと撃発活動の鑑別
• p269，図 5-7	失神の診断アルゴリズム
徐脈性不整脈	
• p62，①-c，p259，図 5-2	head-up-tilt 試験による神経調節性失神の診断基準
• p157，図 4-4	洞不全症候群におけるペースメーカ・モード選択のアルゴリズム
• p158，図 4-5	房室ブロックにおけるペースメーカ・モード選択のアルゴリズム
心房細動	
• p102，図 3-1	孤立性心房細動に対する治療戦略(心房細動薬物治療ガイドライン)
• p106，図 3-2	器質的病的心(肥大心，不全心，虚血性心疾患)に伴う心房細動に対する治療戦略
• p327，図 5-42	新規診断心房細動の治療の流れ
• p328，図 5-43	繰り返す発作性心房細動の治療の流れ
• p329，図 5-44	再発性持続性心房細動・慢性心房細動の治療の流れ
• p330，図 5-45	わが国における心房細動に対する抗血栓療法アルゴリズム
• p331，図 5-46	欧米における心房細動に対する抗血栓療法アルゴリズム
• p332，図 5-47a	AHA ガイドラインによる心房細動リズムコントロールのアルゴリズム
• p332，図 5-47b	ESC ガイドラインによる心房細動リズムコントロールのアルゴリズム
• p395，図 10	心房細動における心拍数調節のための治療選択肢
その他の上室不整脈	
• p31，図 2-5，p206，図 4-26	P 波の形態から心房頻拍起源を推定するアルゴリズム
• p108，図 3-3	上室期外収縮に対する薬物治療アルゴリズム

(次頁に続く)

15

アルゴリズム，鑑別診断，診断基準などの一覧

分野 (頁，図表No・該当項)	タイトル
その他の上室不整脈	
・p278，図 5-10	肺静脈起源期外収縮の標準 12 誘導心電図の P 波形
・p296，図 5-23	体表面 12 誘導心電図による Kent 束局在診断のアルゴリズム
・p311，図 5-33	心房粗動の管理・治療のアルゴリズム
・p313，図 5-34	血行動態の安定した心房粗動に対する洞調律復帰を目的とした薬物治療
心室不整脈	
・p212，図 4-28， 　p281，図 5-14	流出路起源心室不整脈の起源特定のための心電図アルゴリズム
・p392，図 8	持続性心室頻拍の停止法
・p393，図 9	持続性心室頻拍の再発予防
遺伝性不整脈	
・p77，表 2-17， 　p355，表 5-14	QT 延長症候群の診断基準
・p78，図 2-24	エピネフリン負荷による QT 延長症候群のタイプの鑑別
・p80，図 2-25	QT 延長症候群のリスク層別化
・p361，図 5-57	わが国における Brugada 症候群の管理アルゴリズム

ガイドラインの一覧

分野 (頁，表 No・該当項)	タイトル
電気生理学的検査	
• p391，表 2	非持続性心室頻拍に対する電気生理検査の適応ガイドライン
• p391，表 3	Brugada 症候群に対する電気生理検査の適応ガイドライン
徐脈性不整脈	
• p255，表 5-1	洞結節機能に対する電気生理検査の適応ガイドライン
• p391，表 1	原因不明の失神に対する電気生理検査の適応ガイドライン
一時的ペーシング	
• p142〜143，2-a	急性心筋梗塞における一時的経静脈的(心内膜)ペーシングの適応指針
• p143〜144，2-b	急性心筋梗塞における経皮的パッチ留置と経皮的ペーシングの適応指針
ペースメーカ	
• p153，4-a	恒久的ペースメーカの適応ガイドライン－房室ブロック
• p153〜154，4-b	恒久的ペースメーカの適応ガイドライン－2 枝ないし 3 枝ブロック
• p154〜155，4-c	恒久的ペースメーカの適応ガイドライン－洞不全症候群
• p155，4-d	恒久的ペースメーカの適応ガイドライン－徐脈性心房細動
植み込み型除細動器	
• p85，表 2-19	Brugada 症候群における ICD の適応ガイドライン
• p163，表 4-3	植込み型除細動器の適応ガイドライン－持続性心室頻拍・心室細動
• p164，表 4-4	植込み型除細動器の適応ガイドライン－非持続性心室頻拍・心機能低下例
• p164，表 4-5	植込み型除細動器の適応ガイドライン－原因不明の失神既往例

(次頁に続く)

ガイドラインの一覧

分野 (頁,表 No・該当項)	タイトル
• p165,表 4-6	植込み型除細動器の適応ガイドライン―Brugada症候群
• p165,表 4-6	植込み型除細動器の適応ガイドライン―先天性QT延長症候群
両室ペーシング	
• p173,⑨-a	心室再同期療法の適応ガイドライン
• p173〜174,⑨-b	両室ペーシング機能付き植込み型除細動器の適応ガイドライン
心房細動	
• p124〜125,②	心不全に伴う心房細動の治療指針
• p393,表 4	心房細動に対するアブレーションの適応ガイドライン
• p394,表 5	心房細動における抜歯や手術時の抗血栓療法の適応
• p395,表 6	心房細動における出血性合併症時の対応
心室不整脈	
• p126,④	心不全に合併する心室不整脈の治療指針
運動療法	
• p246,④-a	不整脈に対する運動療法の適応ガイドライン

各種分類,図表の一覧

分野 (頁,図表 No)	タイトル
総論	
• p18〜19,表 1-1	各種頻拍性不整脈の機序,受攻性因子,停止,予防治療薬,アブレーション標的部位
• p24,表 2-1	失神の原因
• p50,表 2-5	Borg スケール
• p70,表 2-12	刺激伝導系機能の評価
• p74,表 2-15	EPS 解析で見逃してはならない重要な局所微小電位
• p93,表 3-1	Vaughan-Williams 分類(抗不整脈薬の分類)
• p95,表 3-2	Sicilian-Gambit 分類(抗不整脈薬の作用機序,臨床効果,心電図所見)
• p97,表 3-3	薬物代謝・副作用を念頭に置いた抗不整脈薬の分類
• p122,表 3-5	わが国で使用可能な抗不整脈薬の心不全での位置づけ
徐脈性不整脈	
• p64,表 2-10	tilt 試験で誘発される神経調節性失神の病型
• p156,表 4-2	ICHD によるペースメーカ機能のコード分類
上室不整脈	
• p111,表 3-4	上室頻拍の分類とその発生機序,メカニズム,アデノシンの効果など
• p310,表 5-10	心房粗動の分類
• p326,図 5-41	CHADS$_2$ スコアの算出法とスコアごとの脳梗塞発症率
• p327,表 5-12	CHA$_2$DS$_2$-VASc スコアと脳塞栓症発症率
心室不整脈	
• p137,表 4-1	心室除細動閾値に対する各種抗不整脈薬の効果
• p279,表 5-9	Lown 分類:心室期外収縮の重症度分類
遺伝性不整脈	
• p76,表 2-16	遺伝性不整脈一覧
• p82,図 2-26	Brugada 症候群の心電図タイプ分類
• p354,表 5-13	先天性 QT 延長症候群の原因遺伝子分類
• p357,表 5-15	QT 延長を引き起こす薬剤
• p366,表 5-16	QT 短縮症候群のタイプ別原因遺伝子と関与するイオンチャネル

1章　不整脈の基礎知識

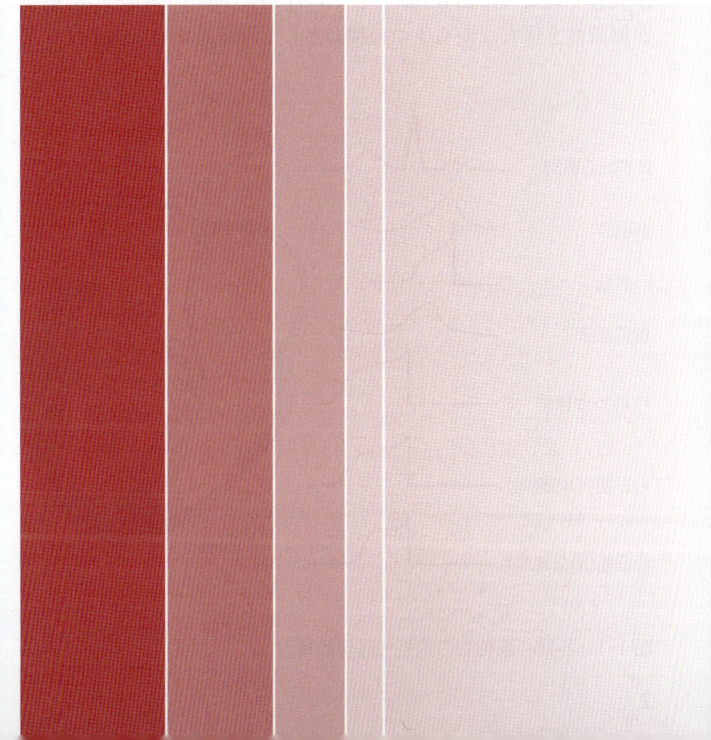

1章 不整脈の基礎知識

1 心臓刺激伝導系の解剖と生理

1 心臓の解剖と機能

　心臓は全身および肺から戻ってくる血液を，それぞれ肺および全身に送り出すポンプであり，右心房，左心房，右心室，左心室の4つの心腔で構成され，それぞれ下大静脈，肺静脈，肺動脈，大動脈がつながっている．

　心臓は，心筋細胞と線維芽細胞，血管内皮細胞などの非心筋細胞と支持（結合）組織で構成され，ポンプとしての機能を効率よく果たすために，さまざまな解剖学的・電気生理学的な仕組みが備わっている．心臓の各部位によって心筋細胞の電気生理学的特性が大きく異なっており（図1-1），特性が異なる1つひとつの細胞が協調性を保ちながら1つの臓器として周期的な心収縮を作りだ

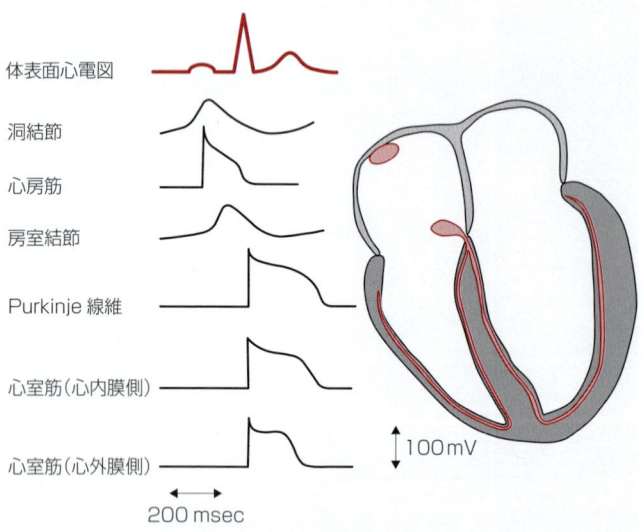

図1-1　各種心筋細胞の電気生理学的特性

している．その中でも，心臓刺激伝導系は，洞結節から始まる電気興奮を心臓全体に伝播させるシステムとして，その中心的な役割を担っている．

2 洞周期と心臓刺激伝導系

　洞結節は，右心房の上大静脈開口部に位置し，自発的に電気興奮を作りだし，この洞結節の興奮周期が心拍数を制御している．

　洞結節は，周囲の作業心筋細胞とは脂肪組織や線維結合組織によって電気的に粗な関係となっており，洞結節が周囲の心房筋の深い静止膜電位の電気的影響を受けないようになっている．洞結節細胞自身のペースメーカ機能に加え，このような解剖学的な特殊構造が，安定した周期的な自発興奮を作りだすことを可能としている（図1-2）．

　洞結節から生じた電気興奮が心房全体を興奮させ心房収縮を作りだす．洞結節が右心房に存在するため，左心房の収縮は相対的に遅延する．この両心房筋の電気興奮は心電図でP波としてあらわされる．右心房から左心房への興奮は，主にBachmann束，心房中核（卵円窩），冠静脈洞壁心筋組織（CS musculature）を介して伝播する．

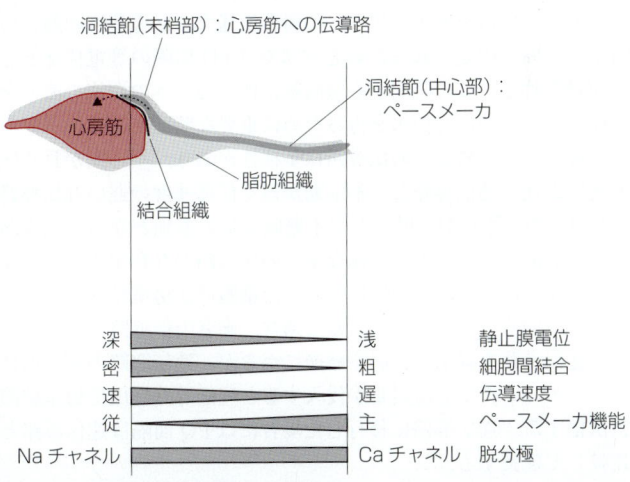

図1-2　洞結節と周囲組織との関係

1章 不整脈の基礎知識

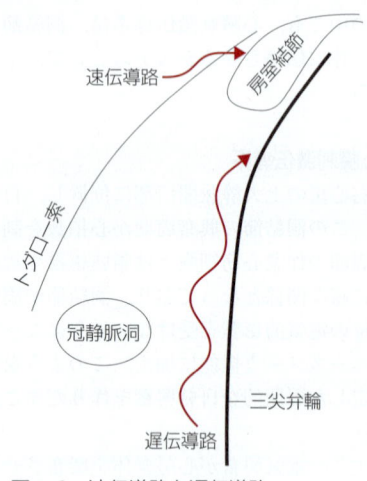

図1-3 速伝導路と遅伝導路

　房室結節は右心房，前中隔の三尖弁輪側に位置しており(図1-3)，正常では心房興奮は必ず房室結節を経由して心室に伝播される．房室結節は減衰伝導特性を有するため電気興奮が心室に到達するまでに時間を要する．この間，心臓全体の電気興奮部位は，カルシウムチャネルによって興奮伝播する伝導速度の遅い房室結節周囲に限定されるため心電図ではPQ間隔の等電位部として記録される．この時間が心房収縮に伴う心室への血液の流入を可能とし，有効な心拍出を得るために重要な時間となる．

　心房から房室結節への伝導路は多様性があり，不応期が長く伝導速度が速い速伝導路と，不応期が短く伝導速度の遅い遅伝導路に分けられ(図1-3)，時として不整脈発症の素地となる．伝導路という名前ではあるが，明確な単一の伝導路が存在するのではなく類似する電気生理学的特性をもった細胞群が房室結節移行帯に存在していると考えられている．通常，両者の伝導路をもつ場合には速伝導路を経由して房室結節に至るが，速伝導路の不応期に至るタイミングで心房興奮が侵入すると遅伝導路経由で房室結節に伝播する．遅伝導路に移行した場合にはPQ間隔は速伝導路と比較して延長する．

　房室結節以外で，心房から心室，もしくはその逆に興奮が伝わ

> **MEMO** **不応期と不整脈抑制効果**
>
> 　心筋細胞には不応期と呼ばれる電気的に無反応となる期間が存在するため，一度興奮した心筋細胞が再度興奮できるようになるまで時間を必要とするという特徴を有している．
>
> 　心電図のQRS幅の正常値が0.06〜0.10秒であり，心室全体の興奮がこの時間内で終了することとなる．心室作業心筋の不応期は自律神経や薬剤の影響によって変化するが，例えば約0.2秒とすると，洞結節からの電気興奮により脱分極した心筋細胞がその洞周期内で再度興奮する可能性はなく，不整脈を生じさせにくくしている．洞結節によって調律が支配されている限り安定した心周期が得られるシステムとなっている．

る副伝導路と呼ばれる伝導路が存在する場合には，さまざまな不整脈の原因となる．副伝導路の多くは作業心筋で構成されているが，減衰伝導特性を有する副伝導路も存在する．

　房室結節に入った電気興奮は，His束に移行し，右脚および左脚（前枝・後枝）からPurkinje線維を経て心室全体に伝わる．Purkinje線維は心内膜側を走行しており，心室興奮は心内膜側から心外膜の順序で興奮する．His束からPurkinje線維は，周囲の作業心筋から電気的に隔絶されており，速い伝導を可能とする．瞬時に心室全体に電気興奮が伝播することにより，ほぼ同時期に心室筋が収縮することが可能となり，効率のよい心室収縮が得られ，この興奮過程は心電図でQRS波形としてあらわされる．一部の伝導が遅延するとQRS幅は拡大し，左室収縮の同期不全をきたす．また，Purkinje線維は自動能を有するが通常興奮周期が洞周期よりも遅いため，普段は洞調律からの電気興奮で抑制されている．しかし，房室ブロックなどで洞調律からの電気興奮が途絶した場合には自動能が顕在化し，心室調律を補う役割を果たす．

3 自律神経と心臓刺激伝導系

　洞結節は交感神経および副交感神経の支配を受けており，両者のバランスによって興奮周期が変化する．すなわち，交感神経緊張亢進時には興奮周期が短縮し心拍数は増加し，副交感神経緊張

亢進時には興奮周期が延長し心拍数は減少する．β遮断薬によって心拍数は減少し，ムスカリン受容体遮断薬であるアトロピンが心拍数を増加させるのは主に薬剤の洞結節への効果による．

同様に房室結節も自律神経の支配を受けており，交感神経緊張亢進時には房室伝導時間が短縮し，反対に副交感神経緊張亢進時には房室伝導時間は延長し房室ブロックを生じる場合がある．正常洞調律時には房室結節伝導能が心拍数に与える影響はほとんどないが，心房細動時には，主に房室結節伝導能によって心拍数が大きく左右される．

このように，洞結節からの電気興奮を速やかに確実に伝播させるシステムである心臓刺激伝導系の存在によって，心臓のポンプ機能を効率よく発揮させ，同時に病的な不整脈発生を防いでいる．逆に，病的状態によってこの心臓刺激伝導系に異常をきたすとさまざまな不整脈を生じうる．

〔岩崎雄樹〕

2 イオンチャネル，活動電位と不整脈

1 イオンチャネル

心筋イオンチャネルは，ポア構造を有し心筋細胞内外のイオンの移動を担う膜蛋白質であり，イオン選択性によって分類される．どのような刺激によってチャネルが開口するかで分類され，電位依存性，リガント依存性，機械刺激依存性が挙げられる．

2 活動電位

活動電位は，心筋細胞の細胞膜をイオンが通過することによって変化する膜電位の変化を記録したものであり，第0相から第4相で構成される．このイオンの通過は主に心筋イオンチャネルが担っており，図1-4に示すように数多くのイオンチャネルのダイナミックな働きによって各相が形成される．そして，この心筋細胞の電気興奮の総和が心電図として記録される．

また，心臓の各部位によってイオンチャネルの構成が異なり，活動電位波形も変化し心筋細胞の電気生理学的特性が大きく変化

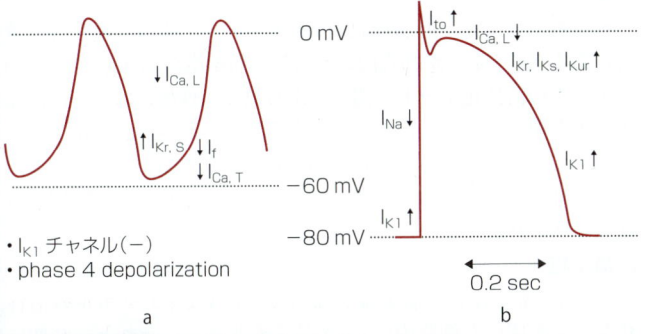

図1-4 活動電位
a. 心筋細胞（洞結節）．
b. 心筋細胞（心房筋）．

> **MEMO** 静止膜電位
>
> 心筋細胞にある Na ポンプ(Na-K ATPase)によって，ATP エネルギーを使用して能動的に細胞外に 3 個の Na イオンが汲みだされ 2 個の K イオンが細胞内に取り込まれる．そのため，細胞内では K イオン濃度が高くなり細胞内外での K イオンの濃度勾配が形成される．K のコンダクタンスは高く，濃度勾配に従って細胞内の K が細胞外に移動しカリウム平衡電位に達した状態で安定する．そのため，作業心筋の静止膜電位は約 −80 mV に安定する．Na イオンも細胞内外で濃度勾配が形成されるが Na イオンが細胞膜を通過することはできない．

する(図 1-1，2 頁参照)．心筋細胞には，静止膜電位が浅く立ち上がり速度が緩やかな洞結節および房室結節でみられる活動電位波形を有する細胞と，静止膜電位が深く，立ち上がり速度が急峻な作業心筋の活動電位波形を有する細胞の 2 つに大別できる(図 1-4)．

電流(陽イオン)が細胞の内側に流れる場合を内向き電流，外側に流れる場合を外向き電流という．活動電位波形は内向き電流が流れると上にふれ，外向き電流が流れると下にふれる．

まず，作業心筋の活動電位の各相におけるイオンの動態を説明する．

a 第 0 相

電気刺激により，心筋細胞の Na チャネルが開口し細胞外に豊富にある Na イオンが細胞内に流入し心筋細胞が脱分極する．Na チャネルの活性化ゲートが開いてから数ミリ秒後には，不活性化ゲートが閉じ Na イオンの流入が終了する．この不活性化ゲートが閉じている間は，さらなる刺激が加わっても Na イオンがチャネルを通過することはできない(このため絶対不応期と呼ばれる期間が作られる)．

b 第 1 相

Na チャネルによる脱分極によって，L 型 Ca チャネルの活性化ゲートが開口し細胞内に Ca の流入が起きる．それと同時期に K チャネルである I_{to}(一過性外向き電流)チャネルが活性化され一気に K イオンが細胞外に流入するが，このチャネルは速やか

に不活性化されるので活動電位ではノッチとしてあらわれる．

c 第2相

引き続いて遅延整流 K チャネルが開口し，K イオンが細胞外に流出する．その結果として細胞膜を出入りするイオンの総和がほぼ等しくなり活動電位では第2相を形成する．ここでは，あまり膜電位が変化しないためプラトー相と呼ばれる．ここでの遅延整流カリウムチャネルは，電位依存性チャネルであるが，複数のサブユニット（I_{Ks}，I_{Kr}，I_{Kur}）から形成されそれぞれ特徴が異なっている．I_{Ks} は脱分極とともにゆっくりと活性化されたのちゆっくりと不活性化される特徴を有し，I_{Kr} は脱分極によって速やかに活性化されたのち不活性化される．I_{Kur} チャネルは心房筋のみに存在し I_{Kr} よりも速やかに活性化され，不活性化されない特徴を有する．

d 第3相

しばらくすると Ca チャネルが不活性化し，相対的に K イオンの細胞外への流出が多くなり再分極へと向かう．再分極が進むにつれ，遅延整流 K チャネルが利用できなくなるため，第3相後半における再分極の促進は I_{K1}（内向き整流カリウム）チャネルが担うこととなる．

e 第4相

作業心筋では，I_{K1} チャネルによって再分極がカリウム平衡電位付近まで進行し安定する．I_{K1} の内向き整流特性によって，周囲から多少の電気的影響を受けても速やかに $-80\,mV$ の静止膜電位で安定し，自発興奮が生じにくい状態となっている．

3 洞結節の活動電位の特徴

洞結節では，静止膜電位が浅く立ち上がり速度が緩やかな活動電位波形を示し周期的に自発興奮を発する．作業心筋と性格を大きく異にする理由の1つに，I_{K1} チャネルの有無が挙げられる．I_{K1} チャネルが豊富に発現する作業心筋とは異なり，洞結節の心筋細胞では，I_{K1} チャネルの発現がないか，もしくはきわめて少ないため静止膜電位が浅くなり（細胞内外でのカリウム濃度勾配に従ってカリウム平衡電位まで到達することができない），自発的拡張期脱分極が生じる．自発的拡張期脱分極には，電位依存性カリウムチャネル（I_{Kr}）の脱活性化と過分極誘発性陽イオンチャ

ネル(I_f),L型・T型カルシウムチャネル($I_{Ca, L}$・$I_{Ca, T}$)の関与が考えられている.

以上のように,正常ではイオンチャネルのバランスが精巧に制御されており,不整脈が起きにくい安定した状態であるが,何らかの原因によってイオンチャネルの機能的あるいは量的な変化によって活動電位に変化が生じるとさまざまな病的不整脈が発生しうる.その原因として,先天的な心筋イオンチャネル遺伝子異常もあれば虚血性心疾患など後天的疾患もある.

4 異常自動能

作業心筋であっても,心筋虚血などさまざまな病的状態によって膜電位が浅くなると自発興奮を生じる可能性がある.Purkinje線維の心筋細胞は,膜電位が浅くならなくても,洞結節からの刺激が途絶すると,上位からの抑制がとかれ補充調律が生じる.

5 早期後脱分極と遅延後脱分極

活動電位の再分極過程,あるいは再分極終了直後に小さな脱分極が起こることがあり,それぞれ早期後脱分極(early after depolarization: EAD)および遅延後脱分極(delayed after depolarization: DAD)と呼ぶ.両者を合わせて撃発活動(triggered activity)とも呼ぶ.

EADは再分極が遅延することにより,カルシウムチャネルが利用可能となり再分極が終了する途中で脱分極を生じてしまう.再分極が延長するあらゆる病態(低カリウム血症,QT延長症候群など)でEADは生じる可能性があり,EADを契機にtorsades de pointesと呼ばれる心室不整脈を発症することがある.

DADは細胞内カルシウム過負荷状態になるとNa-Ca交換系により内向き電流を生じ脱分極を生じる.カルシウム過負荷になる病態としては,心不全,ジギタリス中毒や心房細動などが挙げられる.

異常自動能と撃発活動の明確な区別は困難であるが,撃発活動は先行する電位の影響を受けて発生するという違いがある.自動能は先行する電位の影響を受けない.

2. イオンチャネル，活動電位と不整脈

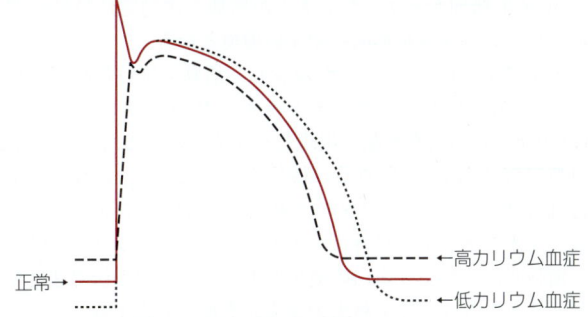

図1-5　カリウムによる活動電位の変化

6 カリウムによる活動電位の変化

これは静止膜電位が細胞内外のカリウムイオン濃度勾配に強く影響を受けるため，細胞外カリウム濃度が変化することによって，イオンチャネルを介するイオンの動態に変化をきたす．その結果，活動電位波形が変化し不整脈発生の原因となる（図1-5）．

低カリウム血症では，膜電位は深く（よりマイナスに）なる．再分極相ではカリウムの流出が遅延し，活動電位持続時間が延長する．

高カリウム血症では，逆に膜電位は浅く（よりプラス側に）なり異常自動能の原因となる．また，膜電位が浅い分だけNaチャネルの開口率が悪くなり，最大立ち上がり速度が低下し伝導速度が遅くなる．

7 イオンチャネルリモデリングと不整脈

さまざまな病態により，心筋イオンチャネルのリモデリング（質的・量的変化）が生じ不整脈発生と密接に関連してくる．

心房細動が持続すると心房筋の電気生理学的特性が変化し，不応期の短縮，心房不応期周期依存性の減弱，興奮伝導の低下，心房内再分極の不均一性の増大が見られ，より心房細動が持続しやすくなる状態（AF begets AF）になる．不応期短縮は主に高頻度興奮に伴う細胞内カルシウム過負荷によって，L型カルシウムチャネルの遺伝子発現が低下し蛋白の産生量が減少する結果であると考えられている．そのほかにも，心房細動によってKir2.1

mRNA 産生増加から I_{K1} チャネルが増加し活動電位持続時間が短縮しリエントリーを形成しやすい環境となる．

心不全では，I_{to}, I_{Ks}, I_{K1} が減少し，活動電位持続時間の延長に寄与する．これらイオンチャネルのリモデリングによって EAD が発生し心室不整脈が出現しやすくなる．また，細胞内 Ca 過負荷に伴う Na-Ca 交換系の機能亢進および I_{K1} の減少による膜抵抗の増大（膜コンダクタンス減少）は，DAD を発生しやすくする．イオンチャネル以外でもギャップジャンクションと呼ばれる，細胞間伝導を担う蛋白の発現低下，分布異常が伝導速度を低下させリエントリー性不整脈の発症の素地を形成する．

心房細動や心不全に限らず，虚血性心疾患や心筋症などあらゆる病態でイオンチャネルのリモデリングは生じており，不整脈発生機序の解明や治療方法の確立には，これら各病態に伴うイオンチャネルの変化を明らかにすることが重要である．ただし，基礎疾患がある場合には，構造的なリモデリングも不整脈発症に重要な役割を果たしていると考えられイオンチャネルのみを標的とした治療ではなく，グローバルな視点からみた総合的な基礎疾患，不整脈治療が必要となる．

〔岩崎雄樹〕

3 不整脈の分類

1 徐脈と頻脈

a 定義
- 徐脈：症状の有無を問わず，心拍数(脈拍)が50/分以下の状態を徐脈と定義する．
- 頻脈：症状の有無を問わず，心拍数が110/分以上の状態を称する．

b 種類
- 徐脈性不整脈：洞不全症候群，房室ブロックなど．
- 頻脈性不整脈：発作性上室頻拍，心房細動，心房粗動，心室頻拍，心室細動など．
- 徐脈，頻脈の定義に当てはまらない不整脈：期外収縮(心房，房室接合部，心室)，促進心室固有調律(AIVR)など．

2 不整脈重症度による分類

a 洞不全症候群
- Rubenstein分類　1型：洞性徐脈
　　　　　　　　　2型：洞房ブロック，洞停止
　　　　　　　　　3型：徐脈頻脈症候群

b 房室ブロック
- 第1度房室ブロック
- 第2度房室ブロック(Wenckebach型，Mobitz Ⅱ型)
- 高度房室ブロック(心房-心室伝導比が2対1未満のもの)
- 第3度房室ブロック(完全房室ブロック)

c 心室期外収縮
- Lown分類　0：心室期外収縮なし
　　　　　　Ⅰ：1時間に30個以下
　　　　　　Ⅱ：1時間に30個以上
　　　　　　Ⅲ：多源性(多形性)
　　　　　　Ⅳa：2連発

Ⅳb：3 連発
Ⅴ：R on T

3 不整脈責任部位による分類

a 房室ブロック（伝導障害の部位による分類）
- 房室結節内ブロック（A-H ブロック）
- His 束内ブロック（H-H' ブロック）
- His 束下ブロック（H-V ブロック）

b 心房頻拍（AT）
- 上大静脈起源（SVC-AT），分界稜起源（cristal-AT），肺静脈起源（PV-AT）など．

c 特発性心室頻拍（idiopathic VT）
- 流出路起源（右室，左室），左室後中隔起源

4 不整脈メカニズムによる分類

a 発作性上室頻拍（PSVT）
- 房室回帰性頻拍
- 房室結節リエントリー性頻拍
- 心房頻拍
- 洞房リエントリー性頻拍
- 房室接合部頻拍など．

5 心電図波形による分類

a 心房粗動
- 通常型，反転通常型，非通常型など．

b 心室頻拍
- 単形性，多形性（torsades de pointes を含む），二方向性など．

c 特発性心室細動
- Brugada（ブルガダ）症候群，早期再分極症候群など．

6 持続時間による分類

a 心房細動
- 発作性：1 週間以内に自然停止する．
- 持続性：1 週間以上持続する．停止には，薬理学的あるいは

電気的除細動が可能
- 永続性：除細動不能

b 心室頻拍
- 非持続性心室頻拍(NSVT)：30秒以内に自然停止する．
- 持続性心室頻拍(sustained VT)：30秒以上持続するか，緊急の停止治療を要する頻拍

7 有効薬剤による分類

a 心房頻拍
- アデノシン感受性心房頻拍など．

b 心室頻拍
- ベラパミル感受性心室頻拍，アデノシン感受性心室頻拍など．

〔小林義典〕

4 各種不整脈のメカニズム

1 徐脈性不整脈の発生メカニズム
a 洞不全症候群
- 洞房伝導障害（洞房ブロック），洞結節自動能の低下
- 心房細動など頻回興奮侵入による，洞結節自動能あるいは洞房伝導に対する overdrive suppression

＊引き起こしやすい病態：加齢，虚血性心疾患，心筋症，心筋炎，アミロイドーシス，Fabry 病など代謝疾患，迷走神経過緊張，Ca 拮抗薬，β遮断薬，ジギタリスなど薬剤の影響

b 房室ブロック，脚ブロック
- 房室結節，His 束，右脚，左脚など刺激伝導系主幹部の伝導の遅延や途絶

＊引き起こしやすい病態：変性疾患，虚血性心疾患，サルコイドーシスなど炎症性疾患，心筋症，先天性

2 頻脈性不整脈の発生メカニズム（図 1-6）

頻脈性不整脈の機序は大きく，リエントリー，異常自動能，撃発活動に分類される．

a リエントリー
- リエントリー回路が固定している ordered reentry と，一定の回路を認めない random reentry に分類される．後者には leading circle 説や，spiral wave 機序などの機能的リエントリーが含まれる．

b 異常自動能
- 洞性頻拍としてあらわれる正常自動能亢進は生理的反応であり臨床では問題にならない．異常自動能とは通常は自動能をもたないか弱い組織が，何らかの病的過程に曝されるため自動能を獲得することである．

c 撃発活動（10 頁参照）
- 早期後脱分極：QT 延長症候群に発生する多形性心室頻拍

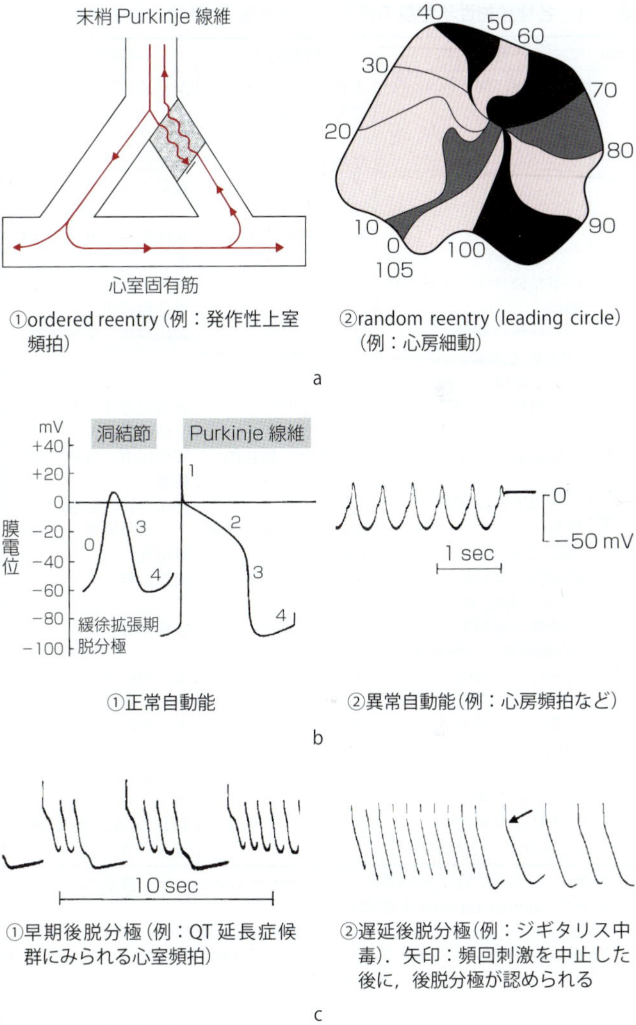

4. 各種不整脈のメカニズム

a

① ordered reentry（例：発作性上室頻拍）

② random reentry (leading circle)（例：心房細動）

b

① 正常自動能

② 異常自動能（例：心房頻拍など）

c

① 早期後脱分極（例：QT延長症候群にみられる心室頻拍）

② 遅延後脱分極（例：ジギタリス中毒）．矢印：頻回刺激を中止した後に，後脱分極が認められる

図1-6 頻脈性不整脈の電気生理学的メカニズム
a. リエントリー．
b. 正常自動能と異常自動能．
c. 撃発活動．

1章 不整脈の基礎知識

表 1-1 各種頻拍性不整脈の機序,受攻性因子(頻拍の発生持続に不可

No	不整脈名称	頻拍機序	受攻性因子
1	洞性頻脈	正常自動能亢進	洞結節自動能
2	心房頻拍	異常自動能	チャネル異常,交感神経活性
		リエントリー*1	緩徐伝導
		アデノシン感受性リエントリー	緩徐伝導
		術後切開線周囲のリエントリー	緩徐伝導,解剖学的峡部
3	房室結節リエントリー性頻拍	リエントリー	房室結節二重伝導路,不応期較差
4	房室回帰性頻拍（WPW症候群,Mahaim束）	リエントリー	副伝導路,房室結節
5	心房粗動（通常型）	リエントリー	興奮間隙の存在,解剖学的峡部
6	心房細動	巣状興奮,機能的リエントリー	緩徐伝導,反復性頻回興奮
	＋WPW症候群		副伝導路の伝導性
7	特発性心室頻拍（流出路起源）	遅延後脱分極,異常自動能	チャネル異常,交感神経活性
8	特発性心室頻拍（左室中隔起源）	束枝内リエントリー	緩徐伝導
9	二次性心室頻拍（心筋梗塞,心筋症など）	リエントリー	緩徐伝導
10	特発性心室細動（Brugada症候群）	機能的リエントリー	不応期のばらつき
11	特発性心室細動（非Brugada型）	機能的リエントリー	不応期のばらつき
12	torsades de pointes型多形性心室頻拍	早期後脱分極	不応期の延長,ばらつき
13	二次性心室細動（心筋梗塞,心筋症など）	機能的リエントリー	緩徐伝導,不応期のばらつき

*1 リエントリーは特定の回路をもつ ordered reentry を,機能的リエントリーは random reentry を意味する.
*2 Vaugham-Williams 分類の I 群薬で Na チャネル遮断薬
*3 Vaugham-Williams 分類のⅢ群薬で不応期延長作用をもつ(ここではアミオダロン,ソタロール,ニフェカラントを含む).
*4 シロスタゾール,イソプロテレノールなど.
*5 キニジン,ジソピラミドなど.
*6 ジソピラミド,プロカインアミドなどが有効との報告がある.
*7 メキシレチンなど.
*8 難治性不適切洞頻脈(inappropriate sinus tachycardia)はアブレーションが適応される.

4. 各種不整脈のメカニズム

欠な要因），停止，予防治療薬とアブレーションの標的部位

停止，予防治療薬	アブレーション標的部位
β遮断薬，Ca拮抗薬など	適応なし[*8]
β遮断薬，Ca拮抗薬など	頻拍発生部位（巣状興奮）
I群薬[*2]，Ca拮抗薬 Ca拮抗薬，β遮断薬など	緩徐伝導部位 コッホ三角，冠状静脈洞
I群薬，Ca拮抗薬	解剖学的峡部
Ca拮抗薬，β遮断薬など	房室結節遅伝導路
I群薬，Ca拮抗薬など	副伝導路
III群薬[*3]，I群薬	右房解剖学的峡部
I群薬，III群薬，β遮断薬，Ca拮抗薬	肺静脈，上大静脈など
Ia群薬，Ic群薬 β遮断薬，Ca拮抗薬など	副伝導路 左右心室流出路，バルサルバ洞
Ca拮抗薬（ベラパミル）	束枝内緩徐伝導路
III群薬，β遮断薬	緩徐伝導部位，回路峡部
Caチャネル開口薬[*4]，I_{to}遮断薬[*5]	誘因となる心室期外収縮
Ia群薬？[*6]	誘因となる心室期外収縮
β遮断薬，Kチャネル開口薬，Ib群薬[*7]	誘因となる心室期外収縮
III群薬，β遮断薬	誘因となる心室期外収縮

1章

- 遅延後脱分極：ジギタリス中毒，心不全，流出路起源の特発性心室頻拍（アデノシン感受性），再灌流性不整脈など．

3 各種頻拍性不整脈の機序，受攻性因子（頻拍の発生持続に不可欠な要因），第1選択薬とアブレーションの標的部位

表 1-1 を参照．

〔小林義典〕

2章　不整脈診断へのアプローチ

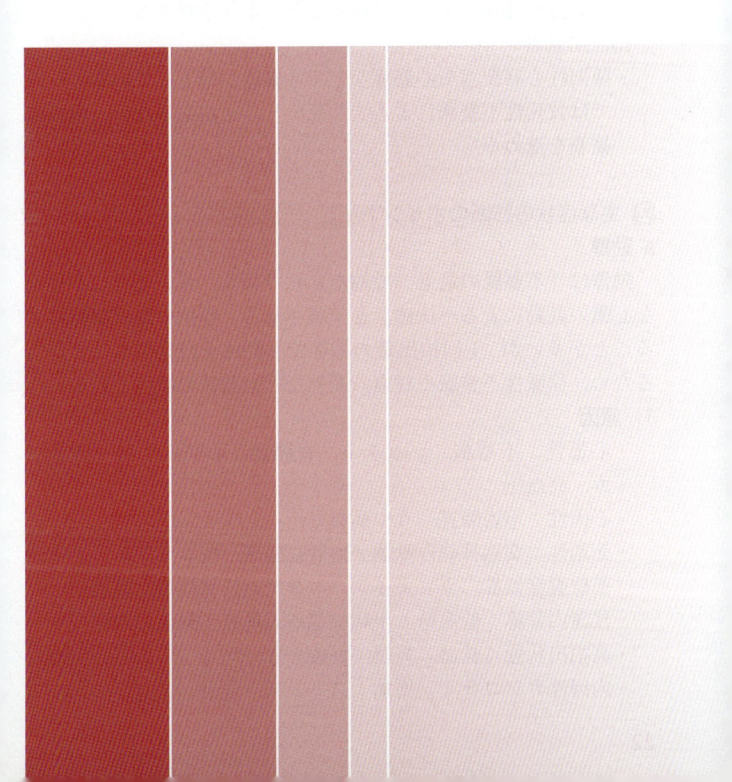

1 不整脈の症状

1 不整脈を疑う症状
(1) 不整脈によって下記のような症状を伴う．
- 頻脈性不整脈：動悸，失神，呼吸困難，胸部違和感，頸部拍動感，胸痛
- 徐脈性不整脈：眼前暗黒感，失神，呼吸困難，易疲労感，倦怠感，動悸，悪心
- 期外収縮：動悸，脈の欠滞感，胸部違和感

(2) これらの症状は必ずしも特異的なものではなく，さらなる問診や身体所見，各種検査などにより診断する．

(3) 注意点
- 陳旧性心筋梗塞や心筋症などで心機能が低下しているケースでは致死性不整脈による突然死のリスクがあるため，慎重に検査を進める．

2 主な症状の診断のポイント

a 動悸
動悸は「不整脈の最も一般的な症状であり，強いまたは不規則な心臓の鼓動による不快感」と定義される．頻拍や期外収縮によることが多いが，1回拍出量の増加でも動悸を自覚することがあるため，徐脈性不整脈や貧血，発熱なども動悸の原因となる．

1) 原因
- 心原性：不整脈，シャント，弁膜症，心筋症，ペースメーカ，高血圧
- 心因性：不安障害，うつ病など．
- 薬剤性：交感神経作動薬，血管拡張薬，抗コリン薬，β遮断薬離脱症候群，カフェイン，ニコチン，覚醒剤，麻薬
- 代謝内分泌：低血糖，甲状腺機能亢進症，褐色細胞腫
- 高拍出状態：貧血，発熱，妊娠など．
- 内因性カテコラミン増加：ストレス，運動

2) 性状

- 動悸時の脈拍が速いかどうか，規則的か不規則か，大体の脈拍数もわかれば参考になる．また，動悸の始まりと終わり方，そのときの状況や誘因も診断に役立つ．
- 徐々に脈が速くなり，次第に遅くなるものは洞性頻脈が考えられる．突然に始まって突然停止するもので規則正しい頻脈は発作性上室頻拍や発作性心房頻拍，発作性心房粗動などが考えられ，不規則である場合には発作性心房細動の可能性がある．一瞬の動悸で，脈が飛ぶような感覚は期外収縮を考慮する．
- 動悸にめまいや前失神・失神を伴う場合には，頻脈時の血行動態の破綻を意味しており，心室頻拍，心室細動などの危険性の高い頻脈性不整脈の可能性がある．
- 動悸後のめまいや前失神・失神は，頻拍停止後の洞停止，つまり徐脈頻脈症候群の可能性がある．
- 動悸の鑑別診断フローチャートを図 2-1 に示す．

b 失神(表 2-1)

- 失神は脳血流の減少による一過性の意識消失で，それが不整脈に起因する場合を Adams-Stokes 症候群といい，徐脈性・頻脈性不整脈を問わずに起こる．
- 徐脈の場合には一般に心停止時間が 3 秒を超えると軽いめまい感，5 秒を超えると強いめまい，あるいは眼前暗黒感，さらに 10 秒近くになると失神発作となることが多い．
- これら原因の鑑別のため，失神患者をみる際には，問診が重要である．失神の状況や前兆の有無，随伴症状，基礎疾患や内服薬など詳細に確認する．
- 突然発症や動悸を伴う場合には心原性失神の可能性が高くなる．心原性失神が疑われるハイリスク症例を表 2-2 に記す．
- 問診，心電図，心エコーなどのスクリーニング検査によって，心原性失神が疑われる患者ではさらなる検査を追加する．具体的には経胸壁心臓超音波検査，ホルター心電図やイベントレコーダー，加算平均心電図や tilt 試験，自律神経機能検査など行い，それでも不明な場合には EPS 検査や植込み型ループレコーダーなど侵襲的検査を行う．

2章 不整脈診断へのアプローチ

```
動悸 ─┬─ 規則的 ─┬─ 徐々に開始, 停止 ──→ 洞性頻脈
      │          │
      │          └─ 突然の開始と停止 ──→ 発作性上室頻拍
      │                                  発作性心房頻拍
      │                                  発作性心房粗動
      │                                  発作性心室頻拍
      │
      ├─ 不規則 ─┬─ 持続的 ──→ 発作性心房細動
      │          │
      │          └─ 脈の欠滞 ──→ 心房または心室期外収縮
      │
      └─ 徐脈 ──→ 洞不全症候群, 房室ブロックなど
```

図 2-1 不整脈による動悸の鑑別診断

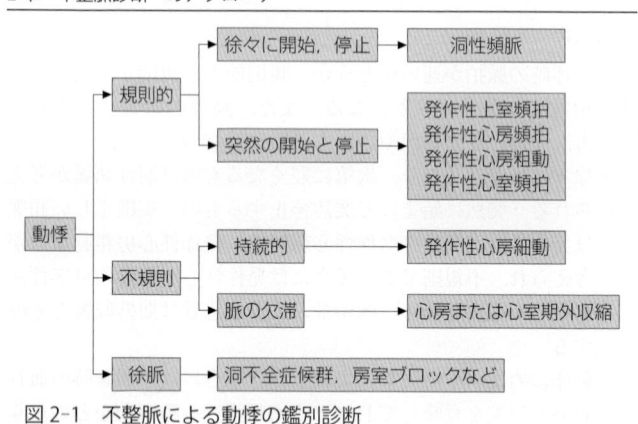

表 2-1 失神の原因

原因	全体に占める割合(%)
自律神経調節障害(反射異常)	
血管迷走神経反射(vasovagal)	18(8～37)
状況失神(咳嗽, 排尿, 排便, 嚥下)	5(1～ 8)
その他(頸動脈洞症候群など)	1(0～ 4)
起立性低血圧	8(4～10)
薬剤起因性(降圧薬, 利尿薬など)	3(1～ 7)
精神疾患	2(1～ 7)
神経障害(片頭痛, TIA, てんかんなど)	10(3～32)
心血管障害	
器質的心疾患:大動脈弁狭窄, 肥大型心筋症, 心筋梗塞, 冠動脈攣縮, 心臓粘液腫, 心タンポナーデ, 肺動脈血栓塞栓症, 肺高血圧症, 大動脈解離	4(1～ 8)
不整脈	14(4～38)
徐脈性不整脈:洞不全症候群, 房室ブロック, ペースメーカ作動不全, 薬剤起因性	
頻脈性不整脈	
心室頻拍, torsades de pointes 頻拍	
上室頻拍	
原因不明	34(13～41)

(文献2より引用)

1. 不整脈の症状

表 2-2 入院精査を考慮する心原性失神ハイリスク症例

1. 重症基礎心疾患の併存(心不全,低心機能,虚血)
2. 下記の臨床所見
    a. 運動中または臥位での失神
    b. 失神時に動悸を自覚
    c. 突然死の家族歴
    d. 非持続性心室頻拍
    e. 2束ブロックまたは心室内伝導障害(QRS>120 msec)
    f. 洞性徐脈(<50回/分)または洞房ブロック(ただし,薬剤性およびスポーツ心は除く)
    g. 早期興奮症候群
    h. QT延長症候群またはQT短縮症候群
    i. Brugada型心電図(右脚ブロック+$V_{1\sim3}$でST上昇)
    j. 不整脈原性右室心筋症(ARVC)を示唆する所見(右側胸部誘導での陰性T波,ε波)
3. 下記の併存疾患
    a. 重症貧血
    b. 電解質異常

〔ESC(European Society of Cardiology)の失神のガイドラインより引用〕

MEMO・頻脈誘発性心筋症

　頻脈では特に心臓の拡張時間が短縮されるため,十分な心拍出量が維持できなくなり,血圧低下や意識消失などをきたす.しかしここまでいかなくとも,頻脈が長時間持続すると拡張型心筋症と類似した病像を呈し,これを頻脈誘発性心筋症と呼ぶ.初発の心不全で頻脈を呈している場合には,これの可能性も考慮する.

　原因となるものには,心室期外収縮や心房細動,心房粗動,発作性上室頻拍や心房頻拍,心室頻拍などがある.

　心室期外収縮では5,000発/日以上で,心房細動では心拍数>120/分が持続すると,心機能低下が生じうるとされる.

　基本的には頻脈の治療により心機能が改善するが,経過中に突然死をきたす例の報告もあり,治療後も慎重な経過観察を要する.

---

3 無症候性不整脈に対する対応

- 自覚症状の強い不整脈では,QOLが損なわれるために治療を要するが,明らかな症状のない場合には治療を必要としないことが多い.しかし,不整脈では,自覚症状のほかにも以

下のような臨床で考慮すべき問題点がある.
①致死性不整脈→突然死
②頻脈・徐脈→心臓ポンプ機能障害→心不全
③心房細動,心房粗動→心原性塞栓症→脳梗塞など.

- これらのリスクがある場合には,予防治療が必要となる.
- ①と②については薬物治療やカテーテルアブレーション,ICDなどのデバイス治療で,③については不整脈自体への治療に加えて抗凝固療法が必要となる.
- 期外収縮は病的心でなく,正常心でも生じるため,無症状で心機能良好である場合には治療を要さない.睡眠不足,過労,飲酒などが誘因になるため,これらを避けることや高血圧や糖尿病などの生活習慣病への対策が必要である.

文献

1) Moya A, Sutton R, Ammirati F, et al : Guidelines for the diagnosis and management of syncope(version 2009) : The Task Force for the diagnosis and management of syncope of the European Society of Cardiology(ESC). Eur Heart J 30 : 2631-2671, 2009
2) Linzer M, Yang EH, Estes NA, et al : Diagnosing syncope. part : value of history, physical examination, and electrocardiography. Clinical Efficacy Assessment Project of the American College of Physicians. Ann Intern Med 126 : 989, 1997
3) 日本循環器学会:失神の診断・治療ガイドライン. Circ J 71(suppl Ⅳ) : 1103-1114, 2007

〔飯田剛幸〕

2 不整脈診断に必要な各種検査法

A 12誘導心電図でどこまでわかるか

1 narrow QRS 頻拍の種類と分類

a RR間隔が一定の頻拍
a) 発作性上室頻拍
 (1) 房室結節リエントリー性頻拍：房室結節二重伝導路を介する頻拍
 ・通常型房室結節リエントリー性頻拍
 ・非通常型房室結節リエントリー性頻拍
 (2) 房室回帰性頻拍：副伝導路を介する頻拍
b) 心房頻拍（1：1伝導または2：1伝導など，房室伝導が一定の場合）
c) 心房粗動（2：1伝導，4：1伝導など）
d) 房室接合部頻拍
e) 洞性頻拍

b RR間隔が不整な頻拍
a) 心房細動
b) 心房粗動（房室伝導比が不定の場合）
c) 心房頻拍（房室伝導比が不定の場合）

2 wide QRS 頻拍の種類

a 心室頻拍
a) 特発性心室頻拍（器質的心疾患なし）
 ・ベラパミル感受性左室頻拍
 ・流出路頻拍
b) 器質的心疾患に伴う頻拍
 ・瘢痕関連心室頻拍
 ・脚間リエントリー

- 脚枝間リエントリー

b 上室頻拍
a) WPW症候群に伴う頻拍
- 心房細動(偽性心室頻拍)
- 逆方向性房室回帰性頻拍:副伝導路を心房から心室へ,房室結節を心室から心房へ旋回するリエントリー性頻拍

b) Mahaim束による頻拍(逆方向性房室回帰性頻拍)
c) 脚ブロック・心室変行伝導を伴う上室頻拍

3 徐脈の分類

a 洞不全
a) 洞徐脈
b) 洞房ブロック
c) 洞停止

b 房室ブロック
a) 第1度房室ブロック
b) 第2度房室ブロック
- Wenckebach型
- Mobitz Ⅱ型

c) 2:1房室ブロック
d) 高度房室ブロック
e) 完全房室ブロック

4 12誘導心電図からの不整脈の鑑別方法

a 通常型房室結節リエントリー性頻拍と房室回帰性頻拍の鑑別
1) 心電図上の特徴
a) 通常型房室結節リエントリー性頻拍
- 心拍数は120〜220 bpm
- 通常型房室結節リエントリー性頻拍では,P波はQRS後部に重なり,V_1でpseudo r'あるいはⅡ,Ⅲ,aV_Fでpseudo s波)として同定されるか(図2-2),あるいはQRS内部にあり同定できない.

b) 房室回帰性頻拍:副伝導路を介する頻拍
- 心拍数は120〜220 bpm
- QRS波の後ろにP波を同定できる(図2-3).

2. 不整脈診断に必要な各種検査法

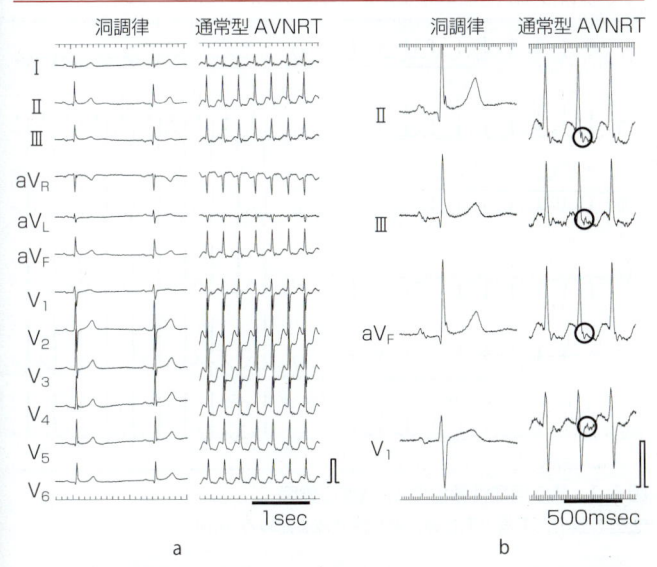

図 2-2 洞調律中および通常型房室結節リエントリー性頻拍中の体表面 12 誘導心電図（同一症例）

a. 通常の速度と感度での記録．
b. 記録速度と感度を通常の倍にした記録である．

通常型房室結節リエントリー（AVNRT）中の P 波は一見同定し難いが，よく見ると QRS 波の直後にⅡ，Ⅲ，aV_F で陰性，V_1 で陽性の幅の狭い P 波を認める（b の○印）．

2) 疫学的な傾向
- 房室回帰性頻拍（副伝導路）は男性が女性の 2 倍の頻度，通常型房室結節リエントリー性頻拍は女性が男性の 2 倍の頻度
- 男性において房室回帰性頻拍の初発年齢は 20 歳代，通常型房室結節リエントリー性頻拍の初発年齢は 50 歳代のことが多い．

3) ATP 投与に対する反応
- QRS 波で終了している場合（図 2-4）は，逆行伝導がブロックされ停止している．ATP（アデホス®）で逆行伝導がブロックされるということは，房室結節を逆行伝導路として使用している頻拍である．よって通常型房室結節リエントリー性頻拍と診断できる．P 波で終了している場合はどちらとも鑑別

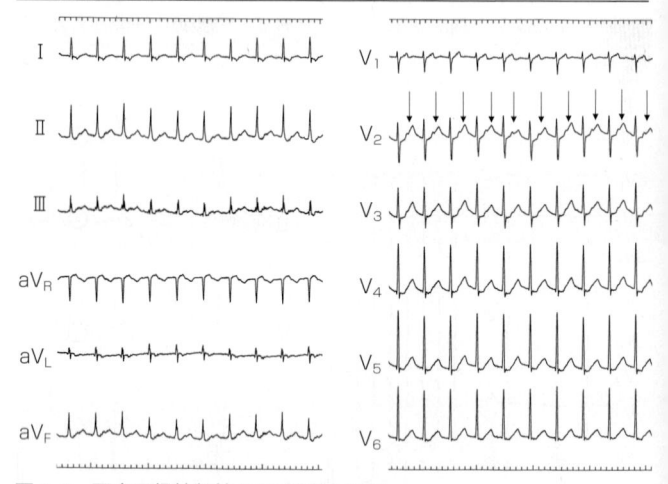

図 2-3 房室回帰性頻拍の 12 誘導心電図

QRS の後方，T 波の上行脚に逆行性 P 波を認める（矢印）．

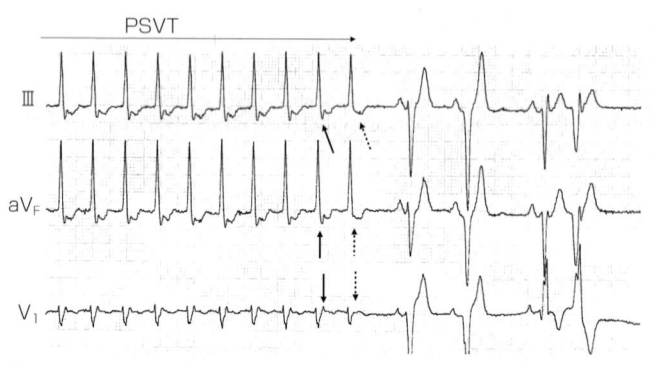

図 2-4 ATP 20 mg 静注による PSVT（発作性上室頻拍）停止時の心電図

PSVT 時の QRS 波形はⅢ，aV_F で s，V_1 で r' 波を認める（実線矢印）．しかし，停止直前の QRS にはそれらを認めない（点線矢印）．これらは QRS に重なった P 波であることがわかる．ATP により心室から心房方向への伝導がブロックされており，逆行伝導が房室結節を介する頻拍であることが確定され，通常型房室結節リエントリー性頻拍と診断される．

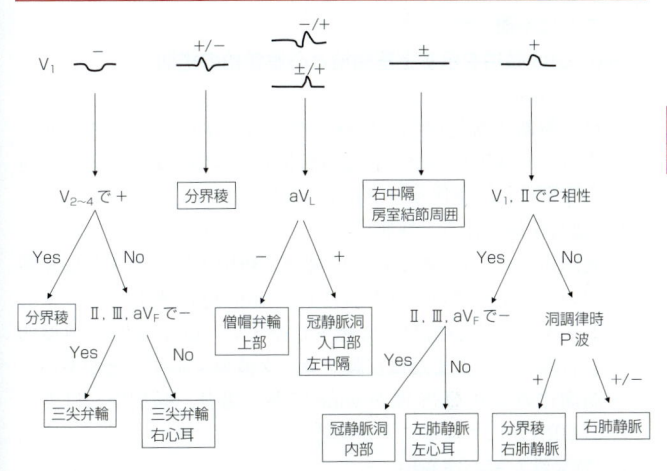

2. 不整脈診断に必要な各種検査法

図 2-5 P波の形態から心房頻拍起源を推定するアルゴリズム
（文献1より引用・改変）

がつかないが，心房頻拍を除外できる．

b long RP 頻拍をきたす narrow QRS 頻拍の特徴

a）long RP 頻拍の種類と特徴

規則的な narrow QRS 頻拍のうち，P 波の位置が R 波と R 波の中間よりも後ろにあるものの総称を long RP 頻拍と呼ぶ．以下の3種の頻拍が挙げられる．

（1）非通常型房室結節リエントリー性頻拍

- 遅伝導路を逆行，もう1つの遅伝導路もしくは速伝導路を順行する頻拍．Ⅱ，Ⅲ，aV$_F$ で深い陰性 P 波を示す．ATP で停止する．

（2）1：1伝導心房頻拍

- 心房のあらゆる部位から発生しうる．発生部位によって P 波の波形が異なる[1]（図 2-5）．ATP 投与で停止することもあるが，一過性房室ブロックとなっても頻拍が持続する場合があり，その場合は心房頻拍と診断できる．

（3）緩徐伝導特性を有する副伝導路を介する房室回帰性頻拍

- とても稀．ATP で停止する．心電図や ATP に対する反応から非通常型房室結節リエントリー性頻拍と完全に鑑別する

ことは不能

c wide QRS 頻拍を示す上室頻拍と心室頻拍の鑑別

a) 心室頻拍
- 房室解離の所見があれば確定できる．すべてのP波を同定することは難しいが，T波の形が不ぞろいであることが後述する変行伝導を伴う上室頻拍との鑑別になる(図2-6)．

b) 変行伝導を伴う上室頻拍
- 洞調律時のQRS波が正常の場合，頻拍中に右脚または左脚のいずれかのブロックをきたし，wide QRS頻拍をきたすことがある．高心拍数時に発生しやすい．QRS波形は典型的な右脚ブロックまたは左脚ブロック波形を示すことが多い．
- 洞調律時よりQRS波がwideである場合，頻拍中にはさらにQRSが広くなることがある．

c) 特発性左室心室頻拍
- 器質的心疾患のない心室頻拍の1つ．QRS幅は120〜140 msecとさほど広くなく，右脚ブロック＋左軸偏位型を示す．ベラパミル(ワソラン®)で停止することから上室頻拍と誤認されやすい．

d 変行伝導を伴う上室期外収縮と心室期外収縮の鑑別

- 上室期外収縮ではP波が先行する．P波はT波に重なっているため，他の心拍のT波と違う成分があればP波と考える(図2-7)．先行するP波があれば上室期外収縮と診断される．
- 変行伝導は右脚ブロックになる頻度が高い．
- 心疾患のない症例に発生する期外収縮は右室流出路を起源とするものが多く，その場合左脚ブロック型，II，III，aV_Fで高いR波を示す．

e 洞房ブロックと心室に伝導しない上室期外収縮との鑑別

- 洞房ブロックではP波を認めず，PP間隔が通常のPP間隔の整数倍になる(図2-8)．
- 非伝導上室期外収縮では，T波に重なるP波を認める．T波に重なるP波は，他の心拍のT波形と比較することにより存在を認識できる．

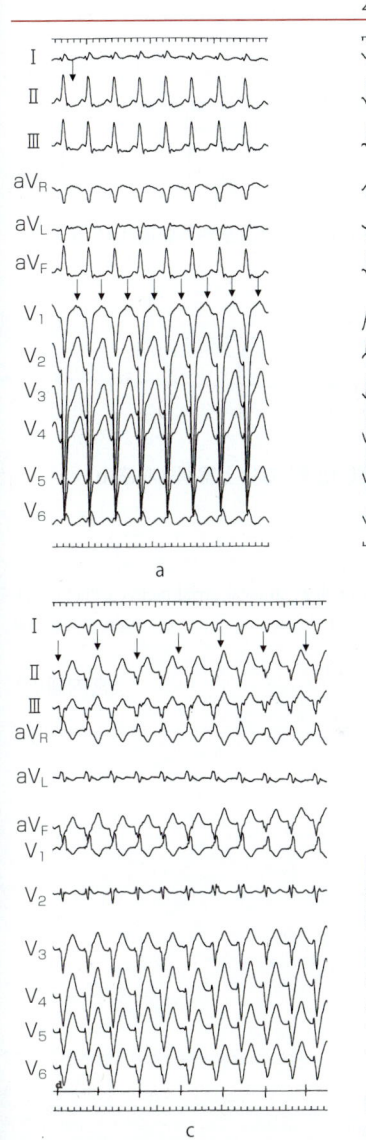

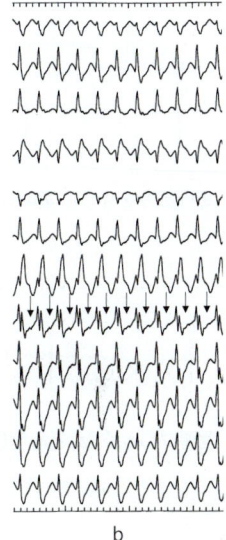

図 2-6 脚ブロックを伴う上室頻拍(a, b)と心室頻拍(c)の 12 誘導心電図

房室回帰性頻拍ではP波(矢印)とQRS波が1:1で対応しているため，QRS波・T波の形がどの心拍でも一定である．一方，心室頻拍ではP波(矢印)はQRS波と独立して一定の間隔で出現する(房室解離)ため，T波の形が心拍ごとに変化する．

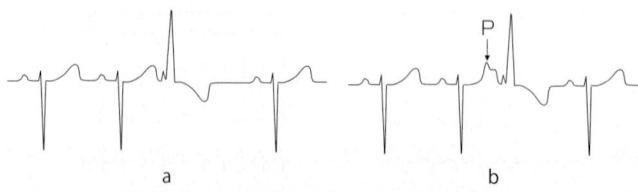

図 2-7　変行伝導を伴う心室期外収縮(a)と上室期外収縮(b)の鑑別

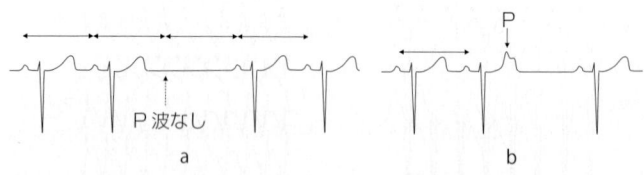

図 2-8　洞房ブロック(a)と心室に伝導しない上室期外収縮(b)

文献

1) Kistler PM, et al : P-wave morphology in focal atrial tachycardia : development of an algorithm to predict the anatomic site of origin. J Am Coll Cardiol 48 : 1010-1017, 2006

〔宮内靖史〕

B ホルター心電図記録および診断のコツ

不整脈診断に必要な検査法には，ホルター心電図，イベントレコーダー検査(Cの項，42頁参照)，運動負荷試験(Dの項，49頁参照)などの非侵襲的検査と，一方心臓電気生理学的検査のような侵襲的検査(観血的)がある(Hの項，70頁参照).

非侵襲的検査では古くからホルター心電図が用いられ，その歴史は50年に及ぶ．ホルター心電図によるST変化の検出，および心室期外収縮(VPC)や非持続性心室頻拍のカウントは心臓突然死の予後予測に有用である．しかし後者は定量的評価方法であることから，不整脈の出現なしに突然死を予知することはできない．その後，突然死を予知するためのさまざまな指標が開発され，昨今では複数のパラメーターを同時に記録できる高時間分解能ホルター心電図も登場した．高時間分解能ホルター心電図では，脱分極異常を反映する心室内遅延電位(LP)，再分極異常を反映するT波オルタナンス(T wave alternans：TWA)とT波バリアビリティ(T wave variability：TWV)，VPC後の圧反射受容体を介した洞結節機能を反映するハートレートターピュランス(HRT)などが注目されている(Eの項，53頁参照).

これらのパラメーターについての詳細は各論を参照していただき，本項では不整脈を検出するためのホルター心電図誘導法，12誘導ホルター心電図の活用方法，および日内変動を認める不整脈について述べる．

1 ホルター心電図の基本誘導[1]

電極は心臓に対して近位誘導を陽極，遠位誘導を陰極として2点間の電位差を記録する双極誘導を用いる．記録法には2チャネル，3チャネルがあるが，2チャネルではX軸(左右方向誘導)は必須でY軸(上下方向)もしくはZ軸(前後方向)のいずれかを選択する．3チャネルではX軸，Y軸，Z軸を選択する．

X軸方向誘導で代表的なものはCM5誘導である(図2-9)．ホルター心電図記録の基本となる必須誘導である．波形は12誘導心電図のV$_5$(II)誘導に近似するが，波高はより大きく記録され

2章 不整脈診断へのアプローチ

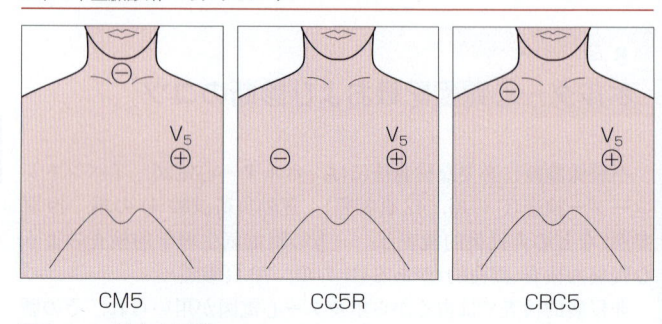

図 2-9　X 軸方向誘導

CM5：陽極は V_5，陰極は胸骨柄.
CC5R：陽極は V_5，陰極は V_{5R}.
CRC5：陽極は V_5，陰極は右鎖骨下最外側.

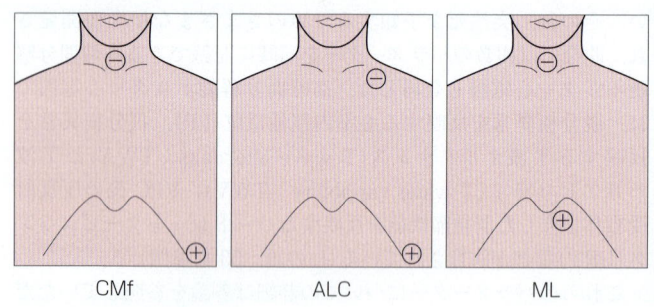

図 2-10　Y 軸方向誘導

CMf：陽極は左前胸部最下肋骨と左前腋窩線の交点，陰極は胸骨柄.
ALC：陽極は CMf に同じ，陰極は左鎖骨下最外側.
ML：陽極は心窩部左側，陰極は胸骨柄.

る．前壁領域における ST 変化に感度が高い．ほかに CC5R，CRC5 がある．

Y 軸方向誘導は CMf 誘導を用いる（図 2-10）．波形は 12 誘導心電図のⅡ，Ⅲ，aV_f 誘導に近似し，下壁領域における ST 変化に感度が高い．ほかに ALC，ML がある．

Z 軸方向誘導は一般的に NASA 誘導が用いられる（図 2-11）．波形は 12 誘導心電図の V_1 誘導に近似し，P 波を明確に記録することができる．欠点として前後方向のみならず上下方向の成分も

NASA　　　　　　　　　CB2　　　　　　　　　CM2

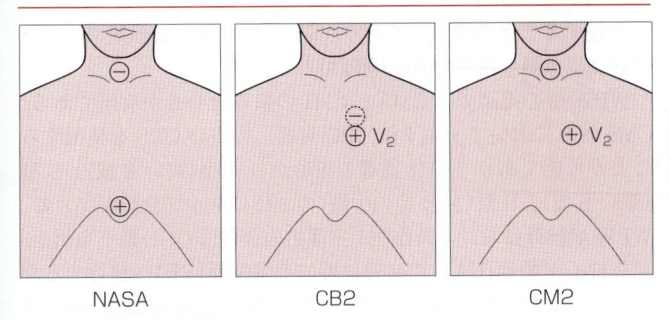

図2-11　Z軸方向誘導
NASA：陽極は剣状突起，陰極は胸骨柄．
CB2：陽極はV_2，陰極はV_2誘導に相当する背部．
CM2：陽極はV_2，陰極は胸骨柄．

混入するため，純粋にV_1，V_2類似波形を検出する場合はCB2誘導もしくはCM1，CM2が好ましい．ほかにCLC2がある．

2 不整脈によってどの誘導に装着するのがよいのか

　ホルター心電図を不整脈症例に使用する目的は，①症状に関連する不整脈の検出，②発生する不整脈の回数と日内変動，③抗不整脈効果の判定，などがある[2]．不整脈の基本的な分析にはリズムを把握することが重要であり，P波の明瞭な誘導が必須である．P波の検出に最も適しているのはNASA誘導であるが，体動の影響を受けやすい．したがって，筋電図の混入が少ないCM5との組み合わせが有用である．

　頻脈性不整脈の場合はP波の有無や形態から洞頻脈，上室頻拍，心室頻拍，心房細動，心房粗動を鑑別する．上室頻脈性不整脈で変行伝導を伴うものは心室頻拍と区別することが難しい．徐脈性不整脈の場合は房室ブロック，洞不全症候群の鑑別を行うとともに，症状との関連性と最大RR間隔の同定によりペースメーカ治療の適応を判断する．

　基礎心疾患による誘導法の使い分けとして，Brugada症候群では胸部誘導の経時的ST変化を観察するためにCB2とCM5との組み合わせが最も有用である．saddle-back typeからcoved typeへの変化は，食事による満腹状態や夜間の迷走神経優位時

に出現することが知られており，ST 変化の日内変動観察はリスク評価に重要な情報である(図 2-12).

WPW 型心電図では CM5 と CM1 の組み合わせが有用である．CM5 誘導においてデルタ波，PQ 短縮，幅広い QRS を検出することが可能であり，CM1 誘導の波形から A 型(高い R 波)，C 型(深い S 波)，B 型(A と C の中間)の 3 種にタイプ分類ができる．WPW 症候群における発作性上室頻拍の合併は QOL 低下を招き，発作性心房細動(PAF)の合併は時に心室細動(VF)へ移行するため，致死的となる．WPW 症候群に合併した心房細動(AF)は QRS 幅が広いため心室頻拍(VT)と見間違うことがあるが，CM5 誘導において P 波の出現がなく，f 波があることと，RR 間隔が不規則であることを確認する．

虚血性心疾患に伴う VPC および VT 発生の起源が右室あるいは左室のいずれかを鑑別するのは，V_1，V_5 誘導を反映する CM1 と CM5 の組み合わせで可能である．前者は主棘が CM1 で陰性，CM5 で陽性，後者は主棘が CM1 で陽性，CM5 で陰性となる．ST 変化の出現に伴って VPC が確認できれば虚血に起因する可能性が高い．

明らかな基礎疾患を認めない特発性 VT は，右室流出路起源と左室中隔起源に大別される．前者は左脚ブロック型，下方軸タイプを示し，後者は右脚ブロック型，左軸偏位を示す．VPC の方向軸や軸偏位の決定に必要な誘導は I，II，III，aV_f であるが，残念ながら CM1，CM5，CMf 誘導をすべて用いてもこれらを網羅することはできない．これらの情報を得るには，12 誘導ホルター心電図が有効である．

3 12 誘導ホルター心電図の活用方法

通常のホルター心電図は不整脈の定量計測には優れているが，ST 変化の検出精度は低い．12 誘導ホルター心電図では電極を 10 個装着することから，12 誘導心電図と遜色ない記録を得ることができる．

例えば，冠攣縮性狭心症における左回旋枝領域の ST 変化は通常ホルター心電図では ML 誘導を用いるが，波高が低いため診断に至らないことも多い．一方，12 誘導ホルター心電図は虚血性心疾患における経時的 ST 変化をとらえやすいことと，VPC

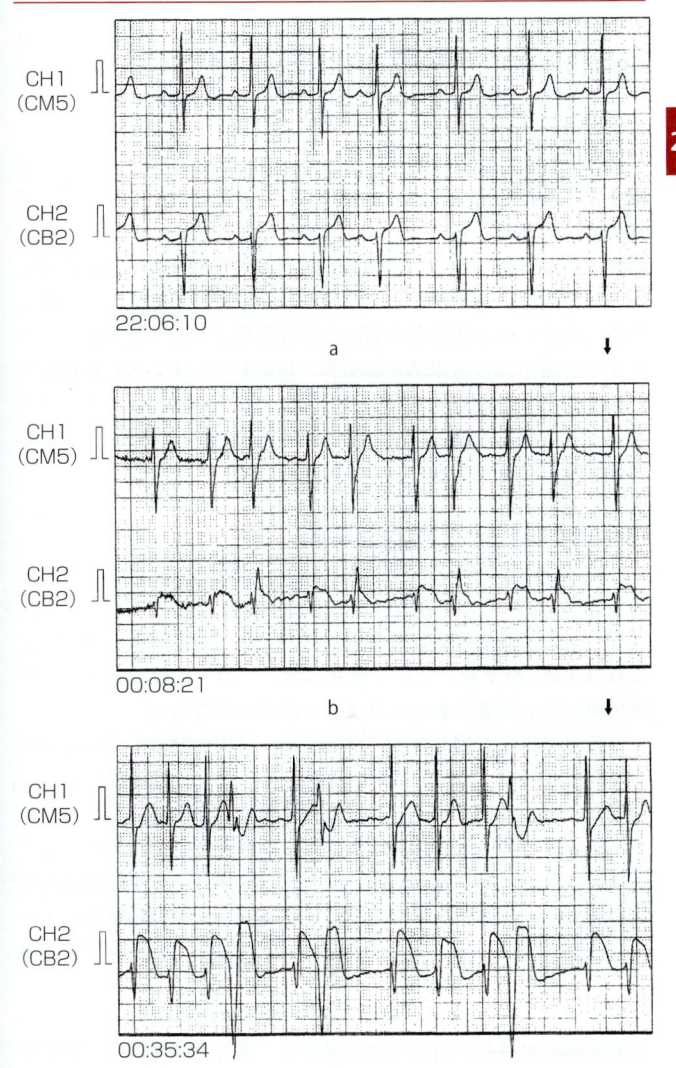

2. 不整脈診断に必要な各種検査法

図2-12 Brugada症候群のホルター心電図

57歳,男性.主訴:失神.
a. 洞調律,b. 心房細動.CH1にて up-slope type ST 低下,CH2にて coved type ST 上昇,c. CH2にてさらなる ST 上昇,VPC 出現(右室流出路起源).

の方向軸や軸偏位の決定が可能である．さらに VPC 起源が虚血領域に一致するか，多源性であるか否か，連結期は常に一定か，などを評価することで，病態に最適な治療法を選択することができる．

Brugada 症候群の経時的 ST 変化を観察するには，V_1，V_2 電極を第一肋間あげることでより明瞭に記録できる[3]．早期再分極症候群における J 波は V_5，V_6 誘導にて観察しやすいが，これらの疾患のように，ある一定の誘導において異常を呈する心電図波形の経過観察に有用かもしれない．しかし欠点として，多誘導であるため患者の生活活動を制限する可能性がある．その結果，ホルター計測中の日常生活が軽労作に終始してしまい ST 変化が生じにくいという問題もある．機器によっては通常のX，Y，Z 軸を記録して得られた心内ベクトルの情報をもとに仮想 12 誘導を作製することができる．

4 日内変動を認める不整脈の特徴

VPC の量的・質的評価方法に Lown 分類がある[4]．VPC の量的な減少は必ずしも病態の改善を意味するものではないが，Lown 分類による重症度の改善は臨床的な意義が高い．しかし，これは VPC が多発している患者においてのみ有用であり，不整脈出現がない患者においては予後予測になり得ない．

不整脈評価における最大の問題点は，日内変動および日差変動が存在することにある．12 誘導心電図や 3 分間心電図のような短時間記録では検査時間による影響を多大に受ける．しかしながら，ホルター心電図を用いてもこうした影響を完全に無視することはできない．自然変動の要因として自律神経による修飾は関連性が深く，不整脈の出現する時間帯にどのような心拍変動を呈しているか観察することは内服薬の決定やリスク評価に有用である．

例えば，PAF は交感神経優位型と迷走神経過緊張による 2 つの発症形式を有し，前者では β 遮断薬，後者では抗コリン作用のある Na チャネル遮断薬がしばしば有効である．Brugada 症候群は副交感神経緊張が VF 発症に関与し，一方 QT 延長症候群や VPC は交感神経緊張が引き金となることがよく知られている．

不整脈の発生には自律神経変動のみならず，虚血や不整脈基質

の変動,再分極の電気的不安定性や圧反射などが複合的に作用する(Eの項,53頁参照).今後はこうした複数の修飾因子の解析を多元的に行っていくことでより詳細に個々のリスクを評価し,テイラーメイド治療が可能になることを期待したい.

文献

1) 田邉晃久:わかりやすいホルター心電図.医歯薬出版,2001
2) 晴見健一(監):図説 ホルター心電図.丸善,1988
3) Shimeno K, Takagi M, Maeda K, et al : Usefulness of multichannel Holter ECG recording in the third intercostal space for detecting type 1 Brugada ECG : comparison with repeated 12-lead ECGs. J Cardiovasc Electrophysiol 20 : 1026-1031, 2009
4) Lown B, Wolf M : Approaches to sudden death from coronary heart disease. Circulation 44 : 130-142, 1971

〔網野真理・吉岡公一郎〕

C イベントレコーダー検査

1 イベントレコーダーとは
- 動悸や失神,胸痛など,心疾患に関連する症状を診断するために,症状発生時に心電図記録を行う機器のこと.
- ホルター心電図検査が連続心電図記録であるのに対し,イベントレコーダー検査は症状発生時に非連続記録を行う.

2 イベントレコーダー検査の意義
- 動悸などの症状は必ずしも毎日出現するとは限らない.
- 24時間以内の症状であれば,ホルター心電図は連続記録なのですべてのイベントが記録できる.しかし,ホルター心電図装着中に症状が出現しなかった場合は判断ができない.近年48時間,72時間などの長時間装着可能なホルター機器もあるが,電極を長時間胸部に装着していると,かぶれの問題や入浴できないことによるストレスなど被検者の負担が大きい.
- また,持続時間の長い症状であれば発作が出てから医療機関に受診して12誘導心電図を記録することができるが,短い症状だと間に合わず記録できない.
- 頻度が低い発作や,持続時間が短い発作はより簡便で長期間使用することのできる,イベントレコーダー検査による検出が期待できる.

3 イベントレコーダーの種類
近年,さまざまな機能をもつレコーダーが開発されているが,大きく下記に分類できる.

a ループ記録式イベントレコーダー
- ループメモリ上に心電図を記録し続け,イベント発生時にその前後の心電図記録をストレージする機器である.
- 一定期間(通常は1〜2週間程度)機器を貸し出して検査を行う.
- 電極を胸部に装着して使用する.

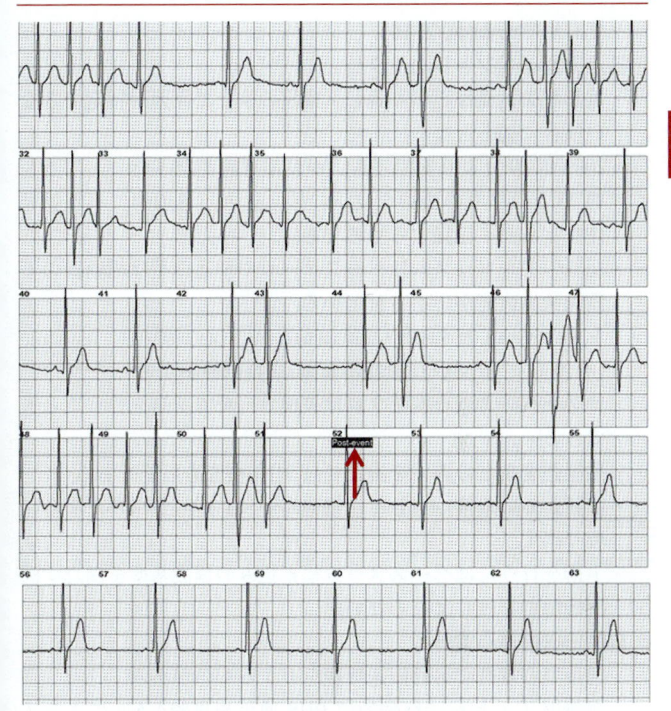

2. 不整脈診断に必要な各種検査法

図 2-13 動悸発作時のループ記録式イベントレコーダー検査記録

動悸症状時,短時間で停止する発作性心房細動をとらえている.ボタンを押した時点では停止しており,ループ記録式イベントレコーダーなればこそとらえられた記録である.
色矢印:イベントボタンが押された時点.

- 入浴や衣服の着脱時は電極を外す必要があるので,電極は被検者自身が装着する.
- 長期間の検査の場合は,負担軽減のため,夜間や仕事中の記録(電極の装着)を行うかどうかは自覚症状の起きやすい時間帯などを加味して,被検者に任せることが多い.
- イベント時,症状が出てからボタンを押してもその前後の記録が保存できるので,短い発作も記録可能である(図 2-13).
- ホルターでとらえきれない,1〜2週間に一度の発作をとらえられる可能性があり,ホルター心電図検査の補完検査とし

て有用である(図 2-14).

b 植込み型イベントレコーダー
- 重篤な失神発作を繰り返し,諸種の検査で原因が特定できない場合に適応となる.
- 2009 年 10 月より REVEAL®が使用可能となった.
- 約 15 g の小型の機器を皮下に植え込み,自動的に不整脈発作をとらえ,記録するものである.
- 記録のアルゴリズムはペースメーカや植込み型除細動器の不整脈検出機能が応用されている.
- FVT(速い心室頻拍や心室細動),VT(心室頻拍),asystole(心停止),brady(徐脈性不整脈)を自動検出する.
- アクチベーターを携帯すれば被検者自身で記録を行うこともできる.
- 磁場強度などの条件を満たせば MRI 検査も可能である.
- 診断がついた後,もしくは電池寿命(約 3 年)が尽きた場合に取り出す.
- 手術を行うにはペースメーカ植え込みの施設基準を満たす医療機関でなければならない.

c 自動伝送携帯心電計
- 携帯型心電計に自動伝送機能を有するものがある.
- 記録終了とともに自動的に PHS 通信や無線 LAN によるインターネット通信を行いサーバーに記録を伝送する.
- 自動的に管理医療機関に転送することもできる.
- 離島や医療機関から遠い地域,また在宅医療などで遠隔診断を行う場合に有用である.
- 心臓手術後や不整脈の発生が予測され,病院外からの情報を判断するような迅速診断に用いられる.
- 治験における迅速診断に実績がある.

d 家庭用心電計
- 個人が購入・所有し,家庭用血圧計のように心電図を自己記録する携帯心電計である.
- 薬事法の「特定保守管理医療機器」であるため,許認可を受けた販売店で購入可能である.
- 日常的に持ち歩き,自覚症状が出現したときに心電図を記録する.

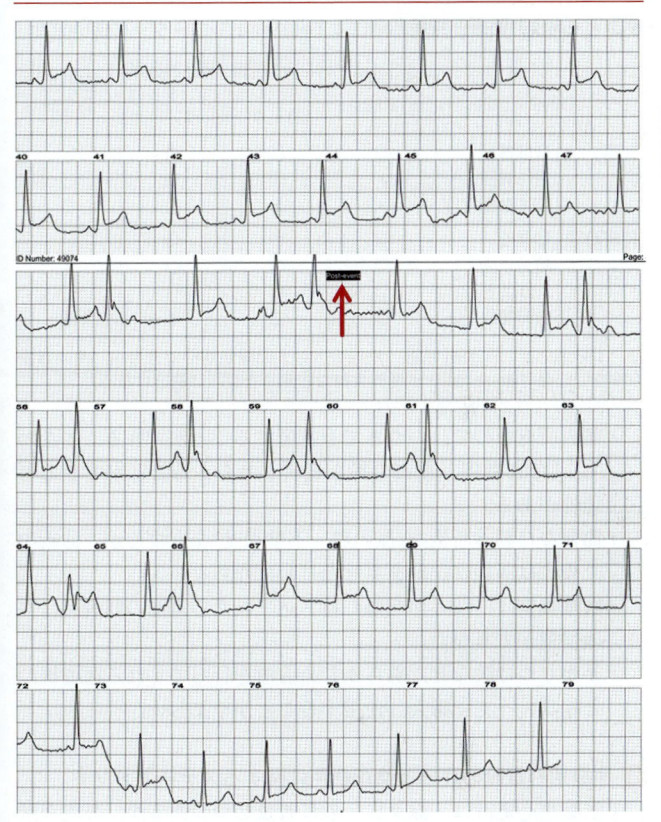

2. 不整脈診断に必要な各種検査法

図2-14 ホルター心電図検査でとらえられなかった冠攣縮性狭心症発作の記録

一過性心房細動で診療中，時に冷や汗を伴ううめまい症状を訴えた．ホルター心電図検査時にはめまい症状は出現せず，心房細動発作のみが記録されたため，イベントレコーダー検査を行った．検査4日目に症状が出現．一過性ST上昇を認め，冠攣縮性狭心症発作と診断が可能であった．図のように，イベントボタン後30秒で発作は消失しているが，発作終末には不整脈も伴っており，危険性の高い発作であったことがわかる．カルシウム拮抗薬の使用にて症状は消失した．
色矢印：ボタンが押された時点．

2章 不整脈診断へのアプローチ

表 2-3 症状の頻度と持続時間によるイベントレコーダーの使い分け

		ホルター心電図	ループ記録式イベントレコーダー	植込み型イベントレコーダー	家庭用心電計
頻度	ほぼ毎日	◎	○	※	○
	月に数回	×	◎	※	○
	年に数回程度	×	×	◎	◎
持続時間	秒単位	◎	◎	◎	×
	数分以内	◎	◎	◎	×
	5分以上	◎	◎	◎	○
	数時間以上	◎	◎	※	◎

◎:よい適応,○:使用可能,×:イベント記録が期待できない.※:ほかの検査で記録可能(ただし,重度の失神など重篤な症状は適応になる).

- 個人所有なので,いつまでも携帯することができる.すなわち,「年に数回」などの稀な症状もとらえることができる可能性がある.
- 簡便な自動診断機能(脈の整・不整程度)を有するが,診断のためには医師に記録を見せなければならない.
- 医療機関は,個人が記録し持ち込まれた心電図の判読料は保険償還ができない.
- かかりつけ医など,あらかじめ診療を行ってくれる医療機関と相談のうえで購入,使用することが望ましい.

4 家庭用心電計の評価と適正使用に関するステートメント

- 家庭用心電計は,徐々に一般に普及しつつあるが,高度な医療情報を記録する機器が広まるにつれ,心電図記録の評価をどのように行うかが問題となってくる.
- 日本心電学会では2007年にステートメントを発表し,製造販売業者には節度と責任をもった販売を,購入者へは診断を依頼する医師との信頼関係の構築を,医療機関に対しては担当医の裁量をもって得られた情報を活用し,早期診断・治療に結びつける努力を呼びかけている.

5 症状の持続時間・頻度によるイベントレコーダーの使い分け(表 2-3)

- とらえたい自覚症状の頻度により各種検査は使い分けること

- ができる.
- 頻回な症状はホルター心電図検査で十分とらえることが可能である.
- 月に数回程度であると,ホルターを装着しているときに発作が出現するとは限らない.その場合,ループ記録式イベントレコーダーは常時ループ記録を行っているのでイベントをとらえられる期待が大きい.
- 年数回の発作ではループ記録式イベントレコーダーの電極装着が負担となり作動期間も限られるため,家庭用心電計,もしくは自動伝送携帯心電計の長期貸し出しが適当である.
- 重篤な失神発作で症状がとらえられない場合には,植込み型のイベントレコーダーが有用である.
- 特に,数秒以上の心停止,発作性心室細動,torsades de pointes などの重篤な致死性不整脈の検出には植込み型イベントレコーダーが有用である.

MEMO・ホルター心電図検査かイベントレコーダー検査か

　臨床の場で「動悸症状」をとらえるのは漁になぞらえることができる.その魚(症状)がどれくらいの頻度であらわれ,どれくらいの間とどまるのかを見極めて,アプローチを試みるのがよい.トロール漁(ホルター心電図検査)は根こそぎ,その時間,そのエリアの魚をすべてとらえることができる.確実性は高いが,網(検査時間)から外れると直後であっても逃してしまう.1本釣り(イベントレコーダー検査)は好きな期間だけ漁をすることができる.タイミングが合わないと(うまくボタンを押せないと)釣れないが,週に1回しかあらわれない魚(症状)も捕まえられるチャンスがある.時間をかけると,思わぬ大物(図 2-14 では心房細動かと思ったら異型狭心症発作)が釣れることがある.一方,きわめて高価な魚(致死性不整脈)を狙うならば,遠洋漁業のように多額の費用をかけてでも(機器を体内に埋め込んででも)とらえる価値がある.

　検査法は「ホルターかイベントか」と対立すべきものではなく,補完する関係にある.上手に使い分けて,釣果を挙げる(診断をつける)ことが肝要である.

文献

1) 田邉晃久, 加藤貴雄, ほか(携帯心電図に関する日本心電学会ガイドライン作成委員会):携帯心電図に関する日本心電学会ステートメント. 心電図 26:871-937, 2006
2) 加藤貴雄, 田邉晃久, ほか(家庭用心電計の評価と適正使用に関する小委員会):家庭用心電計の評価と適正使用に関するステートメント2007. 心電図 27:629-630, 2007
3) Atarashi H, Ogawa S, et al(Flecainide Atrial Fibrillation Investigators): Dose-response effect of flecainide in patients with symptomatic paroxysmal atrial fibrillation and/or flutter monitored with trans-telephonic electrocardiography: a multicenter, placebo-controlled, double-blind trial. Circ J 71:294-300, 2007

〔八島正明〕

D 運動負荷試験

運動負荷試験の目的としては，主に①虚血性心疾患の診断，②虚血性心疾患の重症度評価，③心臓リハビリテーションにおける運動処方や生活指導に対する評価，④不整脈の評価，⑤治療効果の判定，などが挙げられる．本項においては④，⑤に重点を当てて解説する．

1 運動プロトコル

虚血の診断目的の場合と違い，不整脈の評価を目的とした運動負荷試験において，確立したプロトコルは存在しない．各患者の病態や症状出現時の状況などに応じて，個々にプロトコルを設定する．目的とする特定の不整脈がなければ，虚血のプロトコルを用いてもよい．

運動負荷による不整脈の出現を観察することが主目的であることから，運動中もその心電図波形を記録できるよう，原則的には12誘導の同時記録ができることが望ましい．また体動や筋電図，発汗などに伴うノイズの混入により波形が評価不能となるケースがあり，装着部位や皮膚の前処置などは十分に留意する．

代表的な負荷方法としては，以下が挙げられる．
- マスター検査
- トレッドミル検査
- エルゴメータ検査

表2-4にトレッドミル検査の代表的なプロトコルであるBruce法を記す．

自覚症状的な指標としては，1973年にBorgによって提唱された自覚的運動強度(RPE：rating of perceived exertion, Borgスケール)を用いる(表2-5)．

2 運動負荷を中止する基準

運動負荷を中止する基準として，患者がその中止を希望したとき以外に，①自覚症状，②他覚的所見，③心電図変化，などが挙げられる．

表2-4 トレッドミル検査 Bruce プロトコル

Stage(各3分)	速度(km/時間)	傾斜(%)
1	2.7	10
2	4.0	12
3	5.5	14
4	6.9	16
5	8.0	18
6	8.8	20
7	9.6	22

表2-5 Borg スケール

旧 Borg スケール:自覚的運動強度(RPE)			新しいスケール	
6			0	Nothing at all
7	Very very light	非常に楽である	0.5	Very very weak
8			1	Very weak
9	Very light	かなり楽である	2	Weak
10			3	Moderate
11	Fairly light	楽である	4	Something strong
12			5	Strong
13	Somewhat hard	ややきつい	6	
14			7	Very strong
15	Hard	きつい	8	
16			9	
17	Very hard	かなりきつい	10	Very very strong
18				Maximal
19	Very very hard	非常にきつい		
20				

- 自覚症状:胸痛,呼吸困難,下肢疲労,全身疲労など.
- 他覚的所見:チアノーゼ,顔面蒼白,冷や汗,血圧低下(収縮期血圧が運動前より10 mmHg 以上,もしくは前のステージよりも20 mmHg 以上),血圧上昇(運動により収縮期血圧が250 mmHg 以上,拡張期血圧が120 mmHg 以上)など.
- 心電図変化:虚血性 ST 変化,上室頻脈の持続,心室不整脈の出現,脚ブロックの出現,高度〜完全房室ブロックの出現,など.

表 2-6 運動によって誘発されやすい不整脈

頻脈型	心室性	特発性右室流出路起源の心室期外収縮・心室頻拍 カテコラミン誘発性多形性心室頻拍 先天性 QT 延長症候群 虚血性心疾患関連不整脈,など
	上室性	心房細動・粗動 房室回帰性頻拍,など
徐脈型		洞不全症候群 房室ブロック,など

3 合併症

 心室不整脈など,発生すると血行動態に支障をきたすような不整脈の評価が目的の場合は,十分な注意と事前の準備(除細動器や救急カートなど)が必須である.特に低心機能ケースや肥大型心筋症,大動脈弁狭窄症,重症虚血などが合併している場合などは,目的とする重篤な不整脈が生じた場合,容易に血行動態が破綻したり,ショック状態に至る危険性も秘めており,注意が必要である.

4 不整脈の評価(表 2-6)

 運動によって誘発されやすい不整脈は,頻脈性心室不整脈としては,特発性右室流出路起源の心室期外収縮・心室頻拍,カテコラミン誘発性多形性心室頻拍,先天性 QT 延長症候群,虚血性心疾患関連不整脈などが挙げられる.

 上室不整脈としては,心房細動・粗動が挙げられる.安静時には心拍数コントロールがついていても,運動負荷により房室伝導が亢進し,心拍数コントロール不良となり,ひいては失神の原因になる場合もある.また,房室回帰性頻拍が誘発されることもある.

 徐脈性不整脈としては,洞不全症候群,房室ブロックなどが挙げられる.洞徐脈などの場合は,その脈拍応答を観察することで,病的意義があるのかどうかを判断する材料となる.また完全房室ブロックの場合,相対的禁忌であるとも考えられるが,運動の可否を判断する目的や,人工ペースメーカ移植の適応かどうかの判断材料となることもある.

MEMO・QT 延長症候群について

　QT 延長症候群における心事故（不整脈発作）の誘因には，各遺伝子型により特徴があることが知られている．詳しい解説は別項に譲るが，LQT1 は運動や情動に関連したものが多いといわれ，逆に LQT3 では安静時や睡眠時に関連したものが多いとされる．LQT2 は LQT1 と LQT3 の中間的な性質を示し，運動，情動，安静時ともに心臓発作を認め，特に目覚まし時計などの音刺激により発作をきたす，といったエピソードが有名である．

　また各遺伝子型における安静時心電図の T 波形の相違[1]，および運動負荷による T 波形の変化の違い（特に LQT1，LQT2）についての報告[2]もあり，LQT の遺伝子型の鑑別目的として，また潜在的 QT 延長症候群の顕在化目的として，運動負荷試験は薬物負荷試験と同様，有用な診断ツールである．しかし裏を返せば，特に LQT1，LQT2 の場合は，運動によって QT 延長→TdP（torsades de pointes）が誘発される恐れがあり，注意が必要である．

5 抗不整脈薬の治療効果判定

　運動により誘発される不整脈に対しては，薬剤投与前後で運動負荷試験を行うことで，その薬剤の有効性を検討する．

文献

1) Moss AJ, et al : ECG T-wave patterns in genetically distinct forms of the hereditary long QT syndrome. Circulation 92 : 2929, 1995
2) Takenaka K, et al : Exercise stress test amplifies genotype-phenotype correlation in the LQT1 and LQT2 forms of the long-QT syndrome. Circulation 107 : 838-844, 2003

〔二階堂暁〕

E

心室内遅延電位，T波オルタナンス，T波バリアビリティ，ハートレートタービュランス

致死性心室不整脈や心機能予後を評価する検査として，ホルター心電図ならびに心臓超音波検査は簡便かつ侵襲度の低い有効な検査である．

ホルター心電図は心室期外収縮(VPC)の多発や非持続性心室頻拍(NSVT)の存在自体が予後予測に有用であるが，心室不整脈の発生頻度に基づく定量的評価方法であることから，不整脈の出現なしに突然死を予知することはできない．心臓超音波検査による左室駆出率の算定は虚血性心疾患における低心機能患者の同定と予後予測において有用であるが，器質的心疾患を有さない不整脈疾患に対しては不向きである．

そこでこれらの予知指標とは異なる突然死の評価方法として，脱分極異常を反映する心室内遅延電位(LP)，再分極異常を反映するT波オルタナンス(T wave alternans：TWA)とT波バリアビリティ(T wave variability：TWV)，VPC後の洞結節反応を反映するハートレートタービュランス(HRT)などが注目されてきた．これらの指標を複合的に評価することで予測精度はさらに向上する．本項では各種検査方法について自験例を交えながら概説する．

1 心室内遅延電位(LP)

虚血や交感神経刺激などにより心室筋に器質的もしくは生理的変化が引き起こされると，心筋内のある領域に伝導遅延が発生し，リエントリー回路の形成に寄与する．LPの陽性所見は心室頻拍や心室細動(VT/VF)が発生するための不整脈基質の存在を意味し，ハイリスク群を同定するための重要な規定因子の1つである[1]．

LPは必ずしも局所異常を反映するものではなく，心室に存在する多くの遅延電位領域をマス全体として表出した情報である．すなわち，LPに反映される領域は心筋壊死，間質浮腫，線維化などの病理学的変性に加え，自律神経活動にも修飾されるため，

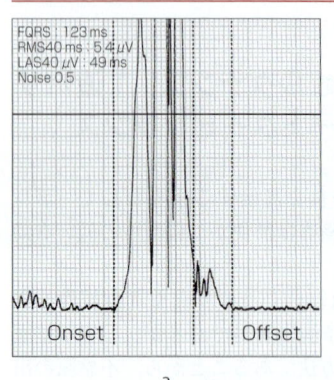

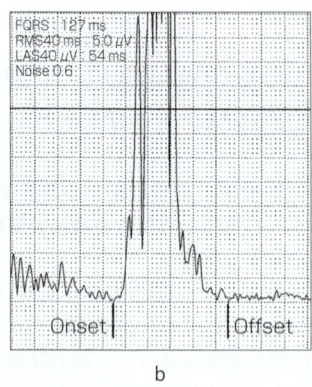

図 2-15 加算平均心電図(a), 高時間分解能ホルター心電図(b)を用いた同一健常者における遅延電位の記録

FQRS, LAS40μV, RMS40 msec 測定値は近似し, 検査機器による誤差は認められない.

病態変化により増悪あるいは陰性化することがある.

通常は 12 誘導心電図を用いた加算平均心電図で記録するが, 最近は LP 記録が可能な高時間分解能ホルター心電図が開発された(図 2-15). LP の経時的連続記録により, 疾患固有の日内リズムや薬効評価[2]に有用と考えられている(図 2-16). LP の指標としては 3 種のパラメーターがある. ①FQRS(filtered QRS-duration), ②LAS40μV(the duration of the low-amplitude signal after the voltage decreased to less than 40μV), ③RMS40 msec (root-mean-square voltage of the signals in the last 40 msec). FQRS, LAS40μV, RMS40 msec のうち 2 つの指標の異常が陽性基準を満たす場合を LP 陽性と定義する.

表 2-7 に健常者の LP 値を示す[3].

2 T 波オルタナンス(TWA)

TWA 発現は T 波変動における 2:1 のパターンで交互に起こる再分極の異常変動で(図 2-17), 心室頻拍/心室細動(VT/VF)の前兆となり得る. 致死性心室不整脈の前兆として可視的 TWA 現象はすでに数 10 年以上も前に報告され, 肉眼的に確認することのできないマイクロボルトレベル TWA(MTWA)も突然死や

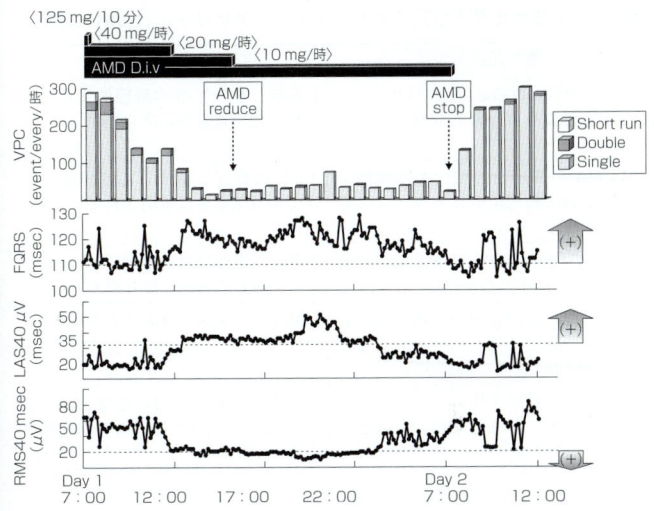

2. 不整脈診断に必要な各種検査法

図 2-16 アミオダロン静注薬(AMD)の抗不整脈効果と LP 変動

AMD 投与後 NSVT が消失し,投与中止後 VPC の明らかな増加を認めた.FQRS と LAS40μV は増加し,RMS40 msec は低下した.薬剤中止後,FQRS と LAS40μV の短縮,および RMS40 msec の増高を呈した.こうした LP の変動は AMD による脱分極抑制効果(Na チャネル抑制作用)を反映していると考えられる.

(文献 2 より引用)

表 2-7 加算平均心電図を用いた心室内遅延電位の正常値

機種名	性別	FQRS (msec)	LAS40μV (msec)	RMS40 msec (μV)
Marquette (GE)	男	≦124	≦42	≧16
	女	≦116	≦42	≧15
ART	男	≦115	≦47	≧11
	女	≦107	≦43	≧13

(文献 3 より引用・改変)

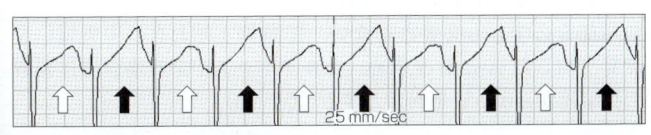

図 2-17 可視的 TWA 現象

表2-8 T波オルタナンス(TWA)とT波バリアビリティ(TWV)の相違点

T波オルタナンス	T波バリアビリティ
T波変動における2:1のパターンで交互に起こる再分極の異常変動である	1心拍ごとのT波の形態的変化と再分極変化を連続的にあらわす
MTWAの機序として，心筋細胞レベルでの活動電位のオルタナンスが考えられている	TWVの機序に関する心筋細胞レベルでの電気現象は解明されていない
TWAの増強は心疾患患者におけるVT/VFの前兆となり得る	TWVの増強は低心機能患者におけるVT/VFの前兆となり得る
加算平均心電図を用いる場合は，運動負荷，薬剤負荷，ペーシングなどによる頻拍条件下で評価する	加算平均心電図では評価できない
ホルター心電図を用いる場合は，生理的条件下における記録から評価することができる	ホルター心電図を用いる場合は，生理的条件下における記録から評価することができる

VT/VFの予知因子として確立されている[4]（表2-8）．非可視的な方法は以下の2つの方法に分かれる．

a 周波数領域アプローチ法（スペクトル法）（Cambridge Heart 社製，フクダ電子販売）

運動負荷により心拍を増加させたのち，12誘導心電図を用いた加算平均心電図法で検出する．頻脈が安定した時点で解析には最小128心拍を要する．弱点として心拍数105 bpm以上でなければ交代現象が生じにくく，薬物や高頻拍ペーシングによる心拍増加と運動負荷では結果が異なる．また，心不全などで十分な心拍増加が得られない場合は診断率に制限が生じ，不整脈多発患者においては心拍集積が困難である．

b 時間領域アプローチ法（GE-Marquette 社製）

本法は，FFT解析法などのスペクトル法ではなく時間順にT波の変化量を計測する方法である．12誘導心電図ではなくホルター心電図を利用する．周波数領域アプローチ法と異なり，心拍数増加を必ずしも必要としない．15秒間1拍おきに中央電位を加算平均したAとBを求め，オルタナンスがある場合には両者の振幅差が$\geq 65\,\mu V$を異常とする（図2-18）．

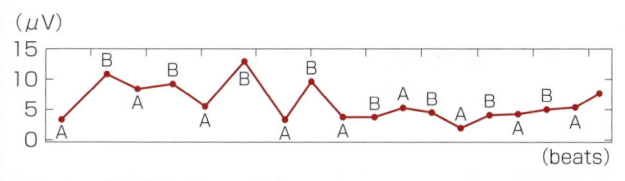

図 2-18　非可視的 TWA の算出

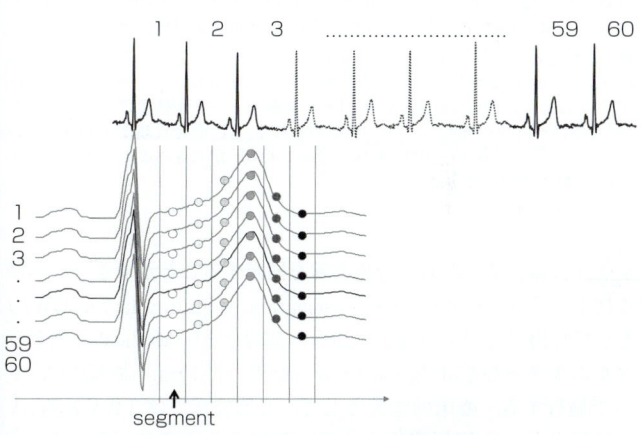

図 2-19　T 波バリアビリティ(Max TAV＝maximum T amplitude variance)の算出

ホルター心電図からアーチファクト，ノイズなどのない安定した連続 60 心拍を抽出し，各心拍を QRS のオンセットに合わせ同期させたのち拡大する．ST-T 波の開始部から 40 msec ごとに区分けし(segment)，各心拍の中で最高電位と最低電位をとり，その差を各 segment の T amplitude variance(TAV)とする．各 ST-T 波の segment 数は 10 程度となるが，その中で最大となる TAV をその記録の TWV(Max TAV)とする．一般に TWV とはこの値をいう．

(文献 6 より引用)

3 T 波バリアビリティ(TWV)

　TWV は 2007 年米国ロチェスター大学の Zareba らが提唱した概念で，TWA と同様再分極過程における電気的不安定性を評価する方法である[5]．TWA は 1 心拍ごとの交互の再分極相における T 波の高さの増減変動であるのに対し，ST-T 形態全容の変動を連続心拍で評価する方法である(図 2-19)[6]．オルタナンス

(μV)

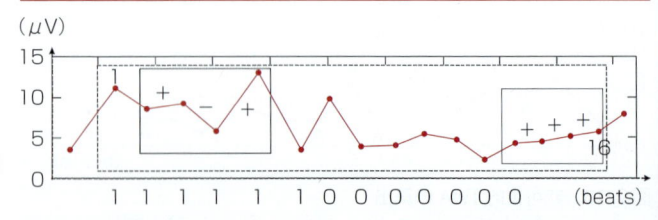

図2-20 振動パターン(oscillation pattern)からのoscillation weighting factor(OWF)とT Var(T wave variance)の算出

選択された連続心拍の中で(＋－＋)または(－＋－)の1心拍ごとの交互の振動パターンがあるか否かを求め,振動パターンがあれば"1"とし,なければ"0"とする.点線内の16心拍から13組の振動パターンが構成され,そのうち6組に陽性↔陰性の振動パターンが認められる."1"の発現頻度をOWFといい,上記の例では $6/13×100=46\%$ である.OWFが大きいことはT wave alternansが大きいことを意味する.
(文献6より引用・改変)

が交互に存在せずとも再分極異常を同定することができ,いわゆる従来のT wave alternansもoscillation weighting factor(OWF)として算出可能である(図2-20)[6].記録はEla Medical社製デジタルホルター心電計(Spiderview®)を用いてFrank誘導法(X, Y, Z)で施行する.臨床的意義として,心筋梗塞では $TWV≧59 \mu V$ を陽性とし,心筋梗塞後の心室不整脈発生を予知可能である[5](表2-8).歴史が新しいため,報告は心筋梗塞,拡張型心筋症,オリンピック選手の検討に限られる.

4 ハートレートタービュランス(HRT)

HRTとはVPC後に生じる生理的な2相性の洞結節反応により,代償性休止後のRR間隔がどのように変動するかを評価する指標である.すなわち,VPC後3～4秒以内のRR間隔短縮のピーク,約9秒後のRR間隔延長のピーク,そして12～15秒後にみられる元のRR間隔への回復である[7].RR間隔の短縮と延長から定量的にturbulence onset(TO)とturbulence slope(TS)の2つのパラメーターで構成される(正常:TO<0%, TS>2.5 msec/拍).

HRTの成因機序としてVPCによる軽度の血圧低下による圧受容体反射がある.圧受容体反射機能が正常であれば,HRT機構によるVPC直後の心拍数増加とそれに続く心拍数減少がある

2. 不整脈診断に必要な各種検査法

(msec)

TO：−0.0278%
TS：9.3636 msec/拍

HRT calculation results
TO：−0.0278
TS：9.3636 ms/m(pos：4)

	−3	−1	1	3	5	7	9	11	13	15	17
mean		767	1,005	742	742	768	777	792	786	784	
std dev		97	129	85	85	107	89	93	76	85	
#beats		(44)	(44)	(44)	(44)	(44)	(44)	(44)	(44)	(44)	
min		635	775	650	645	640	640	625	645	635	
max		1,085	1,395	1,035	1,025	1,110	1,035	1,090	975	1,070	

a

(msec)

TO：0.0065%
TS：−0.0430 msec/拍

HRT calculation results TO：0.0065
TS：−0.0430 ms/m(pos：10)

	−3	−1	1	3	5	7	9	11	13	15	17
mean		576	727	581	578	577	576	577	576	575	
std dev		33	49	34	32	32	32	33	32	32	
#beats		(291)	(291)	(291)	(291)	(291)	(291)	(291)	(291)	(291)	
min		505	635	515	505	505	500	505	505	505	
max		675	885	680	665	660	665	725	680	680	

b

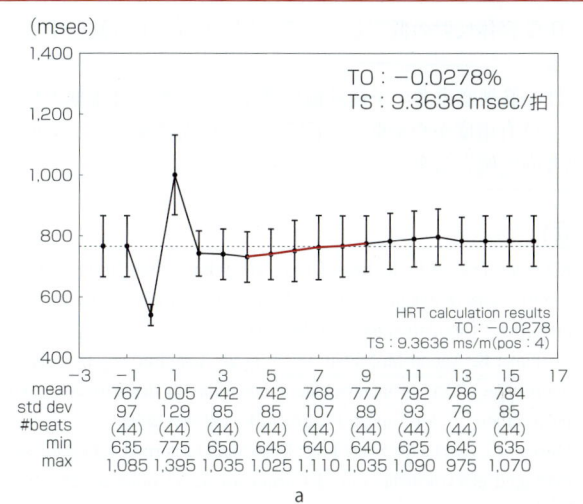

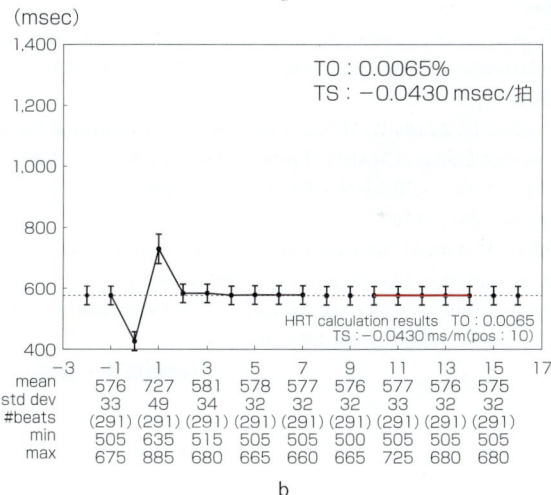

図2-21　ハートレートタービュランスの例
a. HRT 陰性例：64歳，男性．TO，TS ともに正常値である．
b. HRT 陽性例：60歳，男性．TO，TS ともに異常値である．数か月後に突然死した．

が，圧受容体反射の低下している症例では HRT は減弱するか消失する．

急性心筋梗塞患者の予後評価に重要であるが，非虚血性疾患に関しては有用度がやや低い．図 2-21 に虚血性疾患による低心機能患者の実例を示す．

文献

1) Richards DA, Byth K, Ross DL, et al : What is the best predictor of spontaneous ventricular tachycardia and sudden death after myocardial infarction? Circulation 83 : 756-763, 1991
2) Yoshioka K, Amino M, Matsuzaki A, et al : Longitudinal analysis of the depressive effects of intravenous amiodarone on depolarization and re-polarization : a case report. J Cardiol 54 : 460-465, 2009
3) Marcus FI, Zareba W, Sherrill D : Evaluation of normal values for signal-averaged electrocardiogram. J Cardiovasc Electrophysiol 18 : 231-233, 2007
4) Rosenbaum DS, Jackson LE, Smith JM, et al : Electrical alternans and vulnerability to ventricular arrhythmias. N Engl J Med 330 : 235-241, 1994
5) Couderc JP, Zareba W, McNitt S, et al : Repolarization variability in the risk stratification of MADIT II patients. Europace 9 : 717-723, 2007
6) 田邉晃久（編）：心臓突然死を予知するための 不整脈ノンインベイシブ検査．医学書院，2010
7) Bauer A, Malik M, Schmidt G, et al : Heart rate turbulence : standards of measurement, physiological interpretation, and clinical use : International Society for Holter and Noninvasive Electrophysiology Consensus. J Am Coll Cardiol 52 : 1353-1365, 2008

〔網野真理・吉岡公一郎〕

F

head-up tilt 試験，その他の自律神経機能検査

1 head-up tilt 試験（HUT）

失神の鑑別診断に用いられる．1986年ごろより本法が神経調節性失神の診断に用いられ始めた．

a 適応
再発性失神またはハイリスク例の単回発作（器質的心疾患を有していても心原性失神が除外されている場合）．

b 方法
統一された検査方法はない．日本循環器学会，欧州心臓病会議，米国心臓病会議推奨方法を示す[1,2]．

1) 検査環境
   - 静寂，温度調節された部屋，必要ならば静脈ラインを確保，心電図，血圧モニター（可能ならば心電図同期非観血的持続自動血圧計），足台付き tilt table

2) 傾斜角と負荷時間
   - 試験開始前 5～20 分安静臥床後，60～80 度の傾斜角度で，20～45 分行う（欧米では，60，70 度，20～45 分が Class Ⅰ推奨）．
   - 心停止，房室ブロック，補充調律を認めた場合も，原則，薬剤による治療は行わない．
   - 角度，負荷時間，薬物負荷の有無により検査の感度や，再現性も異なるため，よく考慮する必要がある（表 2-9）．心抑制型では突然心停止を起こし，場合によっては事故を招く場合もある（図 2-22）．

3) 薬物負荷
   a) 適応
   - 薬物負荷なし HUT（control HUT）陰性
   - control HUT で HUT 中の心拍数上昇が不十分な場合
   - 虚血性心疾患では禁忌

   b) イソプロテレノール（プロタノール®）負荷（0.01～0.03 μg/kg/分）
   - 負荷前心拍数の 20～25％ 上昇を目安とし，段階的に増量す

表 2-9 head-up tilt 試験

a. 方法別感度

	HUT 角度(度)	時間(分)	薬物負荷	感度(%)	偽陽性率(%)
Fitzpatrick, et al	60	60	なし	75	1
Abi-Samra, et al	60	20	なし	42	0
Almquist, et al	80	10	なし	27	0
	80	10	イソプロテレノール	82	11
Grubb, et al	80	30	なし	24	0
	80	30	イソプロテレノール	60	0

(文献3より引用)

b. 日差再現性

	HUT 角度(度)	時間(分)	再検査時間	陽性再現率(%)	陰性再現率(%)
de Buitl, et al	80	10	5分	57	94
Brooks, et al	70	25	1日	37	80
Grubb, et al (イソプロテレノール)	80	30	5日	93	86
Blanc, et al	60	60	7日	62	—

(文献1より引用)

る.
- 負荷時間は 10～20 分

c) ニトログリセリン負荷(ニトロペン® 0.3 mg)
- tilt up 後に負荷する場合が多い.

d) アルコール負荷
- アルコール関連失神が疑われ,コントロール試験で陰性の場合,アルコール(ビール 5% 350 mL)を開始前に飲ませ検査する.

c 診断基準
- 失神の誘発または,失神発作時と近似した症状を伴い,血圧低下,徐脈,房室ブロックなど誘発されれば陽性
- 血圧低下基準:収縮期血圧で 60～80 mmHg 以下,または平均血圧で 20～30 mmHg 以上の低下
- 検査終了時の血行動態によって,混合型,心抑制型,血管抑

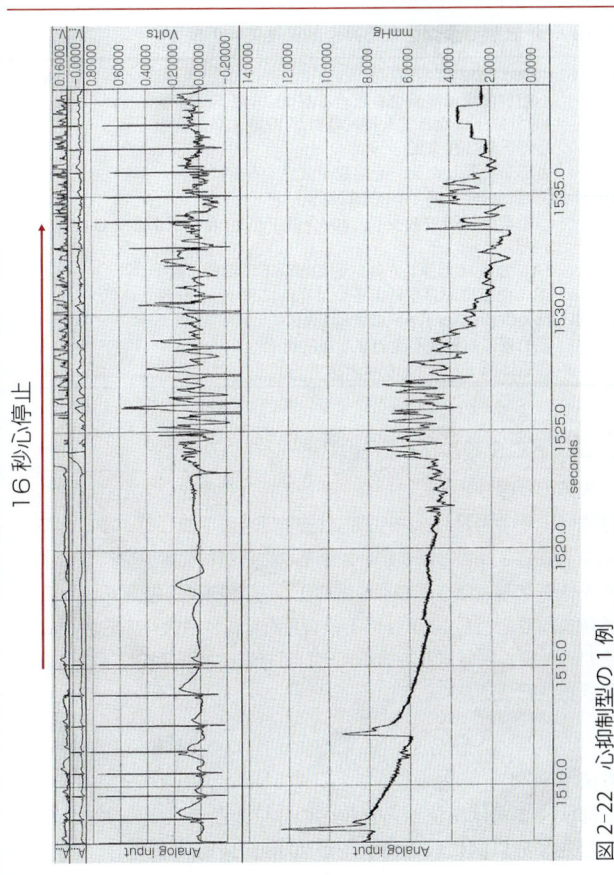

2. 不整脈診断に必要な各種検査法

図 2-22 心抑制型の 1 例
上段は心電図第 II 誘導，下段は脈波を示す．約 16 秒間の心停止を認める．

制型に分類（表 2-10）

d 安全性

- 危険性は低いが，薬剤負荷による心房細動誘発などの報告はある．ただし，心肺蘇生に必要な準備をしておく．

2 起立負荷試験

a 適応

- 起立性低血圧（orthostatic hypotension）が疑われる場合

表 2-10 tilt 試験で誘発される神経調節性失神の病型

Type Ⅰ：mixed type（混合型）
　　　　心拍数は増加後減少を認めるが 40/分以下にはならない
　　　　40/分以下になっても持続時間が 10 秒未満の場合
　　　　心停止が 3 秒未満
　　　　血圧が上昇した後，心拍数が減少する前に低下
Type Ⅱ：cardioinhibitory type（心抑制型）
　　　　心拍数は増加後減少し，40/分以下が 10 秒以上あるいは心停止が
　　　　3 秒以上
　　　　2A：血圧は上昇した後，心拍が低下する前に低下
　　　　2B：血圧は心停止時あるいは直後に 80 mmHg 以下に低下
Type Ⅲ：vasodepressor type（血管抑制型）
　　　　心拍数の増加後不変のまま血圧低下
　　　　心拍は低下しても 10% 未満

MEMO・ どこまでこだわる HUT

　失神の原因は多岐にわたり，予後不良な疾患を見落とさなければよい．その中でも，神経調節性失神は予後は良好で，かつ薬物治療を要さない場合が多い．診断基準にこだわり過度な検査により不快感を与えたり，徐脈や低血圧，40 歳未満の症例に対して薬物負荷は施行しない．HUT 検査と問診により大体の診断ができれば教育，対処法を指導し，それでも失神が再発すればさらなる検査を行うことにしている．

b 方法

- 仰臥位または座位から立位への体位変換テスト
- 起立 3 分以内に収縮期血圧が 20 mmHg 以上低下
- 収縮期血圧が 90 mmHg 未満
- 拡張期血圧で 10 mmHg 以上の低下

3 頸動脈洞マッサージ

a 適応

- 40 歳以上の原因不明失神
- 過去 3 か月以内に脳血管障害の既往を有する場合や，頸動脈に血管雑音を有する場合は禁忌とされてきたが現在では十分な根拠はない．頸動脈エコーにて有意狭窄を認めず，ほかに失神の原因を認めなければ行う方針でよい．

b 方法
- 臥位および立位で，総頸動脈分岐部周辺を左右各 10 秒マッサージする．

c 診断
- 失神または発作時の症状が誘発され，3 秒以上の洞停止または収縮期血圧で 50 mmHg 以上の低下を認めれば陽性

文献

1) 日本循環器学会：循環器病と治療に関するガイドライン(2005-2006 年度合同研究報告)．Circ J 71 (suppl Ⅳ)：1049-1101, 2007
2) Moya A, Sutton R, Ammirati F, et al：Guidelines for the diagnosis and management of syncope(version 2009)：the Task Force for the diagnosis and management of syncope of the European Society of Cardiology (ESC). Eur Heart J 30：2631-2671, 2009
3) Fenton A, Hammill S, Rea R, et al：Vasovagal syncope. Ann Intern Med 133：714-725, 2000

〔小野卓哉〕

G 心臓超音波検査

1 種類
- 経胸壁心臓超音波検査(trans-thoracic echocardiography：TTE)
- 経食道心臓超音波検査(trans-esophageal echocardiography：TEE)
- 血管内・心腔内超音波検査(intra-vascular ultrasound sonography：IVUS, intra-cardiac echocardiography：ICE)

a 経胸壁心臓超音波検査(TTE)
- 特徴：最も一般的な心エコー検査．胸壁や肺に阻まれて観察範囲が限られるが，最も低侵襲かつ簡易に検査可能
- どんなときに行うか：基礎心疾患スクリーニング検査に用いられるほか，緊急時のスクリーニングにも用いられる．

b 経食道心臓超音波検査(TEE)
- 特徴：左心房の背側を走行する食道内に専用プローブを挿入し，経胸壁では確認し難い心臓背側の構造や機能を確認できる．
- 方法：口腔内を通して食道までプローブを挿入して行う．上部消化管内視鏡と同様に咽頭反射が出現し苦痛を伴う．内視鏡よりも長時間の観察(10～15分くらい)が必要になるので，通常は鎮静薬を使用
- どんなときに行うか：不整脈診療においては，左房機能評価，心腔内血栓や異常構造物のスクリーニングに使用されることが多い．特に心房細動の電気的除細動やカテーテルアブレーション前に左房内や左心耳内の血栓の有無，もやもやエコーの程度，左心耳流速測定がよく行われている．

c 血管内・心腔内超音波検査(IVUS, ICE)
- 特徴・方法：先端に小さな超音波プローブが付いたカテーテルを心腔内や血管内に留置して，微細な構造を確認できるとともに他のカテーテルとの位置関係などを把握できる．
- どんなときに行うか：心房中隔穿刺時の穿刺位置の確認

表 2-11 心臓超音波検査でスクリーニングされる疾患と，その疾患でよく認められる不整脈

疾患	よく認められる不整脈
先天異常	Ebstein 奇形：WPW 症候群
心筋症	拡張型心筋症：心室期外収縮，心室頻拍
	肥大型心筋症：心室頻拍
	心アミロイドーシス：房室ブロック，洞不全症候群
	心サルコイドーシス：心室頻拍，房室ブロック
	不整脈原性右室心筋症：心室期外収縮，心室頻拍
虚血性心疾患	心筋梗塞：心室期外収縮，心室頻拍
弁膜症	僧帽弁膜症：心房細動

2 不整脈診療における心臓超音波検査の目的

- 心機能スクリーニング，基礎心疾患の同定
- 治療効果予測と予後予測
- 心臓電気生理学的検査(EPS)やカテーテルアブレーションにおける不整脈起源同定
- 周術期のフォローアップと合併症のスクリーニング
- 心室再同期療法(CRT)導入時の心機能評価と予後予測

a 心機能スクリーニング

心収縮能や拡張能，弁膜症の有無，心肥大の有無をスクリーニングする．不整脈の治療においては基礎心疾患の有無を把握することが大事である．心臓超音波検査でスクリーニング可能な疾患と不整脈の関係を表 2-11 に示す．

b 治療効果予測と予後予測

1) 心臓突然死リスクの評価

わが国における突然死の正確な実態は不明だが，いくつかの研究から年間およそ 3 万人と推定されている．植込み型除細動器が適応となる心室不整脈の原疾患は虚血性心疾患が約 30％，拡張型心筋症が約 20％，肥大型心筋症が約 14％，不整脈原性右室心筋症が約 4％ と，心臓突然死症例全体の 70％ 弱が心臓超音波検査でスクリーニング可能な疾患である．

虚血性心疾患や拡張型心筋症の突然死の危険因子としては，LVEF 30～35％ 以下が心臓突然死のリスク因子として重要視されており，ICD の適応に関するガイドラインの根拠となっている[1~3]．

2) 心房細動と心房リモデリング

発作性であれ持続性であれ，心房細動の罹病期間が長くなると心房がリモデリングをきたし容積が拡大する．心房のリモデリングが進行すると抗不整脈薬の効果が減弱し，カテーテルアブレーションの成功率も低下する．心房リモデリングを評価する指標として TTE の傍胸壁長軸像の左房径(left atrial dimension：LAD，境界値 40 mm 以下)や心尖部四腔像での左房面積(境界値 20 cm^2 以下)がよく用いられる．心房細動症例の血栓塞栓症のリスク評価には TEE での左心耳血流速度も参考になると考えられている．

c 不整脈治療後のフォローアップと合併症のスクリーニング

1) 不整脈治療(カテーテルアブレーション，電気的除細動など)の合併症対策と心臓超音波検査

- 心タンポナーデ：心膜液の貯留を確認し，そのまま超音波画像ガイド下に穿刺・排液が可能である．
- 血栓・プラーク(術前評価)：主に TEE を用いて心腔内や大血管の血栓・プラークの有無，状態を評価する．各症例の病態把握，リスク評価に寄与する．

d 心臓電気生理学的検査(EPS)やカテーテルアブレーションにおける不整脈起源同定

CARTO sound system®(わが国未発売)の登場により，術中エコー画像の有用性が高くなってきている．

1) 心室不整脈の起源同定と心臓超音波検査

かねてより左室乳頭筋や偽性腱索がリエントリー回路に含まれる心室頻拍が想定されていたが，同定することが困難であった．EPS，カテーテルアブレーション中に偽性腱索を心臓超音波検査で同定し，偽性腱索に沿って電極カテーテルを留置することでベラパミル感受性特発性左室頻拍のリエントリー回路に偽性腱索が含まれる可能性が指摘されている．

2) WPW 症候群の副伝導路存在部位予測

WPW 症候群における副伝導路の局在を非侵襲的に予測する試みが古くからなされてきた．体表面心電図のデルタ波や QRS の極性により予測する Arruda らの方法が一般的であるが，心臓超音波検査が用いられることがある．M モード法や組織ドプラー法により僧帽弁輪の心室筋収縮の時相を観察することで副伝導路の存在部位を予測する．

e 心室再同期療法(CRT)導入時の心機能評価と予後予測

1) dyssynchrony の評価法

カラー組織ドプラー法により左心室壁各部の収縮タイミングのずれを測定している．多点間での同期不全を評価可能な Yu が提唱している方法がよく用いられている．ほかに Bax, Gorcsan, Penicka らがそれぞれ提唱している簡便な検査法もある．しかしながら，これらの検査法ではレスポンダー予測の感度・特異度は最大 70% 程度にとどまることが知られている[4]．また，再現性が低いことも指摘されており，心臓超音波検査法はレスポンダー予測にはあまり用いられなくなっている．CRT 導入のガイドラインにおいても術前の dyssynchrony 評価は必須ではない．

2) CRT 導入後のレスポンダー判定，予後予測

CRT 導入前後の左室収縮末期容積(left ventricular end-systolic volume：LVESV)減少率が生命予後や QOL とよく相関することが知られている．そこで植え込み 3〜6 か月後に LVESV が 15% 以上減少している場合にレスポンダーと判定することが多い(CRT 導入後 15% 以上 LVESV が減少すると予後改善が期待できる)．

3) CRT の設定最適化

レスポンダー予測には限界がある心臓超音波検査だが，最適化には有用であることが示されている．

文献

1) Moss AJ, Zareba W, Hall WJ, et al：Prophylactic implantation of a defibrillator in patients with myocardial infarction and reduced ejection fraction. N Engl J Med 346：877-883, 2002
2) Moss AJ, Hall WJ, Cannom DS, et al：Improved survival with an implanted defibrillator in patients with coronary disease at high risk for ventricular arrhythmia. Multicenter Automatic Defibrillator Implantation Trial Investigators. N Engl J Med 335：1933-1940, 1996
3) Buxton AE, Lee KL, Fisher JD, et al：A randomized study of the prevention of sudden death in patients with coronary artery disease. Multicenter Unsustained Tachycardia Trial Investigators. N Engl J Med 341：1882-1890, 1999
4) Chung ES, Leon AR, Tavazzi L, et al：Results of the predictors of response to CRT (PROSPECT) trial. Circulation 117：2608-2616, 2008

〔山本哲平〕

H
心臓電気生理学的検査

1 心臓電気生理学的検査(EPS)の目的
- 刺激伝導系機能の評価(自動能,伝導能)
- 不整脈メカニズムの診断
- 重症不整脈あるいは心臓突然死リスクの評価
- 抗不整脈薬の薬効評価
- カテーテルアブレーション標的部位の同定
- カテーテルアブレーション有効性の評価

付. EPS 解析で見逃してはならない重要な局所微小電位

2 刺激伝導系機能の評価
表 2-12 を参照.

表 2-12 刺激伝導系機能の評価

評価対象	名称	方法	正常値
洞結節自動能	SNRT(洞結節回復時間)	右房頻回刺激(70〜200/分の頻度で 30 秒間)	平均心周期の 1.6 倍未満
洞房伝導能	SACT(洞房伝導時間)	Strauss 法,Narula 法(他書を参照)	125 msec 未満
心房興奮能	ERP(有効不応期)	心房興奮を生じない最長の早期刺激間隔(S1-S2)	170〜250 msec
房室結節伝導能	AH 時間	正常洞調律時の A 波立ち上がり:H 波立ち上がり	50〜140 msec
	ERP(有効不応期)	His 束興奮を生じない最長の早期刺激間隔(S1-S2)	250〜400 msec
	FRP(機能的不応期)	早期刺激(A2)によって生じる最短の H1-H2 間隔	330〜520 msec
His-Purkinje 系伝導能	H-V 時間	正常洞調律時の H 波立ち上がり:V 波立ち上がり	35〜55 msec
	ERP(有効不応期)	心室興奮を生じない最長の H1-H2 間隔	330〜450 msec
心室興奮能	ERP(有効不応期)	心室興奮を生じない最長の早期刺激間隔(S1-S2)	170〜290 msec

3 不整脈メカニズムの診断

鑑別すべき不整脈メカニズムは以下のとおりである．
(1) リエントリー：macro-reentry と micro-reentry
(2) 自動能亢進
  (a) 撃発活動(triggered activity)：遅延後脱分極(DAD)など．
  (b) 異常自動能

- この中で，異常自動能はプログラム刺激により誘発されない．イソプロテレノールなどのカテコラミンの投与により，自然発火することがポイントである．
- リエントリーと撃発活動はプログラム刺激により誘発されるが，その誘発様式あるいはエントレインメント刺激の反応性に特徴的な差がある(表 2-13)．

4 心臓突然死(SCD)，重症不整脈のリスク評価

- 低心機能例における SCD リスク層別化に用いられる検査を

表 2-13 リエントリーと撃発活動の鑑別

心臓電気生理学的検査の特徴	リエントリー	撃発活動(遅延後脱分極)
誘発再現性	あることが多い	ないことが多い
誘発ゾーン(誘発し得る期外刺激間隔域)	あることが多い	ないことが多い
誘発されやすいプログラム刺激	早期刺激法	頻回刺激法
誘発されやすい頻回刺激あるいは早期刺激間隔	有効不応期に近く短い領域	比較的長い刺激間隔帯で誘発される
誘発時の頻回刺激(S1-S1)，あるいは早期刺激間隔(S1-S2)と頻拍第1拍目の間隔の関係	逆相関	正相関
頻拍中の局所電位	fragmented potential, double potential など	異常電位を認めないことが多い
entrainment 刺激	古典的 entrainment 現象を満たす $\begin{cases} \text{constant fusion} \\ \text{progressive fusion} \\ \text{interruption} \end{cases}$	古典的 entrainment 現象を認めない

表 2-14　心臓突然死リスク層別化に用いられる臨床指標，検査法

1. 心構造的指標
   左心機能(左室駆出率)，冠状動脈病変
2. 自律神経機能
   heart rate variability, baroreflex sensitivity
3. 心室不整脈の重症度(非持続性心室頻拍，VPC)
4. 非侵襲的電気生理学的指標
   平均加算心電図, micro-volt level T wave alternans(TWA), QT dispersion, heart rate turbulence など
5. 侵襲的電気生理学的指標
   EPS による VT/VF の誘発

表 2-14 に示す．

- この中で最もパワフルな SCD 予知指標は左室駆出率であるが，これに加えて長時間心電図記録(自然発生不整脈の重症度)，平均加算心電図，TWA などの非侵襲的検査法，さらには EPS による不整脈誘発法を組み合わせて，リスクを評価する．

1) EPS による不整脈誘発は以下のプロトコルで行う
   右室心尖部，右室流出路よりの刺激．
   - 200 bpm までのバースト刺激(10〜20 回)
   - 2 種の基本刺激間隔(600, 400 msec)で 3 連続早期刺激まで，最短刺激間隔は 180 msec までとする(200 msec とする施設もある)．

2) 誘発試験の判定
   - 心室頻拍：すべてのペーシングプロトコルで，1 回でも誘発されれば陽性
   - 心室細動：2 連続早期刺激まで(S2-S3 間隔：200 msec 以上)で誘発されれば陽性．3 連続早期刺激により誘発されても，陽性としない．

3) 評価の非対象例
   - 1 か月以内に心筋梗塞の既往がある例．1 か月以内に PCI や CABG など冠動脈血行再建術施行例．心肺蘇生の既往例．重度の心機能低下例．その他，除細動閾値が上昇していることが予想される例，全身状態悪化例，他の原因で余命が短いと判断される例

5 抗不整脈薬の薬効評価

3章 不整脈の薬物治療の項を参照.
抗不整脈薬投与による不整脈誘発抑制を評価.

6 カテーテルアブレーション標的部位の同定,有効性の評価

4章の「6. カテーテルアブレーション」,176頁参照.

付 EPS解析で見逃してはならない重要な局所微小電位

表2-15を参照.

〔小林義典〕

2章 不整脈診断へのアプローチ

表 2-15 EPS 解析で見逃してはならない重要な局所微小電位

電位の起源	電位名称	電位記録法
刺激伝導系組織		
洞房結節，移行帯	洞結節電位	単極押し付け
房室結節遅伝導路-移行帯	Asp 電位（Jackman 電位）	双極電位
房室結節遅伝導路-移行帯	slow potential（Haissaguerre 電位）	双極電位
His 束	His 束電位	双極電位
右脚	右脚電位	双極電位
左脚	左脚電位	双極電位
左脚分枝，Purkinje 線維	Purkinje 電位	双極電位
房室副伝導路		
Kent 束	Kent 電位	双極電位
Mahaim 束	Mahaim 電位	双極電位
血管組織		
肺静脈筋層	PV 電位	双極電位
上大静脈筋層	SVC 電位	双極電位
冠状静脈洞	CS musculature 電位	双極電位
肺動脈筋層	PA musculature 電位	双極と単極電位
傷害心筋あるいは解剖学的障壁を反映する電位		
伝導遅延部位	遅延電位〔delayed（late） potential〕	双極電位
リエントリー回路（inner loop）内	拡張期電位（diastolic potential）	双極電位
リエントリー回路内	continuous electrical activity	双極電位
成因がいまだ不明の電位		
頻拍起源あるいは preferential pathway の興奮	pre-potential	双極電位
潜在性副伝導路近傍の心室筋？	pre-QRS potential	双極電位
心房細動の PV 以外の基質	CFAE	双極電位

電位記録部位	電位の特性	電位が指標となる不整脈
高位側壁右房	緩徐波	洞不全症候群
コッホ三角-後域	緩徐+尖鋭波	房室結節リエントリー性頻拍
コッホ三角-後域, 中域	緩徐波	房室結節リエントリー性頻拍
房室接合部領域	尖鋭波	あらゆる不整脈
His 束よりもさらに遠位	尖鋭波	房室ブロック, 脚間リエントリーなど
左側中隔基部	尖鋭波	房室ブロック, 脚枝間リエントリーなど
左側中隔基部を除く広範囲	尖鋭波	特発性心室頻拍, その他の Purkinje 線維が関与する不整脈, 脚間リエントリー, 脚枝間リエントリー
僧帽弁, 三尖弁輪部, 冠状静脈洞内	尖鋭波	WPW 症候群, 潜在性 WPW 症候群
右房自由壁三尖弁輪部から右室自由壁付着部まで	緩徐波—尖鋭波	心室早期興奮症候群(Mahaim 束)
左右, 上下肺静脈	緩徐波—尖鋭波	心房細動, 心房期外収縮など
上大静脈	緩徐波—尖鋭波	心房細動, 心房期外収縮など
CS 起始部より 3～4 cm 以内	尖鋭波	心房頻拍, 房室結節リエントリー性頻拍, WPW 症候群など
肺動脈本幹起始部	比較的緩徐な波形	特発性心室頻拍
心筋梗塞など傷害心筋	低振幅の分裂波	心室頻拍などの心室不整脈
心筋梗塞など傷害心筋	緩徐波—尖鋭波	マクロリエントリー性頻拍
心筋梗塞など傷害心筋	低振幅の分裂波	比較的サイズの小さいリエントリー
大動脈冠尖	緩徐波	流出路起源特発性心室頻拍
潜在性副伝導路の心室付着部位	緩徐波	潜在性 WPW 症候群
両心房の多彩な部位	分裂波—尖鋭波	心房細動

2章 不整脈診断へのアプローチ

遺伝子疾患の診断

　1990年代後半の分子遺伝学の進歩によって遺伝性不整脈と遺伝子変異の関係が明らかとなってきた．多くの遺伝性不整脈は，先天性・後天性QT延長症候群(long QT syndrome：LQTS)を代表とするイオンチャネル病であり，そのほかにBrugada症候群(Brugada syndrome)，家族性進行性伝導ブロック(Lenegre病)，カテコラミン感受性多形性心室頻拍(catecholaminergic polymorphic ventricular tachycardia：CPVT)，家族性心房細動，家族性洞機能不全症候群，QT短縮症候群，不整脈原性右室心筋症などがある(表2-16)．

1 遺伝子診断

　QT延長症候群では責任遺伝子変異が50〜70%の例で観察されるが，Brugada症候群では30%程度にとどまり，現状では他の遺伝性不整脈疾患でもすべての責任遺伝子変異が明らかとなることは少ない．

表2-16　遺伝性不整脈一覧

病名	責任遺伝子	イオンチャネル，受容体
先天性QT延長症候群　Romano-Ward症候群　Jervell & Lange-Nielsen　症候群	LQT1　*KCNQ1* LQT2　*KCNH2* LQT3　*SCN5A*	I_{Ks} I_{Kr} I_{Na}
後天性QT延長症候群		
Brugada症候群	*SCN5A*	I_{Na}
家族性進行性伝導ブロック	*SCN5A*	I_{Na}
カテコラミン感受性多形性 　心室頻拍	*RYR2* *CASQ2*	リアノジン受容体 カルセクエストリン
家族性洞機能不全症候群	*SCN5A*	I_{Na}
家族性心房細動	*KCNA5* *KCNHJ2* ほか	I_{Kur} I_{K1} ほか
不整脈原性右室心筋症	*RYR2*	リアノジン受容体
QT短縮症候群	*KCNH2* ほか	I_{Kr} ほか

2 先天性 QT 延長症候群

QT 延長症候群(LQTS)はその名のように QT 間隔の延長とそれに伴う多形性心室頻拍(torsades de pointes：TdP)に特徴づけられる疾患である．

a QT 延長症候群の診断(表 2-17)

- 現在までに 12 タイプの LQTS が知られている．
- そのほとんどは LQT1〜3 である．
- 変異遺伝子が決定される症例で，LQT1 と LQT2 はそれぞれ 40% であり，LQT3 は 10% である．
- 常染色体劣性遺伝で聾を伴う Jervell-Lange-Nielsen 症候群は *KCNQ1* もしくは *KCNH2* 遺伝子変異のホモ接合体で，LQTS の 8% を占め，常染色体優性遺伝で聾を伴わない Romano-Ward 症候群と比べて QT 間隔はより長く，心停止率は 3.5 倍と高率である．

表 2-17 QT 延長症候群の診断基準

	ポイント
1. 心電図所見	
a. Bazett 法補正による QT 間隔	
$\geq 0.48\ \mathrm{sec}^{1/2}$	3
$0.46 \sim 0.47\ \mathrm{sec}^{1/2}$	2
$0.45\ \mathrm{sec}^{1/2}$(男性)	1
b. torsades de pointes*	2
c. 交代性 T 波	1
d. 3 誘導以上での notched T 波	1
e. 年齢不相応の徐脈	0.5
2. 臨床症状	
a. 失神*	
ストレス時	2
非ストレス時	1
b. 先天性聾	0.5
3. 家族歴	
a. definite LQTS の家族歴	1
b. 30 歳未満の突然死	0.5

算定法(診断法)：≥ 4 ポイント；high probability(or definite)，2〜3 ポイント；intermediate probability，≤ 1 ポイント；low probability.
*torsades de pointes と失神は同時に算定してはいけない．
確定 LQTS≥ 4 ポイント．
(文献 6 より引用・改変)

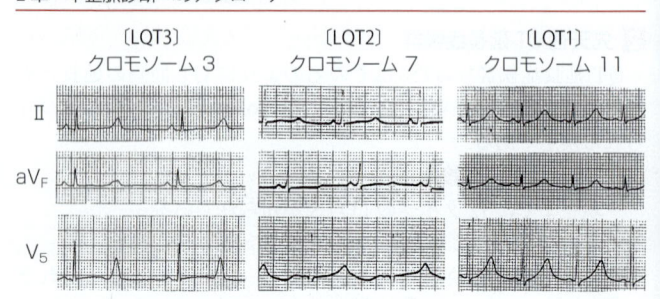

図 2-23　遺伝性 QT 延長症候群の心電図の特徴
(文献 7 より引用・改変)

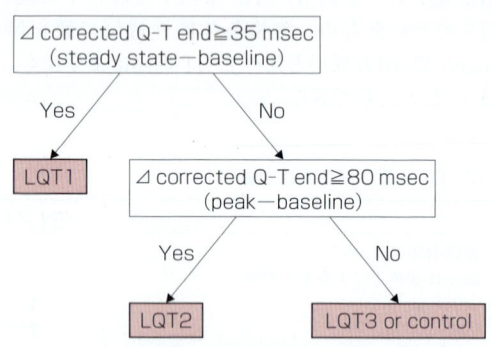

図 2-24　エピネフリン負荷による QT 延長症候群の
タイプの鑑別

b QT 延長症候群の心電図上の特徴とタイプ分類(図 2-23)

- LQT1 では幅の広く延長した T 波を形成する.
- LQT2 では低波高の幅広い T 波を形成し,ノッチや二峰性の T を認めることが多い.
- LQT3 では T 波が QRS 波に遅れて出現するのを特徴としている.ただし,T 波の特徴だけでは LQT1〜3 の鑑別は確実にはできない例もある.

c 負荷試験による LQT1〜3 の鑑別(図 2-24)[1,2]

1) エピネフリン(ボスミン®)負荷テスト
- エピネフリン負荷テストが LQT1〜3 の鑑別に有用性が示されている.

- エピネフリンを 0.1 μg/kg をボーラスで静注し,以後 0.1μg/kg/分で持続投与する.
- LQT1,2 ではエピネフリン静注直後の最大心拍数到達時の QT はいずれも延長する.
- LQT1 では 3～4 分後の定常状態の QT も延長したままであるが,LQT2 では定常状態では静注直後のピーク時と比べてエピネフリン投与前値近くにまで短縮する.
- LQT3 では静注直後のピーク時は投与前に比べて若干延長するものの,定常状態では投与前値よりも短縮する.
- 本検査は心臓電気生理学的検査ができるカテーテル検査室などで TdP 発症に対して迅速に対処できるように除細動器などの準備を整えて行う.

d イベント発症率

- LQT1,2 では 40 歳前に 50% の以上の症例で不整脈イベントを発症するが,LQT3 では 30% にも満たない.
- 不整脈イベントによる致死率は LQT3 では LQT1,2 に比し高率である.
- LQT1 では運動時(水泳中)の不整脈発症が多いのに対して,LQT2,3 では運動中のイベント発症は少なく,LQT3 では安静時のイベント発症が最も高率である.
- LQT2 では目覚まし音などの聴覚刺激が TdP 発症の特異的誘発因子でもある.

e リスク層別化(図 2-25)

- 現在までのさまざまな研究から LQT タイプによって QT 間隔や男女差による不整脈イベントの差が明らかとなってきた.
- より長い QTc 時間(0.50 秒以上)は LQT1,2 では危険因子であるが,LQT3 では危険予測因子とはならない.
- また,LQT3 において男性は女性に比し危険因子であるとされている.
- LQT1,2 では後述する β 遮断薬による内服治療後にイベント発症した例も高危険群である[3].

f 治療

1) 運動制限
- LQT1 では厳格な運動(特に水泳)制限が必要である.

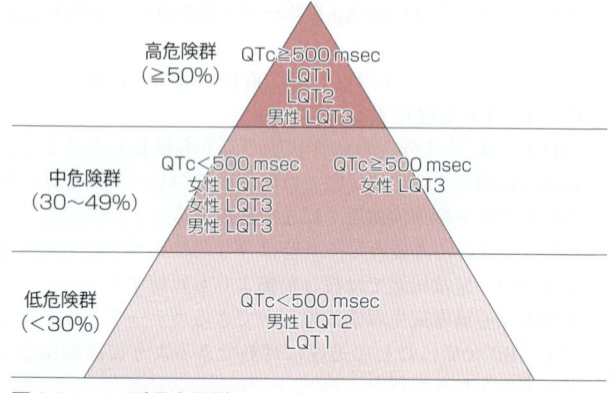

図 2-25 QT 延長症候群のリスク層別化
(文献 8 より引用・改変)

- LQT2 に関しても同様に運動制限は必要である.
2) 薬物療法
  a) LQT1
  - β遮断薬の有効性は高く, Ib 群抗不整脈薬のメキシレチン(メキシチール®), カルシウム拮抗薬のベラパミル(ワソラン®)も補助療法としての有効性が報告されている.
  b) LQT2
  - β遮断薬が第 1 選択薬であるが, その有効性は LQT1 に比べて劣る.
  - 経口カリウム製剤による血中カリウム値の上昇により QT 間隔が短縮する.
  - 先行する心拍間隔の延長による TdP の発症の危険性も指摘されており, TdP の頻回出現時はペーシング治療も考慮される.
  - LQT1, 2 では, 長時間作用型のβ遮断薬が短・中時間作用型の同薬に比べて TdP 予防効果が高いことが示されている.
  c) LQT3
  - β遮断薬の有効性は LQT1, 2 に比べて乏しく, TdP 発症が夜間安静時に多いことから, ペーシング治療は LQT1, 2 に比べて最も有用である可能性が高い.

- メキシレチンは QT 間隔を短縮し，LQT1，2 に比べて有効である．
- Ib 群抗不整脈薬のフレカイニド(タンボコール®)も QT を短縮させ有効である．
- LQT3 では後述する Brugada 症候群とのオーバーラップ症例もあり，フレカイニドの使用により ST 上昇を顕性化し心室細動(VF)誘発を引き起こす可能性があり，その使用には注意を要する．

3) 非薬物療法
- LQT1，2 で β 遮断薬内服下でも失神を繰り返す例や，LQT3 で薬物治療下でも失神を繰り返す例，また心肺停止既往例では植込み型除細動器(implantable cardioverter defibrillator：ICD)の植え込みを行うべきである．

3 Brugada 症候群

1992 年 Brugada などが右脚ブロックタイプ心電図と ST 上昇を右側胸部誘導($V_{1~3}$)で示す 8 例の心室細動(ventricular fibrillation：VF)からの突然死蘇生例を報告し，以後この心電図特徴を有する例が本症候群として扱われてきている．男性に多く，男女比は 9 対 1 で，アジア地域(アジア人)に多く認められ，中高年層に VF 発症が多い．

a Brugada 型心電図の分類[4]

Brugada 型心電図は，現在 3 パターンに分類されている(図 2-26)．

a) タイプ 1
- coved 型 ST 上昇と J 点の 0.2 mV 以上の上昇を示すもの

b) タイプ 2
- saddle-back 型 ST 上昇を呈し，J 点の 0.2 mV 以上の上昇とその後に続く 0.1 mV 以上の ST 上昇を示すもの

c) タイプ 3
- saddle-back 型 ST 上昇を呈し，J 点の 0.2 mV 以上の上昇とその後に続く 0.1 mV 未満の ST 上昇を示すもの

b 記録誘導

- 心電図上の確定診断はタイプ 1 の Brugada 型心電図を呈することである．

2章 不整脈診断へのアプローチ

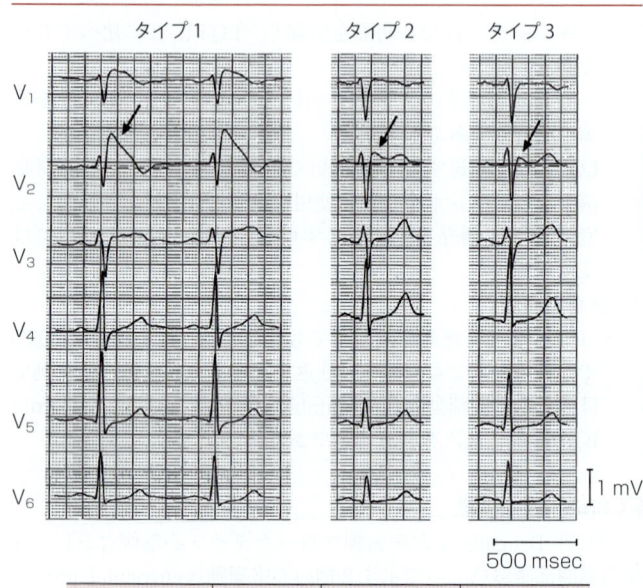

	タイプ1	タイプ2	タイプ3
J波波高	≧2 mm	≧2 mm	≧2 mm
T波	陰性	陽性 or 二峰性	陽性
ST-Tの形態	coved	saddle-back	saddle-back
ST部分(終末部)	徐々に下降	上昇≧1 mm	上昇<1 mm

図 2-26 Brugada 型心電図のタイプ分類
(文献9より引用・改変)

- 通常の肋間より1~2肋間上の $V_{1~2}$ に相当する誘導でのタイプ1の Brugada 型 ST 上昇も,通常の肋間で認められるタイプ1心電図と同様に予後の危険因子として重要と考えられている.
- Brugada 型心電図は記録時間によって変動し,タイプ1心電図もタイプ2, 3に移行することがある.

c Brugada 型心電図の顕性化

- VF 発症直前には ST 上昇が顕著となり,coved 型 ST 上昇を呈することが多いことが知られている.
- Ic 群抗不整脈薬のピルジカイニド(サンリズム®1 mg/kg),

表 2-18 Brugada 症候群の責任遺伝子

染色体	遺伝子	イオンチャネル
3(3p21-24)	SCN5A	I_{Na}
12(12p13.3)	CACNA1C	$I_{Ca.L}$
10(10p12.33)	CACNB2	$I_{Ca.L}$
3(3p21)	GPD1-L	I_{Na}
19(19q13.1)	SCN1B	I_{Na}
11(11q13-q14)	KCNE3	I_{to}

(文献2より引用・改変)

フレカイニド(タンボコール®2 mg/kg, 10分間かけて)の投与後や発熱時に以前は認められなかった Brugada 型心電図が顕性化(saddle-back 型から coved 型へ変化)する例がある.
- 陽性判定は coved 型 Brugada 心電図を呈し, J点が 0.2 mV 上昇することである.
- Ic 群抗不整脈薬によって顕性化されたタイプ1 Brugada 型心電図を診断基準とするかどうかに関しては議論されている.
- Ic 群抗不整脈薬によって顕性化されたタイプ1 Brugada 型心電図は, イソプロテレノール(プロタノール®0.005 μg/kg/分)の投与で saddle-back 型または正常心電図に復する.

d 心室細動(VF)の発症
- VF の発症は安静時, また夜間睡眠中に多い.
- VF 発症直前には ST 上昇が顕著となり, coved 型 ST 上昇を呈することが多いことが知られている.

e Brugada 症候群の遺伝子
- 1998年に Brugada 症候群の遺伝子が LQT3 と同じく, 心筋ナトリウム電流のαサブユニットをコードする SCN5A であることが判明した.
- 遺伝子異常が認められる症例は Brugada 症候群の 20〜30% にとどまる.
- SCN5A 以外に Brugada 症候群としての表現型を認める遺伝子異常が報告されている(表 2-18). これら遺伝子異常で生じるイオン電流変化は内向きナトリウム電流, カルシウム電流の減少, もしくは一過性外向き電流の増加である.

f リスク層別化(表 2-19)
リスク層別化のための因子を以下に記す.

1) 心室細動(VF)からの蘇生歴
   - VF が再発する可能性の高い最も重要な危険因子である.
2) 失神歴
   - 1)に次ぐ危険因子である.
3) 非薬物投与時の coved 型心電図
   - 非薬物投与時のタイプ1心電図は心事故が高い.
4) 家族歴
   - 45 歳未満の突然死歴は危険因子である.
5) 加算平均心電図
   - 遅延心室電位(late potential:LP)陽性率は高いが,危険因子として議論中である.
6) 心臓電気生理学的検査(electrophysiologic study:EPS)
   - VF の誘発性を評価する.
   - 右室心尖部と右室流出路より期外刺激法で,2つの基本刺激周期を用いて(600/400 msec)最大3連続期外刺激まで行う.
   - 最短の期外刺激間隔は 200 msec 以上とする.
   - 右室心尖部からよりも右室流出路からのほうが VF の誘発される可能性が高い.
   - 予後予測の評価法としてその重要性は議論されているが,リスク評価因子として重要と考えられる.
7) マイクロボルト T-wave alternans

器質的心疾患では突然死の予後予測に有用であるが,本症候群では予後予測に有用ではない.

g 治療(表 2-19)
- VF からの蘇生例は ICD の適応である.
- VF の既往がなく,タイプ1 Brugada 型心電図を呈する症例の ICD 適応例は,現在の日本循環器学会ガイドラインでは,①失神既往例,② EPS での VT 誘発例,③突然死家族歴例の項目のうち2項目以上を満たすものとしている[5].

h 薬物治療
- ICD 患者の VF 頻回出現に対し,一過性外向き電流(I_{to})チャネルブロック作用のあるキニジン,ベプリジル(ベプリコール®)の投与により VF の頻回出現が抑えられることが知られ

2. 不整脈診断に必要な各種検査法

表 2-19 Brugada 症候群における ICD の適応ガイドライン

Class I
1. 心停止・蘇生例
2. 自然停止する心室細動・多形性心室頻拍が確認されている

Class II
Brugada 型心電図(coved 型)*を有する例で，①失神の既往の有無，②突然死の家族歴の有無，③電気生理学的検査における心室細動の誘発の有無，の 3 つから以下の表に示すように IIa，IIb に分類する

失神	+	+	−	+	−	+
突然死の家族歴	+	−	+	+	+	−
VF が誘発される	+	+	+	−	−	−
	IIa	IIa	IIa	IIa	IIb	IIb

*薬物負荷後，一肋間上での記録も含む．

ている．
- シロスタゾール(プレタール®100〜200 mg/日)は心拍数の上昇による I_{to} のチャネル電流量を減少させる作用で効果がある．
- 前述したイソプロテレノール(0.005〜0.01 μg/kg/分)は VF のストーム予防に有効である．

i 合併心疾患
- 心房細動が 10〜30% で合併する．
- 冠攣縮性狭心症が 10〜20% で合併する．
- その他，洞不全症候群，房室ブロック，心室頻拍の合併も知られている．

4 カテコラミン感受性多形性心室頻拍(CPVT)

1978 年に Coumel らが基礎心疾患を伴わない小児に運動，情動誘発性の多形性心室頻拍を報告したのが始まりである．

a 責任遺伝子
- リアノジン受容体(筋小胞体上の細胞内へカルシウムを放出する)をコードする *RYR2*(90% 以上)である．
- リアノジン受容体を調節するカルセクエストリンをコードする *CASQ2*(約 7% 程度)も責任遺伝子である．
- これらの遺伝子変異が認められる頻度は 70% である．

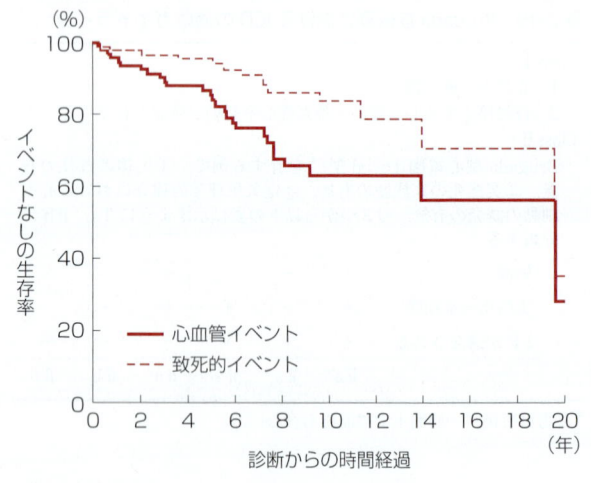

図 2-27　カテコラミン感受性多形性心室頻拍の予後
(文献 10 より引用・改変)

- 遺伝子変異の陽性例は男性に多く，症状出現年齢が若い．

b 家族歴
- おおよそ 30% で情動，運動誘発性の失神，突然死歴を有する．

c 症状の出現時期
- 平均 12±8 歳
- 診断が確定するのは症状出現してからおおよそ 2 年後ぐらいが一般的とされる．
- 40 歳までに未治療の場合 80% で症状が出現し，最初の心室頻拍(VT)により死亡率は 30~50% に至る(図 2-27)．

d 心電図の特徴
- 洞調律中の心電図に特徴はないが，U 波を呈する症例がある．
- QT 間隔も正常である．
- 年齢に不相応な徐脈例がある．

e 心室頻拍(VT)出現因子
- VT 出現には本疾患の名のとおり，運動，情動などで交感神経が高まることがトリガーとなる．

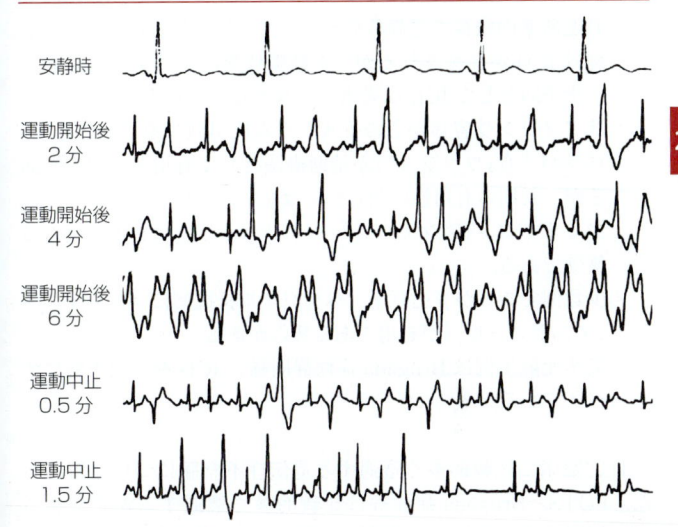

図 2-28　運動負荷による心室頻拍の出現
(文献 11 より引用・改変)

- 運動負荷では，心拍数 110〜130 拍/分で単発心室期外収縮(VPC)が出現し始め，その後 VPC の頻度が上昇し，VT 出現に至る(図 2-28)．
- 本疾患の VT で特徴的なのは二方向性 VT(bidirectional VT)であり，1 拍ごとに VT 中の QRS 波形の軸が 180 度交代して出現するものであるが，頻度は実際には高くない．

f 診断

- トレッドミル運動負荷テストでの VT 出現は再現性が高く有用である．
- 心臓電気生理学的検査は LQTS と同様に有用といえない．

g 治療

- 運動，情動がトリガーとなることから，本疾患のメカニズムが不明の時期より β 遮断薬が有効とされてきた．
- β 遮断薬は長時間作用型のナドロール(ナディック®)を 1.5 mg/kg で服用すべきとされる．
- β 遮断薬内服下であっても約 30〜60％ は不整脈を再発し，約 10％ は致死的イベントを発症する．

- β遮断薬内服後の運動負荷テストで，VTが予防できない症例はICDが推奨されるが，不整脈致死的イベントに対する一次予防としてICDは考慮すべきと考えられる．
- リアノジン受容体からのカルシウム放出減少を目的として，ベラパミル(ワソラン®)が補助療法として有用との報告があるが，長期の有用性は明らかではない．
- アミオダロン(アンカロン®)，リドカイン，マグネシウムは無効である．
- 少数例であるがβ遮断薬，ベラパミル抵抗例にフレカイニド(タンボコール®)が有用である報告がある．
- 突然死蘇生例はBrugada症候群同様にICDを二次予防にすべきである．

日常臨床で比較的多く遭遇する遺伝性不整脈について解説した．LQTS，Brugada症候群は比較的多く遭遇する疾患であるが，初期診断のあとは専門医に相談すべきと考えられる．

文献

1) Shimizu W, Noda T, Takaki H, et al: Diagnostic value of epinephrine test for genotyping LQT1, LQT2, and LQT3 forms of congenital long QT syndrome. Heart Rhythm 1: 276-283, 2004
2) Shimizu W: Clinical impact of genetic studies in lethal inherited cardiac arrhythmias. Circ J 72: 1926-1936, 2008
3) Priori SG, Schwartz PJ, Napolitano C, et al: Risk stratification in the long-QT syndrome. N Engl J Med 348: 1866-1874, 2003
4) Wilde AA, Antzelevitch C, Borggrefe M, et al: Proposed diagnostic criteria for the Brugada syndrome. Eur Heart J 23: 1648-1654, 2002
5) 日本循環器学会：QT延長症候群(先天性・二次性)とBrugada症候群の診療に関するガイドライン．循環器病の診断と治療に関するガイドライン(2005-2006合同研究班報告)．Circ J 71 (suppl IV): 1205-1253, 2007
6) Schwartz PJ, et al: Diagnostic criteria for the long QT syndrome. an update. Circulation 88: 782-784, 1993
7) Moss AJ, et al: ECG T-wave patterns in genetically distinct forms of the hereditary long QT syndrome. Circulation 92: 2929-2934, 1995
8) Priori SG, et al: Risk stratification in the long-QT syndrome. N Engl J Med 348: 1866-1874, 2003
9) Wilde AA, Antzelevitch C, Borggrefe M, et al: Proposed diagnostic cri-

teria for the Brugada syndrome. Eur Heart J 23 : 1648-1654, 2002
10) Hayashi M, et al : Incidence and risk factors of arrhythmic events in catecholaminergic polymorphic ventricular tachycardia. Circulation 119 : 2426-2434, 2009
11) Liu N, et al : Catecholaminergic polymorphic ventricular tachycardia. Herz 32 : 212-217, 2007

〔森田典成〕

3章　不整脈の薬物治療

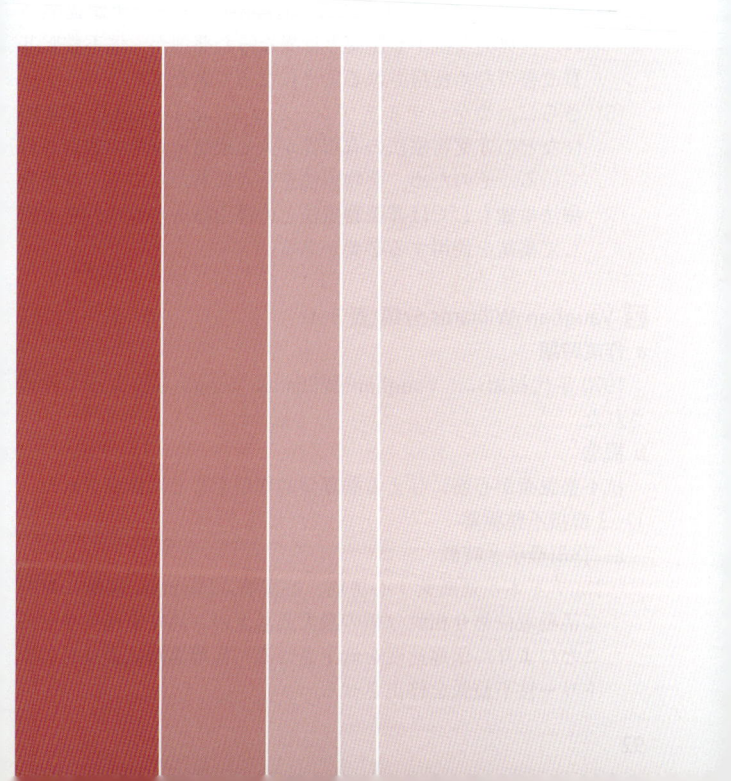

1 抗不整脈薬の分類(Vaughan-Williams 分類，Sicilian-Gambit 分類)

1 抗不整脈薬の分類方法の変遷
(1) 抗不整脈薬が心筋に与える薬理学的作用をもとに作成された Vaughan-Williams の分類が長らく使用されてきた．
(2) その後，科学的な情報と知識に基づいた病態生理学的なアプローチを目指し，Sicilian-Gambit 分類が作成された．
(3) 臨床の場で抗不整脈薬を使用する場合，薬物の代謝経路，心機能への影響，副作用なども念頭に置き抗不整脈を使い分ける必要がある．
(4) 近年，アップストリーム(upstream)アプローチが提唱され，古典的な抗不整脈薬とは異なった薬剤が，催不整脈基質改善のため使用されるようになってきた．
(5) さらに，カテーテルアブレーション，ICD，CRT，CRT-D などの非薬物療法の有用性が大規模臨床試験で報告されている．そのため，薬物療法を行うにあたっても，非薬物療法単独もしくは非薬物療法との併用療法の有効性を考慮して薬剤を使用する必要がある．

2 Vaughan-Williams 分類(表 3-1)

a 作成時期
1970 年代初頭に，Vaughan-Williams，Singh らによって作成された．

b 概念
抗不整脈薬が心筋に与える薬理学的作用をもとに作成された．

1) Ⅰ群抗不整脈薬
   a) 作用機序と特徴
   ・Na チャネル遮断薬：心房筋，心室筋，Purkinje 線維に対して活動電位第 0 相脱分極の最大立ち上がり速度を減少させることにより，伝導速度を低下させる．伝導遮断によりリエントリー性不整脈を停止させる．

1. 抗不整脈薬の分類

表 3-1　Vaughan-Williams の分類

分類	薬効		薬剤
I 群抗不整脈薬	Na チャネル遮断薬		
	Ia	活動電位持続時間(APD)延長	キニジン プロカインアミド ジソピラミド アジマリン シベンゾリン ピルメノール
	Ib	活動電位持続時間(APD)短縮	リドカイン メキシレチン アプリンジン フェニトイン
	Ic	活動電位持続時間(APD)不変	プロパフェノン フレカイニド ピルジカイニド
II 群抗不整脈薬	β 遮断薬		プロプラノロール ナドロール アテノロール ビソプロロール
III 群抗不整脈薬	再分極を遅らせ，APD を延長させる薬剤		アミオダロン ソタロール ニフェカラント
IV 群抗不整脈薬	Ca チャネル遮断薬		ベラパミル ジルチアゼム ベプリジル

- Ia 群：活動電位持続時間を延長させる薬剤
- Ib 群：活動電位持続時間を短縮させる薬剤
- Ic 群：活動電位持続時間を変えない薬剤

b) 副作用
- Na チャネルの過度の伝導抑制に伴う催不整脈性．Na チャネル抑制により Na-Ca 交換機構が働き，細胞内 Ca が減少することによる心筋収縮力の低下

2) II 群抗不整脈薬

a) 作用機序と特徴
- β 受容体遮断薬：カテコラミンによる心筋 β 受容体刺激による自動能の亢進，活動電位持続時間短縮によるリエントリーなどを抑制することにより抗不整脈作用を有する．

b）副作用
- β受容体遮断に伴う心機能抑制，徐脈

3）Ⅲ群抗不整脈薬

a）作用機序と特徴
- 再分極を遅らせ，活動電位持続時間を延長させる薬剤：Kチャネル遮断作用が主な作用とされている．活動電位持続時間を延長させ不応期を延長させることによりリエントリー性不整脈を予防する．心筋収縮力の抑制作用はない．

b）副作用
- 過度の活動電位持続時間（心電図における QT）延長に伴う torsades de pointes（TdP）の出現

4）Ⅳ群抗不整脈薬

a）作用機序と特徴
- Caチャネル遮断薬．Caチャネルが主体の房室接合部が関与する頻拍症に有効．薬剤により効果が異なる．

b）副作用
- 徐脈，房室ブロック

c 特徴
- 薬剤の特徴を簡便に示しており，覚えやすい．

d 欠点
- 薬剤によっては複数のチャネルに対する作用を有している．そのため，分類が困難な薬剤が多く，抗不整脈薬のもつ多彩な作用を反映しているとはいえない．また，心機能，代謝経路などを考慮した分類ではなく，臨床の場でそのまま使用するには問題が多い．

3 Sicilian-Gambit 分類（表 3-2）

a Sicilian-Gambit とは
- Vaughan-Williams 分類のⅠ群薬を心筋梗塞後の不整脈患者に使用すると，予想に反して生命予後が悪化することが大規模臨床試験の結果として報告された（CAST 試験）．
- これを契機とした，不整脈の薬物治療を根本から見直そうとする機運のもとに行われた不整脈専門家による会議が Sicilian-Gambit である．
- 1990～2000 年までに計 4 回の会議が開催され，その一環と

1. 抗不整脈薬の分類

表 3-2 Sicilian-Gambit 分類

薬剤	Na fast	Na med	Na slow	Ca	K	If	α	β	M₂	A₁	Na-K ATPase	左室機能	洞調律	心外性	PR	QRS	JT
リドカイン	○											→	→	○			→
メキシレチン	○											→	→	●			→
プロカインアミド		Ⓐ			●							↓	↑	●	↑	↑	←
ジソピラミド		Ⓐ			●				○			↓	↓	●	↑	↑	←
キニジン		Ⓐ Ⓘ			●		○		○			→	↑	●	→	↑	↑
プロパフェノン		Ⓐ			○			●				↓	→	○	↑	↑	→
アプリンジン			Ⓐ		○	○						→	→	○	↑	↑	↑
シベンゾリン			Ⓐ						○			↓	↓	○			
ピルメノール			Ⓐ						○			→	→	○			
フレカイニド			Ⓐ		○							↓	→	○	↑	↑	→
ピルジカイニド			Ⓐ									→	→	○	↑	↑	
ベプリジル				●	●							?	↓		←		←
ベラパミル	○			●								↓	↓	○	←		
ジルチアゼム	○			○								→	↓	○	←		
ソタロール					●			●				→	↓	●	←		←
アミオダロン	○				●		●	●				↑	↑	●	←	←	←
ニフェカラント					●							↑	↑	●			←
ナドロール								●				↓	↓	●			
プロプラノロール	○							●				↓	↓	●			
アトロピン									●			↑	↑	○	←		
ATP									■	■		?	←	○			
ジゴキシン											●	↑	→	●	→		→

遮断作用の相対的強さ：○：低, ◐：中等, ●：高
A：活性化チャネル遮断薬, I：不活性化チャネル遮断薬, ■：作動薬
(文献2より引用)

して，抗不整脈薬の作用に関する新しい分類が提唱された．

b 概念・特徴

- 従来の経験的な不整脈治療から，科学的な情報と知識に基づいた病態生理学的なアプローチへの脱皮を目指し，①「不整脈の機序」の決定，②治療に最も反応しうる電気生理学的指標である「受攻性因子」の同定，③治療の「標的」としての細胞膜レベルのチャネルや受容体の決定を行い，④この標的に作用する「薬剤」を抗不整脈薬一覧表から選択するという論理過程を重視している．表 3-2 に薬剤の分類表を示す．

c 欠点

- 表の解釈を行うためには，かなりの基礎電気生理学的知識が必要．表が煩雑で覚えにくい．論理に基づいた治療が必ずしも大規模臨床試験によって得られたエビデンスと一致するわけではない．

4 薬物代謝・副作用を念頭に置いた抗不整脈薬の分類 (表 3-3)

- 抗不整脈薬の過量投与は，QRS・QT の延長など心電図変化をきたし，催不整脈作用をきたすことが多い．患者の肝機能，腎機能と薬物の代謝経路を考慮した薬剤選択が必要である．
- 抗不整脈薬を必要とする患者は心機能の低下していることが多いため，薬剤の陰性変力作用の程度も考えなければならない．
- 抗不整脈薬には，心臓外の副作用をもつものも多い．薬剤使用にあたっては，代表的な副作用に関しては熟知する必要がある．
  - アミオダロン(アンカロン®)は致死性不整脈の治療において有用な薬剤であるが，非可逆性の重篤な副作用を起こすことがあり，定期的な副作用のチェックが必要である．

5 アップストリーム (upstream) アプローチを考慮した分類

- 第 3 回 Sicilian-Gambit 会議で「downstream approach (下流アプローチ)」，「upstream approach (上流アプローチ)」という概念が提案された．
- 「downstream approach (下流アプローチ)」とは実際に不整脈が起こるようになってしまった場合の治療法であり，Si-

1. 抗不整脈薬の分類

表 3-3 薬物代謝・副作用を念頭に置いた抗不整脈薬の分類

抗不整脈薬	左室への影響	排泄経路(%)	催不整脈要因	心臓外の副作用
リドカイン	→	肝	(QRS 幅拡大)	ショック, 嘔吐, 痙攣, 興奮
メキシレチン	→	肝	(QRS 幅拡大)	消化器症状, 幻覚, 紅皮症
プロカインアミド	↓	腎(60), 肝(40)	QT 延長, QRS 幅拡大	SLE 様症状, 顆粒球減少, 肝障害, 血圧低下
ジソピラミド	↓	腎(70)	QT 延長, QRS 幅拡大	口渇, 尿閉, 排尿困難, 低血糖
キニジン	→	肝(80), 腎(20)	QT 延長, QRS 幅拡大	Cinchonism(眩暈など), 消化器症状
プロパフェノン	↓	肝	QRS 幅拡大	筋肉痛, 熱感, 頭痛, 悪心, 肝障害
アプリンジン	→	肝	QRS 幅拡大 (QT 延長)	しびれ, 振戦, 肝障害, 白血球減少
シベンゾリン	↓	腎(80)	QRS 幅拡大	頭痛, 眩暈, 口渇, 尿閉, 低血糖
ピルメノール	↓	腎(70)	QT 延長, QRS 幅拡大	頭痛, 口渇, 尿閉
フレカイニド	↓	腎(85)	QRS 幅拡大	眩暈, 耳鳴, 羞明, 霧視, 下痢
ピルジカイニド	↓	腎	QRS 幅拡大	消化器症状, 神経症状(共に少ない)
ベプリジル	→	肝	QT 延長, 徐脈	眩暈, 頭痛, 便秘, 肝障害, 倦怠感, 肺線維症
ベラパミル	↓	肝(80), 腎(20)	徐脈	便秘, 頭痛, 顔面のほてり
ジルチアゼム	↓	肝(60), 腎(35)	徐脈	消化器症状, ほてり
ソタロール	↓	腎(75)	QT 延長, 徐脈	気管支喘息, 頭痛, 倦怠感
アミオダロン	→	肝	QT 延長, 徐脈	肺線維症, 甲状腺機能異常, 角膜色素沈着, 血圧低下
ニフェカラント	→	腎(50), 肝(50)	QT 延長	口渇, ほてり, 頭重感
β遮断薬	↓	肝, 腎	徐脈	気管支喘息, 血糖値低下, 脱力感, レイノー現象
アトロピン	→	腎	頻脈	口渇, 排尿障害, 緑内障悪化
ATP	→	腎	徐脈	頭痛, 顔面紅潮, 悪心, 嘔吐, 気管支攣縮
ジゴキシン	↑	腎	ジギタリス中毒	食欲不振, 嘔吐

(文献 2 より引用)

cilian-Gambit の分類での薬物選定もこのアプローチとなる.
- 一方「upstream approach(上流アプローチ)」とは,病態に対する心臓の適応過程が破綻することによって生じる催不整脈基質を抑制する治療である.催不整脈基質を生じる病態のより根本(上流)の病態を治療することにより,結果的に不整脈を予防しようという治療である.
- 例えば,心筋梗塞例であれば不整脈の基質になる梗塞巣の拡大を抑え,線維組織の増生や心室拡張を抑制することが慢性期の致死的心室不整脈の発生を予防する近道となる.そのためには,早期の血行再建術やβ遮断薬,ACE阻害薬,アンジオテンシンⅡ(A-Ⅱ)受容体拮抗薬が有用とされる.

6 非薬物療法,EBM 時代の抗不整脈薬治療

- 近年,大規模臨床試験の結果,不整脈の治療,特に致死性不整脈の治療おいて,抗不整脈薬単独の効果より,ICD(植込み型除細動器)の優位性が示されるようになった.
- また心房細動の治療においても,今後,カテーテルアブレーションの適応がより拡大する傾向にあり,薬物療法の占める割合が少なくなる可能性もある.
- 抗不整脈薬治療の選択にあたっては,非薬物治療との関係を考慮.場合によっては非薬物治療を優先して行ったり,非薬物療法との併用を行う必要もあると考えられる.
- 従来の臨床薬理的な抗不整脈薬の知識の基づいた抗不整脈治療も重要であるが,今後は非薬物療法を含めた大規模臨床試験の結果も考慮した EBM に基づいた不整脈治療の重要性が増すものと考えられる.

7 ポイント

Vaughan-Williams の分類を覚えることは,抗不整脈薬の作用機序を整理するために有用である.まず,そのもととなる電気生理学的基礎と代表的な薬剤を覚える.ただ,実際の治療にあたっては,患者の病態(基礎心疾患,心機能,腎機能,肝機能),対象となる不整脈をしっかり把握し,各抗不整脈薬の特性を考慮した治療が必要となる.

Sicilian-Gambit 分類を完全に覚える必要はないが,理論的抗

不整脈薬選択を行うための,アプローチ方法は理解する必要がある.さらに非薬物療法との優位性,大規模臨床試験の結果をもふまえ,薬剤の選択を行っていく必要がある.

文献

1) 日本循環器学会:不整脈薬物治療に関するガイドライン(2009年改訂版).
http://www.j-circ.or.jp/guideline/pdf/JCS2009_kodama_h.pdf
2) 日本循環器学会:心房細動治療(薬物)ガイドライン(2008年改訂版).
http://www.j-circ.or.jp/guideline/pdf/JCS2008_ogawas_h.pdf
3) Members of the Sicilian Gambit(著),小川聡(訳):抗不整脈薬療法.Sicilian Gambitによる新しい病態生理学的アプローチ.医学書院,1995

〔小原俊彦〕

2 心房細動に対する抗不整脈薬治療

　心房細動は通常，発作の出現と自然停止を繰り返す発作性心房細動として発症する．これが臨床経過とともに発作頻度と持続時間が増し治療抵抗性となり，ついには永続化するという進行性の経過をたどる．

　心房細動の薬物療法を考える際に重要なことは対象とする心房細動が今，どの分類に該当するかを診断することである．そして，心房細動発症の要因となる患者背景を正確に把握したうえで治療方針を決める．

1 心房細動の臨床分類

　進行性疾患である心房細動は臨床像により以下の3つに分類されており，治療の考え方はそれぞれ異なる．

- 発作性心房細動：発症後7日以内に洞調律に自然に復帰するもの
- 持続性心房細動：発症後7日を超えて心房細動が持続し，自然停止しないが除細動可能なもの
- 永続性心房細動：電気的あるいは薬理学的に除細動不可能な心房細動

　実際には自覚症状の全くない無症候性心房細動が存在するため心房細動がいつから発症しているのか正確に診断することは困難なケースも多い．そのような場合も詳細な問診，カルテの記録，過去に受けた心電図検査などできる限り多くの情報を集め，心房細動がいつから発症し，今どの時期に該当するのか把握する．

2 患者背景の把握

　心房細動の治療方針を決めるうえでもう1つポイントとなるのは患者背景を把握することである．心房細動をみたら反射的に抗不整脈薬の使用を考えるのではなく，心房細動の発症要因は何かを考える．臨床的に基礎心疾患がない孤立性心房細動は29%と

されているが[1]，多くの場合心房細動発症にかかわる何らかの要因がある．

心房細動発症に関与する因子で多いものとして高血圧 39%，心不全 30%，呼吸器疾患 11%，糖尿病 11%，塞栓症の既往 8%，甲状腺疾患 3% が報告されている[1]．

基礎心疾患に限ってみれば，高血圧性心疾患 21%，冠動脈疾患 17%，リウマチ性弁膜症 15%，拡張型心筋症 9%，肥大型心筋症 5% があげられる[1]．

もし心房細動の発症要因があればそれを治療する．それが心房細動発症の抑制につながる可能性があるからである．

しかし実際には，発症要因の治療だけでは不十分なことが多く，抗不整脈薬を検討しなくてはならない．その場合，心房細動の臨床分類，患者背景によって薬剤を決める．

3 心房細動の背景因子に沿った治療

a 基礎心疾患がない場合

1) 発作性心房細動
- 心房細動の治療には洞調律へ戻すリズムコントロールと洞調律への復帰は期待せず心房細動の心拍数をコントロールするレートコントロールの2つの考え方がある．
- わが国で行われた大規模調査 J-Rhythm 試験では，発作性心房細動のリズムコントロール群とレートコントロール群の予後を比較したところ両群間で有意差はなかった[2]．
- しかし，治療に対する忍容性についてはリズムコントロール群が有意に良好だった．すなわち，抗不整脈薬を用いて洞調律に戻す治療は患者にとり，苦痛なく受け入れられる治療といえる．一方，レートコントロール治療は患者にとってより苦痛を伴うものであった．この結果から，基礎心疾患のない発作性心房細動は早期に抗不整脈薬を使用してリズムコントロールを目指す治療が推奨される（図3-1）．
- 心房細動は持続時間が長くなるほど停止しにくくなる．また特に，高齢，左房径拡大，糖尿病などの因子を有すると持続性心房細動へ移行しやすいので注意する．
- 使用する抗不整脈薬として経口薬と静注薬があるが，まず経口薬のうち発作停止に有用なものを見つけておくと便利であ

3章 不整脈の薬物治療

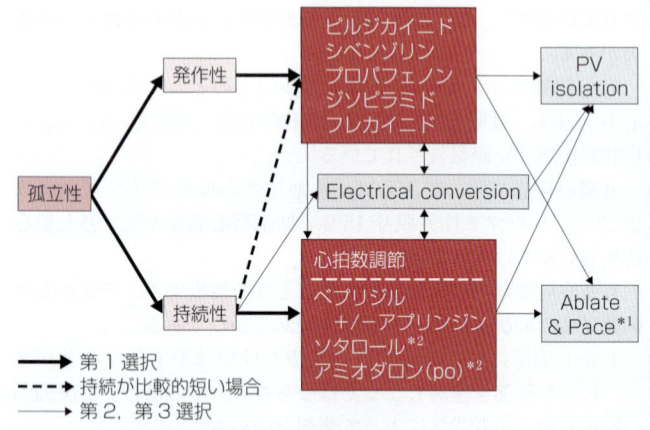

図 3-1 孤立性心房細動に対する治療戦略

```
                        ┌─ピルジカイニド
                        │ シベンゾリン
               発作性 ──→│ プロパフェノン ─────→ PV
              ↗         │ ジソピラミド           isolation
             ╱          └─フレカイニド
            ╱               ↑
  孤立性                  Electrical conversion
            ╲               ↓
             ╲          ┌─心拍数調節────────
              ↘         │ ─ ─ ─ ─ ─ ─ ─ ─
               持続性 ──→│ ベプリジル         ─→ Ablate
                        │ +/-アプリンジン       & Pace*1
                        │ ソタロール*2
                        └─アミオダロン(po)*2
```

━━▶ 第1選択
- - ▶ 持続が比較的短い場合
───▶ 第2,第3選択

発作性とは7日以内に自然停止するもの.持続性はそれ以上持続するものを指す.
*1Ablate & Pace:房室接合部アブレーション+心室ペーシング,*2:保険適用なし.

太線で示された矢印が第1選択.持続性の場合の第1選択は心拍数調節であるが,保険適用の範囲を超えて除細動を追求する場合には,破線以下の薬剤が候補となる(これらの薬剤には徐拍作用があるが,心拍数コントロールのための薬剤と併用することもある).心拍数調節が十分に達成できないか,さらなる症状軽減が必要なために除細動を追求する場合にも,同様に破線以下の薬剤が候補となりうる.このいずれかの方法が,あるいはその両者が無効なときに,細い矢印に沿って第2選択肢として非薬物療法である電気ショック,肺静脈アブレーション,房室接合部アブレーションなどが考慮される.なお持続性でも比較的持続期間の短い例ではNaチャネル遮断薬を最初に試すこともあり,その選択肢を破線矢印で示したが,発作性に対して心拍数調節や破線以下の薬剤を第1選択として使うことはない.発作性心房細動に対する第1選択薬が無効な場合の第2選択肢を限定することはしないが,手技に熟練した施設では肺静脈アブレーションが有力候補となる.

*脚注:前ガイドラインで心機能正常例での第1選択薬としていた5種類のslow kineticのNaチャネル遮断薬の中から,現在,将来とも保険適用となる見込みのない薬剤(ピルメノール)を除外し,逆にACC/AHA/ESCガイドラインでも第1選択薬とされているプロパフェノンを加えた.プロパフェノンは実験的にはslow kineticではなくintermediateとされるが,I_{to}(一過性K電流)やI_{Kur}(遅延整流K電流の特に速い成分)などを抑制する作用も知られており,臨床的にも他のintermediate kineticの薬剤と比較して有効性/安全性についての十分なエビデンスがある(J-RHYTHM試験での使用実績もある)ことから,敢えて他のslow kineticのNaチャネル遮断薬と同列に扱うことにした.一方,アミオダロン(経口),ソタロールは心房細動への適応拡大に向けた手続きが進行中であるためリストに残した.

(文献4より引用)

る．なぜなら安全で有効な薬剤が見つかればそれを患者自身に携帯させ発作時に頓服すればよいからである．このような pill-in-the-pocket という治療法は医師，患者双方にメリットがある．

a) pill-in-the-pocket
- pill-in-the-pocket としてよく用いられる薬剤は消化管からの吸収が良く短時間で有効血中濃度に達するもの，例えばピルジカイニド（サンリズム®），フレカイニド（タンボコール®），プロパフェノン（プロノン®），シベンゾリン（シベノール®）がある（図 3-1）．
- それぞれの薬剤を発作停止の目的で頓服する場合，1 回の内服量はピルジカイニド 100 mg，フレカイニド 100 mg，プロパフェノン 150 mg，シベンゾリン 100 mg が標準的である．フレカイニド，ピルジカイニド，シベンゾリンは腎排泄性であり，腎機能低下例では減量する．また，高齢者でも減量するほうが安全である．
- 初めて発作停止目的でこれら抗不整脈薬を使用する場合，内服後 1〜2 時間は院内にとどめ，その薬効を判定する．その際，洞停止，伝導障害あるいは Brugada 型心電図変化がみられないか副作用の有無をチェックする．
- 発作停止に有効な抗不整脈薬が見つかれば，それを患者自身に携帯させる．ただし有効と判定した抗不整脈薬であっても，毎回必ず停止効果があらわれるわけではないので，効果がないからといって短時間で繰り返し内服しないように注意を促す必要がある．

b) 薬剤の特徴に基づく使い分け
- ピルジカイニドは純粋なナトリウムチャネル遮断薬であるのに対し，シベンゾリンはナトリウムチャネル遮断作用に加えていくつかのカリウムチャネルを抑制する作用がある．したがって，心房細動が 48 時間以上持続して心房筋の Na チャネル蛋白の発現が減少する電気的リモデリングという現象が進行した場合，ピルジカイニドよりもシベンゾリンが有用である可能性がある．
- また夜間に心房細動の発生が起こりやすい場合，その発生には迷走神経緊張が関与すると考えられる．そのためこのよう

な夜間型の場合，ムスカリン受容体拮抗作用を有するシベンゾリン，ジソピラミド(リスモダン®)が有用である．
- 心房細動の発作が1か月に数回程度とわずかな場合，抗不整脈薬を連日内服する必要はなく，発作時のみ抗不整脈薬を使用させる．もし，心房細動発作が週に数回とその頻度が増えてきた場合に抗不整脈薬の常用を検討する．

2) 持続性心房細動
- 心房細動が1週間以上持続し自然に洞調律に復帰しない場合，病状が一歩進行したと考える．このような場合，電気的除細動あるいは薬理学的除細動を試みて除細動可能なものを持続性心房細動と診断する．
- しかし除細動後，洞調律維持を目的として抗不整脈薬を使用しても1～2年で約半数が心房細動を再発する．特に高血圧，高齢者，心不全といった因子を有する場合や心房細動が3か月以上持続していた場合は再発しやすい．
- これら因子が存在する場合は，除細動に成功しても長期的にはたとえ抗不整脈薬を使用しても洞調律を維持することは困難である．
- 近年，持続性心房細動に対するリズムコントロールとレートコントロールの予後を比較した大規模調査が行われたが，両者の治療で予後に差はないことが明らかになった[3]．したがって持続性心房細動の治療を考える場合，洞調律に復帰させるリズムコントロールにこだわる必要はない．
- しかし，若年で心房細動再発のリスク因子がないのに安易にレートコントロールを選択するべきではなく，逆に高齢で自覚症状もないのにいたずらにリズムコントロールにこだわって抗不整脈薬を長期間処方することも避けるべきであろう．
- リズムコントロールとレートコントロールのいずれの治療とするかは患者背景，基礎心疾患の有無，症状などを参考に患者，家族と十分なコンセンサスを得たうえでそれぞれのケースで決めるべきである．
- ベプリジル(ベプリコール®)とアミオダロン(アンカロン®)の急性効果は乏しいものの服用を継続していると比較的高率に持続性心房細動を停止させるため試みてもよい(図3-1)．
- しかし，アミオダロンの経口薬は心不全と肥大型心筋症に合

併する心房細動にのみ保険適用となっている．またアミオダロンは肺線維症，甲状腺障害，QT 延長など重篤な副作用を起こすため慎重にその使用を決めなければならない．
- ベプリジルは持続性心房細動に対する保険適用が認められている．ベプリジル 1 日量 100 mg で 37.5%，200 mg では 69% で心房細動が除細動されると報告されている．

3）永続性心房細動
- 器質的心疾患がなくても心房細動中の心拍数が持続的に 130/分以上になると左室拡張不全を引き起こして，心不全になる．
- そこで心房細動中の心拍数は安静時で 60～80/分，運動時には 90～115/分になるよう薬剤を用いてレートコントロールを行う．
- 通常，レートコントロールのためには房室結節の伝導性を抑制する β 遮断薬，ベラパミル（ワソラン®），ジルチアゼム（ヘルベッサー®），ジギタリスを使用する．心機能が低下している場合はジギタリスが第 1 選択となる．心機能が良好であれば β 遮断薬あるいはベラパミル，ジルチアゼムを用いる．

b 基礎心疾患がある場合

患者背景に心不全，心肥大，虚血性心疾患などの基礎心疾患がある場合，当然それぞれの治療を行う．虚血性心疾患があれば虚血の治療を行い，心肥大や心不全があればアンギオテンシン変換酵素阻害薬やアンギオテンシン受容体拮抗薬によるアップストリーム治療，あるいは β 遮断薬を使用して心機能の改善を図る（図 3-2）．

1）血行動態が不安定な場合
- 基礎心疾患があり，心房細動の発生とともに急速に血行動態が悪化し，緊急に心房細動を停止しなくてはならないケースでは電気的除細動を行う（図 3-2）．
- 除細動に成功した場合，心房細動の再発予防に抗不整脈薬の使用を検討するが，陰性変力作用の弱い抗不整脈薬，例えばアプリンジン（アスペノン®），ベプリジル，ソタロール（ソタコール®），アミオダロンのいずれかを使用する．
- 基礎心疾患があれば使用する薬剤の数も多く，薬剤の相互作

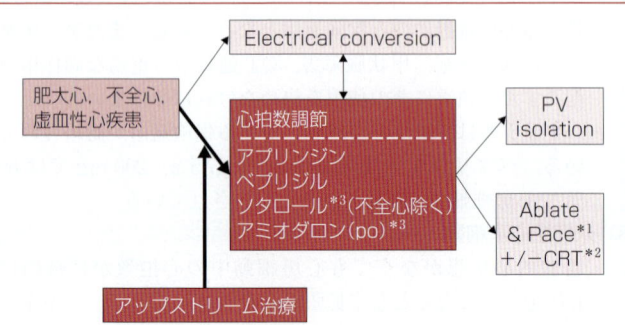

図 3-2 器質的病的心（肥大心，不全心，虚血性心疾患）に伴う心房細動に対する治療戦略

[1] Ablate & Pace：房室接合部アブレーション＋心室ペーシング，[2] CRT：心室同期ペーシング，[3] 保険適用なし（ただし，肥大型心筋症に対する経口アミオダロンと持続性心房細動に対するベプリジルは適用あり）．

（文献4より引用）

用あるいは利尿薬による低カリウム血症から QT 延長が起こることがあるので注意する．

2) 血行動態が安定している場合
- 心房細動が起きても血行動態が安定している場合は，β遮断薬，ベラパミル，ジルチアゼム，ジギタリスなどによりレートコントロールを行うほうが無難である．あるいは，カテーテルアブレーションを検討してもよい．リズムコントロールにこだわり抗不整脈薬を長期間使用し，副作用や心機能の悪

> **MEMO・ 治療方針を決める際のポイント**
>
> 心房細動の治療をする際に重要なことは対象とする心房細動が発作性，持続性あるいは永続性のいずれであるかをまず診断することである．
>
> 次に大切なことは患者背景を把握することである．心房細動をみたら反射的に抗不整脈薬を使用するのではなく，心房細動の発症要因は何か考える．
>
> レートコントロール，リズムコントロールいずれを行うかは患者ごとに背景をよく把握して決めるべきである．

化を招くべきではない．

文献

1) Levy S, Maarek M, Coumel P, et al : Characterization of different subsets of atrial fibrillation in general practice in France. The ALFA study. Circulation 99 : 3028-3035, 1999
2) Ogawa S, Yamashita T, Yamazaki T, et al : Optimal treatment strategy for patients with paroxysmal atrial fibrillation. J-RHYTHM Study. Circ J 73 : 242-248, 2009
3) Corley SD, et al : The AFFIRM investigators : relationships between sinus rhythm, treatment and survival in atrial fibrillation follow-up investigation of rhythm management(AFFIRM)study. Circulation 109 : 1509-1513, 2004
4) 日本循環器学会：心房細動治療(薬物)ガイドライン．Circ J (suppl Ⅳ) : 1615-1618, 2008

〔平山悦之〕

3 その他の上室不整脈に対する抗不整脈薬治療

1 上室期外収縮に対する薬物治療

日本循環器学会による「不整脈薬物治療ガイドライン(2009年改訂版)」では上室期外収縮に対する薬物治療アルゴリズムを提示している(図3-3).

2 心房粗動に対する薬物治療

a 心房粗動発作時の薬物治療

1) 心拍数抑制治療

- 1対1伝導,2対1伝導による頻拍のため,血圧低下など心

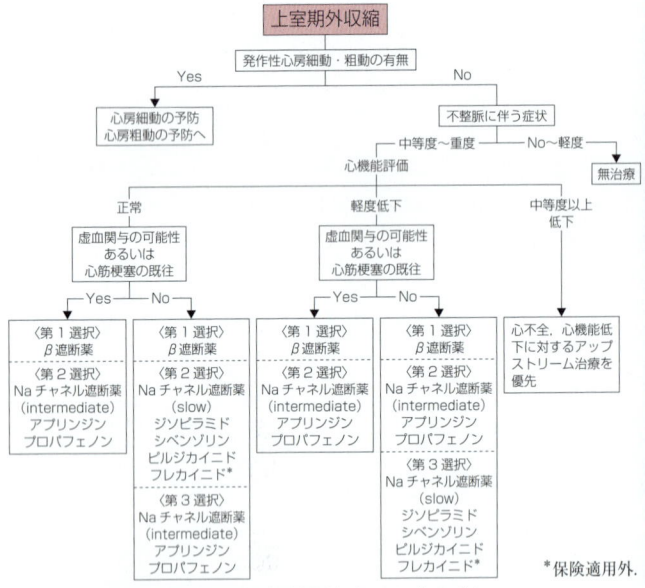

```
                    ┌─────────────┐
                    │ 上室期外収縮 │
                    └──────┬──────┘
                    発作性心房細動・粗動の有無
                ┌──────Yes──────┬──────No──────┐
      ┌─────────────────┐              不整脈に伴う症状
      │ 心房細動の予防  │         ┌────中等度～重度────No～軽度──┐
      │ 心房粗動の予防へ│         心機能評価                   無治療
      └─────────────────┘    正常      軽度低下    中等度以上低下
```

〈第1選択〉 β遮断薬
〈第2選択〉 Naチャネル遮断薬 (intermediate) アプリンジン プロパフェノン

〈第1選択〉 β遮断薬
〈第2選択〉 Naチャネル遮断薬 (slow) ジソピラミド シベンゾリン ピルジカイニド フレカイニド*
〈第3選択〉 Naチャネル遮断薬 (intermediate) アプリンジン プロパフェノン

〈第1選択〉 β遮断薬
〈第2選択〉 Naチャネル遮断薬 (intermediate) アプリンジン プロパフェノン

〈第1選択〉 β遮断薬
〈第2選択〉 Naチャネル遮断薬 (intermediate) アプリンジン プロパフェノン
〈第3選択〉 Naチャネル遮断薬 (slow) ジソピラミド シベンゾリン ピルジカイニド フレカイニド*

心不全,心機能低下に対するアップストリーム治療を優先

*保険適用外.

図3-3 上室期外収縮に対する薬物治療アルゴリズム
注:同一枠内における薬剤はわが国における発売順を重視して列挙してあり,枠内の優先順位を示すものではない.

(文献1より引用)

血行動態が破綻している場合は，迷わず直流通電を行う．
- 血圧など血行動態が安定しているが，2対1伝導など頻拍が持続している場合は，心拍数コントロール治療を行う．
  〔例1〕ジゴキシン（ジゴシン®）0.25 mg を 10 分間かけて静脈内投与（腎機能低下例では減量，低カリウム例では投与を避ける）
  〔例2〕ベラパミル（ワソラン®）5 mg を 5 分間かけて静脈内投与（心不全例では病態の悪化に注意）
- 心拍数が抑制されたらジゴキシン，ワソラン，β遮断薬など経口薬に切り替える．
  〔例1〕ジゴキシン 0.125〜0.25 mg　1×朝
  〔例2〕ビソプロロール（メインテート®）2.5 mg　1×朝

2）停止治療
- 心房粗動に対しては Vaughan-Williams 分類 I 群薬（Na チャネル遮断薬）による停止効果は低い（10〜30％ にとどまる）．一方，欧米ではイブチライド，ドフェチライドなどのIII群薬（K チャネル遮断薬）による高い心房粗動停止率（50〜70％）が報告されている．薬物治療ではIII群薬の静注が有効であるが，わが国では保険が適用できないなどの問題点がある．まずは I 群薬をトライしたうえで，必要性が高い場合にのみIII群薬を使用する．
  〔例1〕ピルジカイニド（サンリズム®）1.0〜1.5 mg/kg を 10 分間かけて静注
  〔例2〕シベンゾリン（シベノール®）50〜100 mg を 10 分間かけて静注
  ＊I 群薬使用の際は，粗動周期が延長するため，特に抗コリン作用のある Ia 群薬（リスモダン，シベノールなど）では房室伝導が促進され心拍数が増加することがあるので注意．
  〔例3〕ニフェカラント（シンビット®）0.2〜0.3 mg を 10 分間かけて静注
  ＊QT 時間の延長に注意

b 心房粗動の再発予防治療
- 心房粗動に対してはカテーテルアブレーションの有効性，安全性が高いので，現在では第 1 選択治療法と位置づけられている．

- 心房細動に対してI群薬を使用(特に Na チャネル抑制作用の強い Ic 群薬)すると，新たに心房粗動が出現することがある(Ic flutter)．心房細動・粗動を合併する例では，I群薬により逆に粗動の頻度が増大する，あるいは粗動が持続しやすくなることも経験される．このような場合は抗不整脈薬＋粗動アブレーションの併用が有効である(hybrid 治療)．
- 再発予防においても，Ⅲ群抗不整脈薬の効果がより期待できる．またⅢ群薬の中には β 遮断作用，Ca チャネル抑制作用をあわせもつ薬剤があり，これにより頻拍時の心拍数抑制も期待できる．
  〔例1〕ベプリジル(ベプリコール®)100〜200 mg　2×
  〔例2〕ソタロール(ソタコール®)80〜160 mg　2×
  ＊QT 時間の延長に注意(特に腎機能低下例，心不全例，低 K 症例で)

3 上室頻拍(SVT)に対する薬物治療

a 上室頻拍の分類(表 3-4)

1) 房室回帰性頻拍(AVRT)
- 刺激伝導系を順行路に，副伝導路を逆行路に用いる正方向性頻拍と，副伝導路を順行性に，刺激伝導系を逆行路に用いる異方向性頻拍がある(後者は稀)．Kent 束(WPW 症候群)では両パターンが見られるが，Mahaim 束では異方向性のみ認める．
- 停止治療：房室結節伝導あるいは副伝導路伝導を抑制する薬剤が有効
  〔例1〕ATP〔アデノシン三リン酸(アデホス®)〕10〜20 mg を急速注入．稀に，心房細動を誘発することがあるので注意
  〔例2〕ベラパミル 5 mg を生理食塩水 10 mL に溶いて，5〜10 分かけて静脈内注射
  〔例3〕ジソピラミド(リスモダン®)50〜100 mg(1〜2 mg/kg)を 5% ブドウ糖液 10 mL に溶いて，5〜10 分かけて静脈内注射
- 予防治療：近年はアブレーションによる根治術が選択されるが，アブレーション困難例などに投与される．

3. その他の上室不整脈に対する抗不整脈薬治療

表 3-4 上室頻拍の分類とその発生部位,メカニズム,アデノシンの効果など

頻拍の種類	頻拍発生起源	RP間隔とPR間隔の関係	リエントリー	撃発活動	自動能亢進	ATP停止効果[*4]
生理的洞性頻拍	洞結節	RP>PR			+	−
非適切洞性頻拍		RP>PR			+	−
洞房リエントリー性頻拍	洞結節,心房	RP>PR	+			+
巣状心房頻拍	心房	RP>PR		+	+	+ or −
心房内リエントリー性頻拍		RP>PR	+			−
アデノシン感受性心房頻拍		RP>PR				++
房室結節リエントリー性頻拍 通常型:slow-fast 非通常型:fast-slow 非通常型:slow-slow	房室接合部および心房の一部	P on QRS[*2] RP>PR RP≦PR,稀にRP>PR	+			+
発作性接合部頻拍	房室接合部	不定[*3]			+	−
非発作性接合部頻拍		不定		+		
房室回帰性頻拍 正常副伝導路 slow Kent束 (PJRT)[*1]	心房,伝導系,心室,副伝導路	RP<PR RP>PR	+ +			+ +

[*1] PJRT:伝導速度の遅い Kent 束を室房伝導路とする permanent form of junctional reciprocating tachycardia(PJRT).

[*2] P on QRS:通常型房室結節リエントリー性頻拍では心電図上 P 波が QRS 波に重なる.Ⅱ,Ⅲ誘導で pseudo S 波,V_1 誘導で pseudo r' 波を認める.

[*3] 不定:接合部性頻拍では房室結節でのブロックにより房室解離を示すことが多い.1 対 1 の心房興奮がある場合,P 波の位置は QRS 波の中か,その前後に認めることが多い.

[*4] +:5〜20 mg の比較的高用量で停止,++:2.5〜10 mg の低用量で停止.

〔例1〕 ベラパミル 120〜240 mg/日 3×(顕性 WPW症候群で心房細動を合併する例ではワソランの使用は避ける)

〔例2〕 シベンゾリン 300 mg/日 3×

〔例3〕 フレカイニド(タンボコール®)100〜200 mg/日 2×

(虚血性心疾患，心不全を合併する例ではⅠ群薬の長期投与を避ける)

2) 房室結節リエントリー性頻拍(AVNRT)
　・房室結節二重伝導路，房室結節下位共通路と一部心房筋組織を回路に含むリエントリー性頻拍である．
　・停止治療：房室結節伝導を抑制する薬剤が有効
　　〔例1〕ATP〔アデノシン三リン酸(アデホス®)〕10～20 mg を急速注入
　　〔例2〕ベラパミル5 mg を生理食塩水10 mL に溶いて，5～10分かけて静脈内注射
　・予防治療：非ジヒドロピリジン系Ca拮抗薬(ベラパミル，ジルチアゼム)，β遮断薬などが用いられる．

3) 洞房リエントリー性頻拍(SART)
　・SVTのなかでは稀で，long RP'頻拍を呈する．P波形は洞調律のそれと類似する．
　・洞結節興奮あるいは洞房伝導を抑制する薬剤(Ca拮抗薬，β遮断薬，Ⅰ群薬)が有効である．

4) 心房頻拍(AT)
　a) 巣状心房頻拍(focal AT)
　・マッピングシステムを用いた心房興奮マッピングでは，局所(最早期興奮部位)から放射状に興奮が伝播するパターンを示す．自動能亢進かマイクロリエントリーによる．
　・肺静脈，冠状静脈洞，上大静脈などの血管組織，分界稜，心耳，心房中隔，左房後壁などが好発部位である．
　・その機序により有効薬剤が異なるが，自動能亢進メカニズムではβ遮断薬，Ca拮抗薬が有効である可能性が高い．一方，マイクロリエントリーであればⅠ群薬やⅢ群薬も選択肢の1つとなる．

　b) 心房内リエントリー性頻拍(IART)
　・心房内のマクロリエントリーであるが，右房，左房に回路をもつ頻拍．両房にわたって回路が存在するものもある．
　・変性が進んだ心房組織に，自然のリエントリー回路を形成するものと，心房切開術後に切開線周囲を旋回する incisional reentry がある．
　・Ⅰ群薬やⅢ群薬の有効性が期待できるが，頻拍周期の長いも

3. その他の上室不整脈に対する抗不整脈薬治療

> **MEMO** **アデノシン三リン酸（ATP）**
>
> - ATPは体内で即座に脱リン酸化され，アデノシンとなる．アデノシンは洞結節，房室結節自動能や伝導能を抑制するが，その効果は10〜20秒程度しか持続しない．これらの組織を回路に含むAVRT，AVNRT，SART，一部の心房頻拍はアデノシンにより停止する（表3-4）．
> - アデノシンにより開口するKチャネルの存在（アデノシン感受性Kチャネル）が知られており，これが関与する流出路起源の特発性心室頻拍にも影響する．
> - 0.1〜0.3 mg/kg（最大20 mgまで）を急速静注する．
> - 心筋虚血や気管支攣縮を誘発することがあるので，狭心症や気管支喘息の症例には投与を避ける．
> - 投与時は強い胸部不快感，灼熱感，悪心などを伴うことが多く，このことを事前に患者に伝えておく必要がある．

の（≧300 msec）に対してはⅠ群薬を，反対に粗動の周期に近いもの（＜300 msec）に対してはⅢ群薬がすすめられる．

c）アデノシン感受性心房頻拍（adenosine-sensitive AT）
- 房室結節が存在するコッホ三角の前方（His束近傍），後方（冠状静脈洞入口部），あるいは冠状静脈洞内に最早期興奮部位をもつリエントリー性頻拍で，リエントリー回路内に房室結節組織の一部，あるいは心房筋との移行帯組織が含まれると考えられている．
- その他，分界稜や三尖弁，僧帽弁輪に最早期興奮部位を認める頻拍にもアデノシン感受性の報告がある．
- 少量のアデノシンあるいはATP（2.5〜5 mg）により頻拍が停止する．
- 予防にはCa拮抗薬，β遮断薬など房室結節伝導を抑制する薬剤が有効である．

文献

1) 日本循環器学会：不整脈薬物治療に関するガイドライン（2009年改訂版）．
http://www.j-circ.or.jp/guideline/pdf/JCS2009_kodama_h.pdf

〔小林義典〕

4 心室不整脈に対する抗不整脈薬治療

1 心室期外収縮と心室頻拍

- 心電図上心室期外収縮(VPC)が多発していたり,心室頻拍(VT)(VPCが心拍数100/分以上で三連発以上続く)が見られた場合にはまず下記を行い,基礎疾患の有無を確認する.
  - ・胸部X線検査
  - ・心臓超音波検査
  - ・24時間ホルター心電図
  - ・運動負荷試験
- 心室不整脈のすべてにいえることだが,心筋虚血,心不全,電解質異常,不整脈を起こしうる薬剤投与歴は必ず検討し,補正できるものは補正して再評価する.

a 基礎心疾患のない VPC

- 基礎心疾患のない特発性VPC,VTは予後が良好のものが多い.
- VPCは1日の総心拍数の10%(または10,000拍)以下で症状がなければ経時的に上記検査を行い,無投薬で経過を見る.
- 動悸が強い場合や総心拍数が上記より多い場合には,薬物治療の適応となる.
- 波形にかかわらずβ遮断薬が第1選択となる.ビソプロロール(メインテート®),メトプロロール(セロケン®),カルベジロール(アーチスト®)などを用いる.
- それらが無効な場合,右脚ブロック+下方軸型(流出路起源)のVPCに対してはIb群のNaチャネル遮断薬(メキシレチン)やCa拮抗薬(ベラパミル)への切り替え,または追加を行う.
- 上記以外の波形のVPCでβ遮断薬が無効の場合には,Iaもしくは Ic群のNaチャネル遮断薬を用いる.シベンゾリン(シベノール®),プロパフェノン(プロノン®)(β遮断作用を有する),フレカイニド(タンボコール®)などを用いる.

- 左脚後枝起源が推定される右脚ブロック＋上方軸型の VPC にはベラパミル（ワソラン®）の有効性が期待される．
- これらが無効の場合や，患者が服薬を希望しない場合にはカテーテルアブレーションが有用である．

b 基礎心疾患のある VPC

- 心筋梗塞や心筋症などで左室収縮力が低下している場合にはまず心不全治療を行う．ACE 阻害薬またはアンギオテンシンレセプター遮断薬を投与し，中等症以上の心不全症例では抗アルドステロン薬投与も検討する．
- これらは血漿カリウム濃度の低下を予防し，不整脈を起こしにくくする効果も期待できるが，高カリウム血症に注意する．
- 心不全治療としても必須であるが，VPC に対しても β 遮断薬投与が基本である．カルベジロールを用いる．心機能が高度に低下していても，少量から投与を開始して 10 mg/日までは時間をかけて増量する．
- 基礎心疾患がある場合，基本的に I 群薬の投与は行わない．軽度の心機能低下であれば心収縮力抑制作用の小さいアプリンジン（アスペノン®）やメキシレチン（メキシチール®）の投与は可能だが，高い有効性は期待できない．生命予後改善のデータがなく，また投与による副作用を考えれば，使用しないほうが無難である．
- 陳旧性心筋梗塞患者で VPC が総心拍数の 5% を超える場合には，アブレーションが有効で左室機能が改善するとの報告がある．

c 基礎心疾患のない VT

1) 単形性 VT

- 左脚ブロック＋下方軸を示す流出路起源のものと，右脚ブロック＋上方軸を示す左室後中隔起源のものが最多である．そのほかに僧帽弁輪起源，三尖弁輪起源，乳頭筋起源，バルサルバ洞起源などがある．
- 左脚ブロック＋下方軸型の特発性 VT の多くは撃発活動がその機序であり，急性期治療には ATP（アデホス®）または静注で β 遮断薬〔プロプラノロール（インデラル®）〕を用いる．前者は半減期がきわめて短く，停止してもすぐに再発する可能

性がある．
- これらで停止しない場合には，Ib群抗不整脈薬〔リドカイン（キシロカイン®）〕を使用する．ベラパミルも有効性が期待できる
- このVTの慢性期治療にはβ遮断薬（ビソプロロール，メトプロロール，カルベジロールなど）を使用し，効果が低い場合にはメキシレチンやベラパミルの併用を考慮する．カテーテルアブレーションの有効性が高いため，薬物治療に固執する必要はない．
- 右脚ブロック＋上方軸型で，比較的狭いQRS幅を示す特発性VTは左脚後枝Purkinje線維を含むリエントリーがその機序である．急性期治療は血行動態が破綻していれば直流通電，保たれているならばベラパミルを静注する．
- このVTは慢性期の薬物治療にもベラパミルを用いるが，再発例も多い．その場合，β遮断薬の併用が効果を示すこともあるが，カテーテルアブレーションの有効性が高いことから再発例や根治希望例にはアブレーションがすすめられる．
- その他の波形のVTは機序もさまざまであるが，基本的にβ遮断薬を用い，無効の場合はI群抗不整脈薬（フレカイニド，プロパフェノン，シベンゾリン）を使用する．薬物治療不応例も多く，その場合アブレーションを考慮する．

2) 多形性VT

- 明らかな基礎心疾患がない症例における多形性VTとして，カテコラミン誘発性多形性VT（CPVT）やPurkinje組織起源のVPCから誘発されるVTが知られている．
- 多形性VTは自然停止しない場合，心室細動（VF）に移行する．持続する場合の急性期治療は下記 2 -aを参照
- CPVT予防の基本は運動制限と長時間作用型β遮断薬〔ナドロール（ナディック®）が推奨される〕投与だが，フレカイニドやベラパミル併用の有用性が報告されている．それでも失神をきたしたりVTを抑制しえない症例には上記薬物を継続しつつ，植込み型除細動器（ICD）を用いる．
- Purkinje組織起源のVPCから誘発される多形性VTはベラパミルやβ遮断薬では十分に予防できないことが多く，VPCのアブレーションを行う．

d 基礎心疾患のある VT

1) 急性期治療

- 持続性 VT が起きていて，意識がなく脈を触れない（pulseless VT）場合，VF と同様に治療する．下記 2-a を参照
- 意識があっても心不全症状，低血圧（≦ 90 mmHg），狭心症症状を伴う場合には，ミダゾラム（ドルミカム®）やプロポフォール（ディプリバン®）などで速やかに鎮静して R 波同期の直流通電（カルディオバージョン）を行う．
- 上記症状がなく血行動態が保たれた持続性 VT には薬物治療を試みてもよいが，血行動態の悪化や VF に移行する可能性を考え，心電図監視下にいつでも直流通電を行える体制で行う．
- 米国心臓病協会の 2010 年版心肺蘇生法ガイドライン（AHA ガイドライン 2010）[1]では，急性期治療に使用する抗不整脈薬の第 1 選択としてプロカインアミド（アミサリン®），アミオダロン（アンカロン®）または d,l-sotalol（静注薬はわが国では未発売）を推奨している．
- アミオダロンは心収縮力抑制作用が少なく，torsades de pointes（TdP）の発生も少なく安全性が高いが，薬効が得られるまでに時間を要することと，血圧低下作用がある．
- わが国で開発された純Ⅲ群抗不整脈薬であるニフェカラント（シンビット®）も心収縮力抑制作用がなく心機能低下症例に使用しやすい．アミオダロンに比べ即効性も期待できる．両薬剤の有効性の直接比較試験はないが，実感としてほぼ同等である．
- ただし，ニフェカラントは有効域と中毒域が狭く，QT 延長から TdP を起こすことがあるので，腎不全患者や薬物代謝が遅れる高度心機能低下症例には十分注意して使用する．
- 心機能が比較的保たれている単形性 VT にはプロカインアミドも有用である．同薬剤はリドカインよりも VT 停止効果が高い．ただし，稀に著明な血圧低下や sine wave tachycardia と呼ばれる QRS 幅の広い VT へと移行する場合がある．
- リドカインの停止効果は低く，AHA ガイドライン 2010[1]で

もプロカインアミド, アミオダロン, d,l-sotalol(ソタコール®)のような 1st line therapy には位置づけられていない.

2) 慢性期治療

下記 2-b を参照のこと.

2 心室細動

a 急性期治療

- 心電図で心室細動(VF)を確認したら, 直ちに心臓マッサージと人工呼吸を行い, 電気的除細動の準備をする. 除細動成功率は発症から 1 分経過するごとに 7〜10% 低下する.
- AHA ガイドライン 2010[1]では直流除細動不応の場合にはエピネフリン(ボスミン®)を投与し, それでも停止しない場合にはアミオダロンを静注するとしている.
- アミオダロンは院外心停止蘇生例を対象とした大規模試験[2]でプラセボおよびリドカインに比し生存入院率改善効果が示されている. ただし, 生存退院率には差がなかった.
- わが国においてはニフェカラントも使用可能であり, アミオダロンの代替薬となりうる. こちらもリドカインに比し有意に高い除細動成功率が示されている[3].
- わが国をはじめ東アジアに多く見られる Brugada 症候群患者に反復性 VF が発生したときには, むしろ交感神経 β 受容体刺激薬であるイソプロテレノール(プロタノール®)が有効との報告がある.

b 慢性期治療

- 基礎心疾患に伴う VT や, VF の慢性期治療(二次予防)の主役は ICD である. しかしながら, 抗不整脈薬には electrical storm を抑制したり, 上室不整脈による頻回誤作動を予防したりといった効果が期待でき, ICD 治療と併用されることが多い.
- 現在, わが国で使用可能な経口抗不整脈薬のうち, ICD との併用効果が大規模研究によって示された薬剤は d,l-sotalol とアミオダロンである.
- VT/VF 既往で ICD 植え込みとなった患者 302 人を無作為に d,l-sotalol とプラセボに割り付け経過を観察した研究[4]では, 死亡または ICD 適切作動を合わせたイベントは実薬群

で 44% 減少し，死亡または ICD 不適切作動のイベントは 64% 減少した．
- ICD 植え込みを行った 412 人をアミオダロン + β 遮断薬群，d,l-sotalol 群，β 遮断薬群の 3 群に無作為割り付けして経過を観察した OPTIC 研究[5]では，ICD 作動はアミオダロン + β 遮断薬群で β 遮断薬群に比べ 73% 低下し，d,l-sotalol 群に対しても 57% 低下していた．
- この研究ではアミオダロン + β 遮断薬群では不適切作動のリスクも β 遮断薬群に比べ 78% 低下していた．また，2 回目の作動が初回作動後 24 時間以内に発生した患者の割合もアミオダロン + β 遮断薬群で 2.3% と β 遮断薬群の 10.3% に比し少なく，electrical storm も抑制される可能性が示唆された．

3 torsades de pointes（TdP）

- QT が著明に延長すると，撃発活動から VPC が生じることがある．これが不応期のばらつきの大きな心室内に多重リエントリーを発生させると TdP となる．軸（基線）に沿って QRS の頂点（point）が捻れるような波形をしている．
- QT 延長の原因には，イオンチャネルに遺伝子異常を有する先天性 QT 延長症候群のほか，薬剤（Ia 群，Ⅲ 群抗不整脈薬，H_2 遮断薬，シサプリド，抗アレルギー薬，マクロライド系抗生物質，三環系抗うつ薬など），徐脈（房室ブロックが多い），低カリウム血症などの要因が複合的に関与して起こる二次性 QT 延長症候群がある．
- したがって，TdP を見た場合には不整脈そのものの治療と並行して，必ず上記の補正を行う必要がある．
- AHA ガイドライン 2010[1]では TdP の急性期治療に硫酸マグネシウム静注を推奨している．
- そのうえで，徐脈に伴う二次性 QT 延長にはペーシング，先天性 QT 延長症候群には β 遮断薬の投与を行う．
- 慢性期治療は，遅延整流 K チャネルの遅いコンポーネント（I_{Ks}）の機能低下による LQT1 では，β 遮断薬，遅延整流 K チャネルの早いコンポーネント（I_{Kr}）の機能低下による LQT2 では β 遮断薬および高カリウムの維持が有効とされている．

- 一方,活動電位プラトー相のNaチャネル(late I_{Na})の機能亢進によるLQT3では,メキシレチンでQTが短縮する患者が多く同薬剤が有用な可能性がある.LQT3に対するβ遮断薬の効果はLQT1,LQT2に比べ明らかに低いが,無効か否かはわかっていない.ただ,このタイプでは徐脈によりTdPが出やすくなるので特に夜間の心拍数を遅くしすぎないように注意する.

文献

1) Neumar RW, Otto CW, Link MS, et al : Part 8 : adult advanced cardiovascular life support : 2010 American Heart Association Guidelines for Cardiopulmonary Resuscitation and Emergency Cardiovascular Care. Circulation 122 : S729-767, 2010
2) Kudenchuk PJ, Cobb LA, Copass MK, et al : Amiodarone for resuscitation after out-of-hospital cardiac arrest due to ventricular fibrillation. N Engl J Med 341 : 871-878, 1999
3) Shiga T, Tanaka K, Kato R, et al : Nifekalant versus lidocaine for in-hospital shock-resistant ventricular fibrillation or tachycardia. Resuscitation 81 : 47-52, 2010
4) Pacifico A, Hohnloser SH, Williams JH, et al : Prevention of implantable-defibrillator shocks by treatment with sotalol. d, l-Sotalol Implantable Cardioverter-Defibrillator Study Group. N Engl J Med 340 : 1855-1862, 1999
5) Connolly SJ, Dorian P, Roberts RS, et al : Comparison of beta-blockers, amiodarone plus beta-blockers, or sotalol for prevention of shocks from implantable cardioverter defibrillators : the OPTIC Study : a randomized trial. JAMA 295 : 165-171, 2006

〔林 明聡〕

5 心不全，低心機能例に対する抗不整脈薬治療

1 抗不整脈薬治療の原則と具体的方法

- 心不全には，高率に心室不整脈および心房性不整脈が合併する．
- 左室機能不全例，左室拡大例では心室不整脈が高率に合併し，ホルター心電図を行うとほぼすべての症例で心室期外収縮を認め，無症候性の非持続性頻拍もよく合併する．
- 心室不整脈に対しては，リスクに応じて非薬物療法を含む適切な対処が必要となる．
- 心不全症例では頻脈性心房細動により拡張期が短縮し，さらに心房収縮の喪失により血行動態に悪影響を及ぼす．
- 頻脈の持続により左室収縮能が低下する「頻拍誘発性心筋症」に陥ると，さらに心不全が悪化する．よって心不全に合併した心房細動は洞調律化，もしくは良好な心拍数コントロールが必要である．しかし抗不整脈薬，特にⅠ群抗不整脈薬は陰性変力作用を有し，心不全を悪化させる方向に働く．
- Ⅰ群抗不整脈薬により洞調律を維持しても予後を悪化させることが報告されている．心不全に伴う不整脈の治療は，心機能や予後に及ぼす影響を考慮しなければならない．
- わが国で使用される抗不整脈薬に関し，陰性変力作用の有無，心房性・心室不整脈に対する保険適用の有無，心不全症例における使用可否(添付文書上)を表3-5にまとめた．
- ほとんどの抗不整脈薬が陰性変力作用を有し，心不全症例では使用不可能であることがわかる．使用できるものは経口薬ではアミオダロン(アンカロン®)のみで，静脈注射薬ではアミオダロン，ニフェカラント(シンビット®)，リドカインのみである．

a アミオダロン(内服)

- 陰性変力作用を有さず，心不全，低心機能例における不整脈に対して用いることのできるわが国で唯一の抗不整脈薬

3章 不整脈の薬物治療

表 3-5 わが国で使用可能な抗不整脈薬の心不全での位置づけ

Class	薬品名	陰性変力作用	心房性不整脈への保険適用	心室不整脈への保険適用	CHF*症例	重篤CHF症例
Ia	ジソピラミド	あり	○	○	禁忌	禁忌
Ia	シベンゾリン	あり	○	○	禁忌	禁忌
Ib	アプリンジン	軽度	○	○	慎重投与	禁忌
Ib	リドカイン	なし	○(実際には用いない)	○	−	−
Ic	プロパフェノン	あり	○	○	禁忌	禁忌
Ic	フレカイニド	あり	○	○	禁忌	禁忌
Ic	ピルジカイニド	あり	○	○	禁忌	禁忌
Ⅲ	アミオダロン(内服)	なし	○(心不全,低心機能,肥大型心筋症)	○(心室頻拍,心室細動)	−	−
Ⅲ	アミオダロン(静注)	軽度	なし	○(心室細動,心室頻拍)	−	−
Ⅲ	ニフェカラント	なし	なし	○(心室頻拍,心室細動)	−	−
Ⅳ	ベプリジル	あり	○(持続性心房細動)	○	禁忌	禁忌
Ⅳ	ベラパミル	あり	○		慎重投与	禁忌
Ⅳ	ジルチアゼム	あり			慎重投与	禁忌

*CHF:うっ血性心不全.

5. 心不全，低心機能例に対する抗不整脈薬治療

- Naチャネル遮断作用，Kチャネル遮断作用，Caチャネル遮断作用，β遮断作用，α遮断作用を有する．
- 心室細動，心室頻拍，心不全(低心機能)，または肥大型心筋症に伴う心房細動に保険適用がある．洞調律維持効果のみならず心房細動時の心拍数コントロールにも有用である．
- 脂肪に高い親和性があり，体内の脂肪組織や肝臓に貯留される．体内にある程度蓄積しなければ心臓への効果があらわれないため，投与開始後効果があらわれるまでに2〜4週間かかる．そのため，1〜2週間のローディング投与(400 mg)後に100〜200 mgの維持量とする．効果に応じて増減する．
- 甲状腺機能異常，間質性肺炎，肝機能異常，神経障害などの心外性副作用を生じうる．定期的に胸部X線，血液検査(肝機能，甲状腺機能検査，肺線維化マーカーなど)をチェックし，早期発見により重篤化を回避する．

b アミオダロン(静注)

- 急性期効果はNaチャネル遮断作用とCaチャネル拮抗作用が中心であり，K遮断作用は弱く不応期(QT間隔)を延長させない．
- 心室細動，血行動態不安定な心室頻拍に保険適用がある．
- 125 mgを10分で急速静注し，50 mg/時での負荷投与を6時間行った後に25 mg/時の維持投与に移行する．
- 血圧低下をきたすことがあるが，一時的な減量またはカテコラミンによるサポートで対処することにより回復し，投与を継続することができる．
- 心室頻拍，心室細動の発生が十分に抑制されれば経口薬に切り替える．一過性の不整脈で原因が除去できた場合には中止可能
- 心房細動の停止・予防にも有用だが保険適用は認められていない．

c ニフェカラント

- 心室頻拍，心室細動に適応がある(他の薬剤が無効か使用できない場合)．
- 強いカリウムチャネル遮断作用を有する．
- 陰性変力作用がない．
- まず，0.3 mg/kgを5分間かけて静注する．単回投与が有効

で効果の持続を期待する場合には 0.4 mg/kg/ 時を持続投与する．
- QT 延長に注意が必要．特に頻拍停止後の徐脈時に QT 延長が著明となり多形性心室頻拍を誘発しやすいので継続的な心電図モニター監視が必要である．

2 心不全に伴う心房細動の治療指針（ESC ガイドライン 2008[3]）

a 全般的な方針
- 心拍数コントロール，リズムコントロール，血栓塞栓症予防を行う．
- 不整脈治療と並行して心不全の治療を十分に行う．
- 心房細動の誘因や原因疾患を同定（電解質異常，甲状腺機能亢進症，アルコール，僧帽弁疾患，急性心筋虚血，心臓手術，急性肺疾患，感染，コントロール不良な高血圧など）し，その除去・治療を行う．

b 心拍数コントロール
1) Class Ⅰ
- ジギタリスと β 遮断薬が心拍数コントロールに用いる薬剤の中心である．
- 左室機能不全症例で血行動態不安定な場合には，まずジギタリスを使用
- ジギタリスでのコントロール不良例ではアミオダロンを考慮
- 左室駆出率が保たれている心不全症例では，非ジヒドロピリジン系 Ca 拮抗薬単独もしくはジギタリスとの併用を考慮

2) Class Ⅱa
- 薬物療法などの他の手段の効果がない場合には，房室結節アブレーション＋ペーシングを考慮する．

c 抗凝固療法
1) Class Ⅰ
- 禁忌がない限り全症例で抗凝固療法を行う．
- ビタミン K 阻害薬（ワーファリン）により PT-INR 2.0～3.0 に保つ．
- 心房細動の持続時間が 48 時間以上もしくは不明の場合は，除細動直前にヘパリンを投与し除細動後に持続投与を行う．低分子ヘパリン皮下注射で代用してもよい．経食道心エコー

5. 心不全，低心機能例に対する抗不整脈薬治療

で血栓塞栓症を除外する必要がある．

d リズムコントロール

1) Class Ⅰ
   - 適切な薬物療法を行っても心拍数コントロールが不十分で心筋虚血，低血圧，肺うっ血を伴う新規発症心房細動に対しては，直ちに電気的除細動を行う．
   - 原因となる要素・疾患を同定(電解質異常，甲状腺機能亢進症，アルコール，僧帽弁疾患，急性心筋虚血，心臓手術，急性肺疾患，感染，コントロール不良な高血圧など)する．
   - 心不全もしくは低左室機能を伴う心房細動に対する抗不整脈薬はアミオダロンに限定される．
   - 症候性心不全に伴う持続性心房細動では電気的除細動を考慮する(成功率は持続時間や左房径に依存する)．

2) Class Ⅱa
   - 除細動に急を要さない症例ではアミオダロン静注による薬理学的除細動も選択肢の１つである．
   - 除細動抵抗性の心房細動症例ではカテーテル心筋焼灼術(肺静脈隔離など)を考慮する．

3 心不全症例における心室不整脈および突然死予防における薬物療法

- 心室頻拍のトリガーとなり得る心室期外収縮や非持続性心室頻拍を抗不整脈薬で抑制しても心臓突然死を抑制できない．
- むしろ，陰性変力作用を有する抗不整脈薬により致死性心室不整脈の発生リスクが高まる．特に，キニジン，プロカインアミド(アミサリン®)などのⅠa群抗不整脈薬，フレカイニド(タンボコール®)，プロパフェノン(プロノン®)などのⅠc群抗不整脈薬はそのリスクが高いことが心筋梗塞後症例で示されている．
- アミオダロンは心不全症例の突然死リスクを増加させず不整脈を抑制する．
- しかし，アミオダロンは甲状腺機能異常，間質性肺炎，肝機能障害，神経障害などの心外性副作用を発生し得るため，ルーチンでは用いることはせず，非持続性心室頻拍や期外収縮頻発例，持続性心室頻拍症例に限定すべきである．

- β遮断薬は心臓突然死のリスクを低下させる[1]．
- アルドステロン拮抗薬は心筋梗塞後低心機能心不全症例の心不全リスクを低下させることが示されている[2]．

4 心不全に合併する心室不整脈の治療指針
（ESC ガイドライン 2008[3]）

1) Class Ⅰ
   - 心室不整脈の誘因（電解質異常，甲状腺機能亢進症，アルコール，僧帽弁疾患，急性心筋虚血，心臓手術，急性肺疾患，感染，コントロール不良な高血圧など）の同定・補正・治療
   - 最適量の β 遮断薬，ACE 阻害薬，アンジオテンシン受容体遮断薬の投与
   - 心筋虚血が心室不整脈の原因である場合には，十分な虚血に対する治療が必要．また，高リスク症例では心筋虚血が背景にある可能性を考え冠動脈の評価を行う．
   - 心室細動，蘇生例あるいは血行動態が不安定か失神を伴う心室頻拍を合併した低心機能例（左室駆出率＜40％）で余命 1 年以上の症例では，最適な薬物療法とともに植込み型除細動器植え込みが推奨される．
   - 除細動器植え込み後，最適な薬物療法にかかわらず症候性の心室不整脈が出現する場合はアミオダロンが推奨される．
   - 除細動器植え込み後に適切なプログラミングと薬物療法を行っても除細動器が頻回に作動する場合は，カテーテル心筋焼灼術が推奨される．

2) Class Ⅱb
   - 最適な心不全治療にもかかわらず症候性心室不整脈が出現し，除細動器植え込み適応のない症例ではアミオダロンを代用治療として考慮する．

3) Class Ⅲ
   - 心不全症例においては無症候性の非持続性心室頻拍に対する抗不整脈薬のルーチン投与はすべきでない．特に Ic 群薬は使用禁忌である．

5. 心不全, 低心機能例に対する抗不整脈薬治療

文献

1) Anonymous : The Cardiac Insufficiency Bisoprolol Study II (CIBIS-II) : a randomised trial. Lancet 353 : 9-13, 1999
2) Pitt B, et al : The EPHESUS trial : eplerenone in patients with heart failure due to systolic dysfunction complicating acute myocardial infarction. Eplerenone Post-AMI Heart Failure Efficacy and Survival Study. Cardiovasc Drugs Ther 15 : 79-87, 2001
3) Dickstein K, et al : ESC Guidelines for the diagnosis and treatment of acute and chronic heart failure 2008 : the Task Force for the Diagnosis and Treatment of Acute and Chronic Heart Failure 2008 of the European Society of Cardiology. Developed in collaboration with the Heart Failure Association of the ESC (HFA) and endorsed by the European Society of Intensive Care Medicine (ESICM). Eur Heart J 29 : 2388-2442, 2008

〔宮内靖史〕

6 各種不整脈に対するアップストリーム治療

　不整脈治療の考え方は近年,大きく変化してきた.そのターニングポイントなったのは1989年の抗不整脈薬の有用性に関する大規模調査CASTの報告[1]である.これは心筋梗塞患者に合併する心室不整脈に対して,Ⅰ群抗不整脈薬を使用したところ患者予後が改善しないばかりか,むしろ悪化したという衝撃的な内容であった.

　この発表以来,従来行われていた経験に基づく抗不整脈薬の使用を改め,より論理的で安全,的確な抗不整脈薬の使用が求められるようになった.この流れを受け世界中の著名な不整脈医がイタリアに集まり不整脈の治療戦略につき議論されたのがSicilian-Gambit会議である.

　この会議の結果,不整脈を治療する際には,
- 不整脈の発生機序
- 治療に反応しうる受攻性因子
- 治療の標的とするイオンチャネルや受容体

を明確にして抗不整脈薬を選択することが提唱された.

　また,不整脈の薬物療法はアップストリームとダウンストリームの2つに大別して考えることも提唱された.

　すなわち,実際に起きている不整脈に対して前述のステップに沿って抗不整脈薬を選択し治療するダウンストリーム治療に対し,不整脈の発生を引き起こす病態そのものを治療するアップストリーム治療という考え方が発表された[2].

　アップストリーム治療を理解するためには,まずそれぞれの不整脈の発生機序を理解しなくてはならない.臨床の現場で遭遇する頻度の高い心室頻拍と心房細動についてそれぞれのアップストリーム治療について述べる.

6. 各種不整脈に対するアップストリーム治療

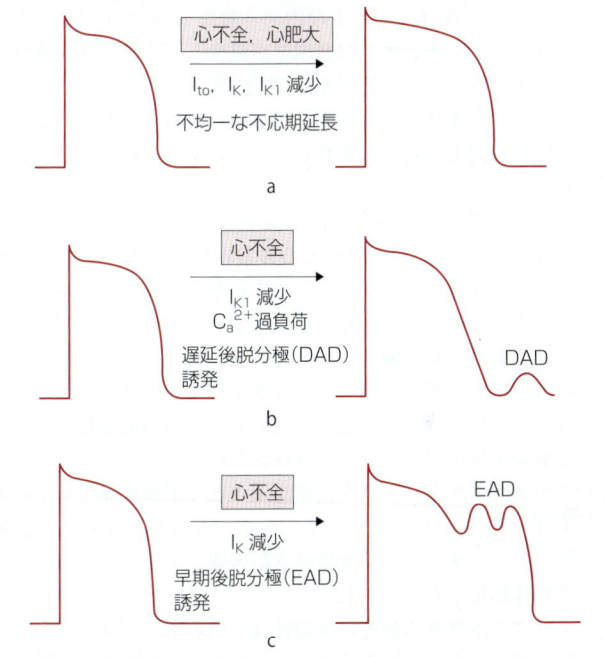

a
心不全, 心肥大
I_{to}, I_K, I_{K1} 減少
不均一な不応期延長

b
心不全
I_{K1} 減少
Ca^{2+} 過負荷
遅延後脱分極（DAD）誘発
DAD

c
心不全
I_K 減少
早期後脱分極（EAD）誘発
EAD

図 3-4　心疾患に伴うイオンチャネルリモデリングと不整脈発生
（文献 4 より引用・改変）

1 心室頻拍

a 発生機序

- 心室頻拍の治療を考える場合，まず心室頻拍の原因となる基礎心疾患の有無を調べる．例えば，心室頻拍の原因に心不全がある場合の治療を考えてみる．
- 心不全では圧負荷，容量負荷に加えて交感神経緊張やレニン・アンジオテンシン系の活性化の影響が心臓に長期間加わることで，心臓各部位で不均一な心筋の虚血，変性，線維化が起こる．さらに分子生物学的レベルでは，心筋細胞膜のいくつかのイオンチャネルが量的・質的に変化してくる（図3-4）．
- 特に一過性外向き電流（I_{to}），遅延整流 K 電流の速い成分

(I_{Kr})と遅い成分(I_{Ks})および内向き整流K電流(I_{K1})などのカリウムイオンチャネルの発現量が減少し，その性状が変化し活動電位持続時間が延長する(図3-4).
- このような変化は心臓各部位で不均一に起こるため，活動電位持続時間も不均一に延長し，リエントリー回路が形成されやすくなる．
- また，活動電位持続時間が延長すると早期後脱分極(EAD)や遅延後脱分極(DAD)などの異常電位が出現し，撃発電位(triggered activity)が発生しやすくなる．これらの電気生理学的異常が心室頻拍の原因になる．

b アップストリーム治療

- 心不全によって引き起こされるさまざまな神経液性因子の活性化と病理組織学的変化，さらに分子生物学的変化までを不整脈発生機序のアップストリームという．
- このアップストリームを治療することで不整脈発生を予防しようとする考え方がアップストリーム治療であり，β遮断薬，アンジオテンシン変換酵素阻害薬，アンジオテンシンII受容体拮抗薬が用いられる．
- アップストリーム治療に即効性はないので，長期間これら薬剤を使用しなくてはならない．しかし，より安全に不整脈発生を抑制する可能性がある．

c ダウンストリーム治療

- 心不全に伴う心筋の病理組織学的，分子生物学的変化が進行し心臓内にリエントリー回路が形成され，あるいは撃発電位が出現して心室頻拍が発生するようになる．この発生している不整脈の原因となるリエントリー回路，あるいは撃発電位を不整脈発生のダウンストリームという．
- 例えば，抗不整脈薬により心筋の活動電位持続時間を均一に延長することで電気生理学的にリエントリー回路を遮断して不整脈発生を抑制する治療がダウンストリーム治療である．ダウンストリーム治療は即効性であるが，催不整脈作用などの副作用に注意しなくてはならない．

2 心房細動

- 心房細動は進行性疾患であり，多くの場合，発作性心房細動

として発症し，これが持続性心房細動，さらには永続性心房細動へと徐々に進行していく．
- 心房細動は抗不整脈薬，あるいは電気的除細動によって正常洞調律に復帰させたのち，抗不整脈薬を用いて再発の防止に努めても1～2年で50%は心房細動が再発し，やがて慢性化してしまう．そのため，抗不整脈薬を用いたダウンストリーム治療の限界が意識されるようになった．
- そこで心房細動の原因となる不整脈基質そのものを治療するアップストリーム治療が心房細動の発生，あるいは慢性化抑制に有用ではないかという期待が高まり，ここ数年のトピックスとなった．
- 心房細動のアップストリーム治療を考える場合も，心房細動の発生機序をまず理解しなくてはならない．

a 発生機序

- 心房細動は心房期外収縮がトリガーとなって発生し，その電気興奮が心房内に形成されたリエントリー回路内を不規則に伝導し続けることで持続する．心房細動出現のトリガーになる心房期外収縮は，その多くが肺静脈より発生している（図3-5）．
- 発生学的に左房-肺静脈接合部には自動能を有する洞結節様の細胞が迷入しており，高血圧，心肥大，心不全などによりこの細胞に左房圧上昇によるストレッチが加わると伸展活性化イオンチャネルが活性化して心筋細胞内により多くのカルシウムが流入するようになる．この状態が持続すると細胞内カルシウム濃度が著しく上昇し，やがてカルシウム過負荷となり，撃発電位や異常自動能を引き起こす．
- これが繰り返し肺静脈から発生すると群発性の興奮となって心房細動を引き起こす．心房細動発作を繰り返していくうちに，心房筋の不応期は短縮する電気的リモデリングが起きる．これは心房細動に伴いL型カルシウムチャネルをはじめとするいくつかのイオンチャネル蛋白の心筋細胞膜での発現量が減少するためである．
- また，心房の伸展や炎症によって心房のアンジオテンシンII産生が活性化する．この活性化したアンジオテンシンIIも細胞内カルシウム過負荷の原因となる．また，アンジオテンシ

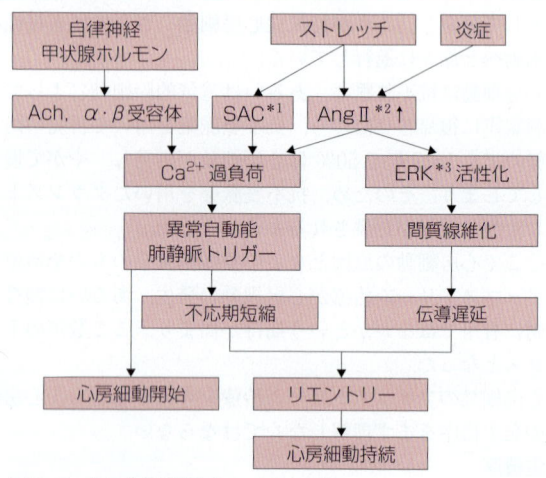

図 3-5 心房細動慢性化のメカニズム
[*1] SAC：stretch activated channel，[*2] Ang Ⅱ：アンジオテンシンⅡ，[*3] ERK：extracellular signal-regulated kinase（細胞外シグナル調節キナーゼ）．
（文献5より引用）

ンⅡは細胞外シグナル調節キナーゼ(ERK)カスケードを活性化させ心房の間質の線維化が促進し，伝導遅延の原因となる．

- このように心房の不応期が短縮(電気的リモデリング)し，また心房組織の伝導速度が低下(構造的リモデリング)すると心房内にリエントリー回路が形成され，心房細動の再発，持続，慢性化の原因となる．このような心房組織の変化が不整脈基質となる．
- 心房細動のアップストリーム治療のターゲットは，この不整脈基質の形成を抑制することである．

b アップストリーム治療

1) アンジオテンシン変換酵素阻害薬(ACEI)，アンジオテンシンⅡ受容体拮抗薬(ARB)

- 心不全患者を対象とした大規模試験のサブ解析から ACE 阻害薬〔エナラプリル(レニベース®)〕，あるいは ARB〔カンデサルタン(ブロプレス®)，バルサルタン(ディオバン®)〕は心

房細動の新規発症を有意に減少させることが示された．また左室肥大を伴う高血圧症例においても，ARB〔ロサルタン（ニューロタン®）〕がβ遮断薬〔アテノロール（テノーミン®）〕よりも心房細動の新規発症率を有意に低下させることが示された．
- これらの報告に基づき日本循環器学会のガイドラインでは，慢性心不全や高度の左室肥大を伴う高血圧症例に対して心房細動の予防に ACE 阻害薬，あるいは ARB を用いることはクラス I として記載された．
- しかしそれまでの臨床研究はサブ解析，あるいはプラセボとの比較がなく，薬剤どうしの比較である点などが問題であった．また，大規模試験のメタ解析では ACE 阻害薬，あるいは ARB の心房細動の予防効果に関する優位性は認められないという報告もあり，見解は必ずしも一定していなかった．
- そこでより精度の高い臨床試験により ACE 阻害薬，あるいは ARB の心房細動抑制効果を評価する必要性が高まった．
- そして 2009 年に『New English Journal Medicine』誌に GISSI-AF 試験と呼ばれる前向き多施設大規模無作為比較試験の結果が発表された．この試験は基礎心疾患の有無を問わず，あらゆる発作性あるいは持続性心房細動で洞調律に復帰している患者に対する ARB（バルサルタン）の心房細動再発抑制効果をみたものであった．そしてその結果は ARB による心房細動の再発抑制効果はプラセボと比較して全く認められず，アップストリーム治療薬としての効果は否定された内容であった[3]．
- これらの報告を受けて，今後ガイドラインも改正されていくものと予想される．

2) スタチン
- 炎症も心房細動の発症に関与していると考えられている．実際に心房細動の原因となる基礎疾患のない孤立性心房細動患者の心房筋生検で心房筋細胞の壊死，線維化や炎症細胞浸潤などの炎症反応が認められるという報告がある．
- また，心房細動患者では高感度 CRP 値が上昇しているという報告もある．
- そこでスタチンのもつ抗炎症作用により心房細動の抑制効果

> **MEMO** **アップストリーム治療への期待**
>
> 　心房細動のアップストリーム治療として期待された ACE 阻害薬, ARB の効果は当初期待されたほど大きなものではないことが明らかになってきた.
>
> 　しかしアップストリームを意識して不整脈治療を行うことの意義は依然として大きく, ダウンストリームだけに目を奪われることのないよう気をつけなくてはならない.
>
> 　今後, 新たなアップストリーム治療薬が開発されることが望まれる.

　に関する報告が見られるようになった.
- しかしスタチンは本来, 脂質異常症に対する治療薬であり, 脂質異常症がない心房細動患者にスタチンを使用することの有用性を示す十分な臨床データはこれまで得られていない. また, 保険適用も認められていない.

文献

1) CAST Investigators : Effect of encainide and flecainide on mortality in randomized trial of arrhythmia suppression after myocardial infarction. N Engl J Med 321 : 406-412, 1989
2) Task Force of the Working Group on Arrhythmias of the European Society of Cardiology : The Sicilian Gambit : a new approach to the classification of antiarrhythmic drugs based on their action on arrhythmogenic mechanisms. Circulation 84 : 1831-1851, 1991
3) The GISSI-AF Investigators : Valsartan for prevention of recurrent atrial fibrillation. N Engl J Med 360 : 1606-1617, 2009
4) 日本循環器学会:不整脈治療に関するガイドライン. Circ J 68 (suppl Ⅳ) : 1025, 2004
5) 日本循環器学会:心房細動治療(薬物)ガイドライン. Circ J 72 (suppl Ⅳ) : 1622, 2008

〔平山悦之〕

4章 不整脈の非薬物治療

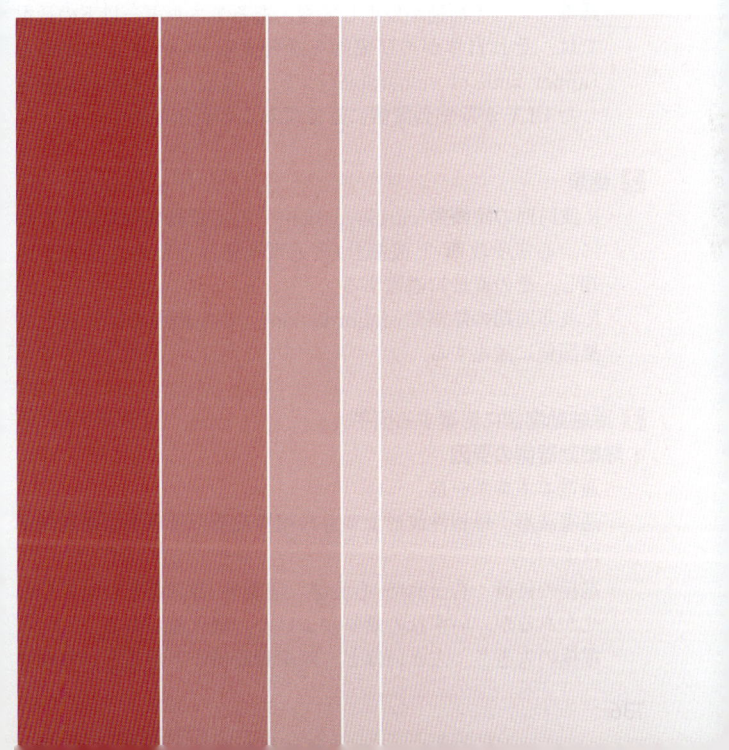

1 体外式電気的除細動（AEDを含む）

1 原理
- 直流通電により，心筋全体に十分なエネルギーを与えると，心筋の大部分は脱分極し興奮の時相が一致するため，リエントリーを機序とする頻拍は停止する．これは固定した回路を回る ordered reentry や，1心拍ごとに回路が変化する random reentry でも同様である．また，通電によって一部の細動波が残存したとしても，細動を維持するに十分な興奮領域がなければ，細動は停止することになる（critical mass 理論）．
- 通電によって細動が停止しても，あるエネルギー以下の通電では，それ自体が再び細動を誘発するという考え方がある（upper limit of vulnerability：ULV理論）．非細動時に測定した ULV が除細動閾値に近似することが知られている．

2 種類
- R波同期の除細動（cardioversion）：心室細動発生を防ぐために，心室受攻期（T波部分）の通電を避けるためにR波を感知し，その直後に通電する．
- R波非同期の除細動（defibrillation）：心室細動にはR波とは無関係に通電する．

3 除細動閾値に影響する因子
a 除細動器側の要因
- 通電エネルギー量
- 通電波形：単相性波形よりも二相性波形のほうが除細動効率はよい．
- 電極の位置：右前胸壁-心尖部，前胸壁-背部などの組み合わせがあるが，いずれの効率がよいか，個人差がある．
- 電極の大きさ：大きいほど，除細動閾値が下がるといわれて

表 4-1 心室細動閾値に対する各種抗不整脈薬の効果

抗不整脈薬分類	上昇	不変	低下	不明
Ia群		キニジン プロカインアミド		
Ib群	リドカイン メキシレチン			
Ic群	フレカイニド			プロパフェノン
II群	プロプラノロール			
III群	アミオダロン (経口投与)		ニフェカラント イブチリド ソタロール	アミオダロン (静注)
IV群	ベラパミル			

いる．

b 患者側の要因

- 体格，肥満度
- 心不全，心筋虚血
- 細動，頻拍の持続時間
- 除細動閾値に影響する薬剤，主に抗不整脈薬(表 4-1)
  - 除細動閾値を上昇させる薬剤：Ib群薬，Ic群薬，II群薬(β遮断薬)，アミオダロン，IV群薬(Ca拮抗薬)，ジギタリス
  - 除細動閾値を低下させる薬剤：ニフェカラント，イブチリドなどの純粋III群薬

なお，ニトログリセリン貼付薬(ニトロダーム TTS®)に直接通電が及ぶと，火花を発したり，煙が出ることもあるので要注意である．

4 適応

a 緊急除細動の適応

- 心室細動(R 波非同期)
- 血行動態が破綻する持続性心室頻拍(R 波同期)
- 心筋虚血，症候性低血圧，心不全症状のある心房細動例で致死的危機の迫っている場合，あるいは薬物抵抗性の頻拍性心房細動で血行動態が破綻している場合(R 波同期)

- WPW 症候群を伴う頻拍性心房細動で，血行動態破綻を伴う場合(R 波同期)

b 待機的除細動の適応
- 薬剤で停止しない心室頻拍(R 波同期)
- 血栓を認めない有症候性心房細動(R 波同期)
- 発生して 48 時間以内の抗不整脈薬により停止できない発作性心房細動(R 波同期)
- 心房粗動(R 波同期)

5 禁忌

(A：除細動による合併症が危惧される，B：除細動効果が期待できない)

- ジギタリス中毒あるいは低カリウム血症での直流除細動(A)
- 高度房室ブロック，洞不全症候群などの徐脈性不整脈を合併する場合(A)
- 48 時間以上心房細動が持続しており，抗凝固薬が投与されておらず，血栓の存在が否定されていない場合(A)
- 数年以上持続している恒久的心房細動(B)
- 心房心筋症，部分心房停止を合併する心房細動(B)

6 電気的除細動の実際

a 緊急除細動(主に心室細動)
- 心室細動，血行動態の破綻した心室頻拍などでは，心臓マッサージ，呼吸管理などの心肺蘇生術を並行して行う．
- これら致死的不整脈では迅速な除細動がその予後を左右するので，除細動を優先する必要がある．
- 電極パドル(パッチ電極)を所定の位置(図 4-1a)に置き(貼り付け)，心室細動の場合は R 波非同期，その他は同期モードで 200J の設定で通電する．
- 頻拍が停止しなければ，通電エネルギーを最大 360J まで上げられるが，これでも停止しない場合は，パドル(パッチ)の位置を変更(図 4-1)するなどにより対処する．
- 除細動後いったん洞調律に復しても，すぐに頻拍が再発する場合はニフェカラント(シンビット® 0.2～0.3 mg/kg)やプロカインアミド(アミサリン® 200～500 mg)を 5 分以上かけて

1. 体外式電気的除細動（AED を含む）

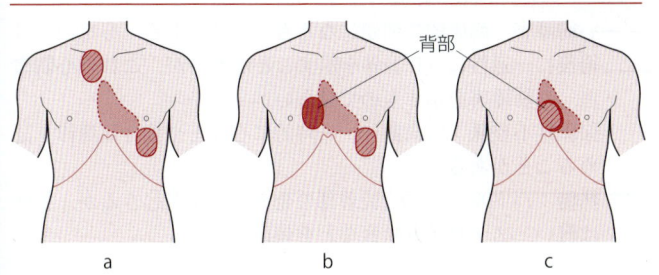

図 4-1　電気的除細動の電極パドル（パッチ）の位置
a. 胸骨右上縁-心尖部.
b. 心尖部-背部.
c. 前胸部-背部.

静脈内投与後に再度除細動を行う．この間必要があれば，心肺蘇生術を続ける．

b 待機的除細動（主に心房細動）

- 塞栓症予防：発生後 48 時間以上持続している症例では，除細動前 3 週間，除細動後 4 週間のワーファリン投与を行う（PT-INR を 2.0～3.0 にコントロールする）．発症後 48 時間以内の心房細動に対してはボーラスでヘパリンを投与し，APTT を投与前の 1.5～2 倍とする．
- 麻酔：チオペンタール（ラボナール®），プロポフォール（ディプリバン®），ミダゾラム（ドルミカム®）などの静脈麻酔薬を用いる．通電前に睫毛反射がないことを確認する．
- 通電：一般的に 100J から開始し，無効であれば 200J，300J，360J と段階的に通電エネルギーを増やしていく．二相性波形の通電が可能であれば，より低い設定でも除細動に成功することがある．
- 通電が無効か，洞調律復帰後早期に再発する場合：Ia 群，Ic 群あるいは III 群抗不整脈薬を静脈内投与し，その後に再度通電を試みる．

7 合併症

- 血栓塞栓症：事前に抗凝固療法を施行していない患者，血栓塞栓症の既往のある患者，高齢者，心不全，僧帽弁狭窄症，高血圧，糖尿病などはリスクが高いので要注意

- 心筋障害：臨床的に問題になるものは稀である．心電図では術後に一過性にST上昇を示すことが多いが，これは心筋虚血，心筋障害を示すものではない．
- 徐脈性不整脈：除細動後，一時的に心停止や接合部調律を認めることがある．
- 熱傷：パドル（パッチ）装着部の発赤，疼痛が起きるが，程度は軽い．ステロイド軟膏などを使用する．

8 ペースメーカ（PM），植込み型除細動器（ICD）移植者に対する電気的除細動

- 除細動時にはパドル（パッチ）をPMやICDのジェネレータから15 cm以上離して通電を行う．連続的に除細動を行う必要がある場合は，ジェネレータの保護ダイオードを冷やす目的で，5分程度あけて次の除細動を行うのが好ましい．除細動後しばらくは本体およびリード機能のチェックを行う．

MEMO・ AEDの有効性を示すエビデンス

近年，NEJM誌にわが国からの大規模観察研究の結果が報告されたが[1]，これによると院外心肺停止に対してAEDを用いた群では，用いなかった群に比し1か月生存率が有意に高かった（24.3% vs 12%）．さらに一般人により早期にAEDを使用しえた群では，救急隊の到着を待って使用された群よりも予後が良好であった（37.2% vs 23.8%）．本試験ではAEDの設置場所が増えることでより早期に除細動を行うことができ，その結果より多くの患者を救命できる仮説を裏づける結果が得られた．

一方，院外心肺停止の頻度の高い場所は自宅であることから，何らかの理由でICDが適応できないリスクの高い患者の救済のためにAEDを自宅に設置する家庭が増えているが，AED自宅使用の有無による患者の予後を比較した海外の臨床試験[2]では，両群間に差を認めなかった．これは患者の異変発生に気づかなかった事例が多いことと，AED使用方法に問題があった可能性があり，AED自宅使用に際しては異変発生を知らせるシステムの開発や，家族に対するAEDの定期的講習の開催などの改善策が望まれている．

9 自動体外式除細動器（AED）

a 設置場所

①医療施設（開業医，透析センター，病院外来，病棟など），②航空機内，③駅，学校，デパート，ホテル，役所などの公共機関，④スポーツクラブ，ゴルフ場，プールなどのスポーツ施設，⑤企業，⑥パトカー，⑦自宅．

b AED 使用の実際

AED は多数のメーカーから販売されているが，その使用法はほぼ統一されている．使用法は非常に簡便で AED 音声の指示に従って進める．

(1) AED の電源を入れる．
(2) 成人用電極パッドを貼り付ける．
(3) AED に心臓リズムを解析させる．この際傷病者から離れて，傷病者に触れていないことが重要
(4) AED が電気ショックを勧めるメッセージを出したときは，傷病者から離れて電気ショックのボタンを押す．電気ショックが必要ないと指示されても，心肺停止の状態であれば，1〜2分間の心肺蘇生術後に，再度 AED のリズム解析を待つ．

文献

1) Kitamura T, et al : Nationwide public-access defibrillation in Japan. N Engl J Med 362 : 994-1004, 2010
2) Bardy GH, et al : Home use of automated external defibrillators for sudden cardiac arrest. N Engl J Med 358 : 793-804, 2008

〔小林義典〕

2 一時的体外式ペースメーカ治療

1 体外式ペーシングの種類

a 経静脈的(心内膜)ペーシング
最も一般的で確実だが、静脈穿刺が必要となる．

b 非観血的経皮的ペーシング
簡便で非侵襲的，心肺蘇生の際にも利用される．

c 経食道ペーシング
食道を介して心房を刺激することにより，主に心房粗動や心房頻拍に対する抗頻拍ペーシングの際に使用される．食道憩室などの食道疾患は不適応であり，刺激時に痛みを伴う．

d その他(開心術後の心外膜ペーシング，経胸壁ペーシング，など)

一般的に頻用されるのは，**a**と**b**である．以下，本項では断わりのない限り，**a**と**b**に関して具体的に説明する．

2 徐脈に対する体外式ペーシングの適応：急性心筋梗塞の場合

- 心筋梗塞の急性期には，しばしば徐脈性不整脈を伴うため，1996年にACC/AHAのガイドライン[1]に，2001年にはわが国のガイドライン[2]に一時的ペーシングの適応指針が示されている．
- 以下に，わが国における経静脈的および経皮的ペーシングの適応ガイドラインを示す．

a 急性心筋梗塞における一時的経静脈的(心内膜)ペーシングの適応指針

1) Class I (行ったほうがよい)
   - 無収縮
   - 症候性徐脈(低血圧を伴う洞機能不全，第2度・3度房室ブロック)
   - 両脚ブロック(交代性脚ブロック，右脚ブロック＋交代性左

脚前枝・後枝ブロック)
- 新たに出現もしくは出現時期不明の3束ブロック(右脚ブロック＋左脚前枝もしくは後枝ブロック＋第1度房室ブロック)
- MobitzⅡ型房室ブロック(出現時期は問わない)

2) Class Ⅱa(行ったほうがよいという意見や根拠が多い)
- 新たに出現した2束ブロック(右脚ブロック＋左脚前枝もしくは後枝ブロック)
- 右脚ブロック＋第1度房室ブロック
- 新たに出現もしくは出現時期不明の左脚ブロック
- 繰り返す3秒以上の洞停止(アトロピン無効例)
- インセサント型(繰り返し出現する)心室頻拍：心房または心室のオーバードライブペーシング(頻拍レートより速いレートで刺激すること)により頻拍の出現を抑制することが可能

3) Class Ⅱb(行ったほうがよいという意見や根拠に乏しい)
- 出現時期不明の2束ブロック
- 新たに出現もしくは出現時期不明の右脚ブロック

4) Class Ⅲ(行わないほうがよい)
- 第1度房室ブロック
- 血行動態に影響のない Wenckebach 型第2度房室ブロック
- 促進性異所性心室調律：冠動脈再灌流の指標で治療の必要はないとされる．
- 心筋梗塞発症以前より存在する脚ブロック・脚枝ブロック

b 急性心筋梗塞における経皮的パッチ留置と経皮的ペーシングの適応指針

1) Class Ⅰ(行ったほうがよい)
- 薬物療法が無効で低血圧(収縮期血圧 80 mmHg 未満)による症状を伴った洞性徐脈(50 bpm 未満)
- MobitzⅡ型第2度房室ブロック
- 第3度房室ブロック
- 両脚ブロック(交代性脚ブロック，右脚ブロック＋交代性左脚前枝・後枝ブロック)
- 新たに出現あるいは出現時期不明の，①左脚ブロック，②2束ブロック(右脚ブロック＋左脚前枝または後枝ブロック)
- 脚ブロック(右脚ブロックまたは左脚ブロック)＋第1度房室

ブロック
2) Class IIa（行ったほうがよいという意見や根拠が多い）
    - 血行動態の安定（収縮期血圧 90 mmHg 以上）した洞徐脈
    - 新たに発現もしくは発症時期不明の右脚ブロック
3) Class IIb（行ったほうがよいという意見や根拠に乏しい）
    - 新たに出現もしくは出現時期不明の第 1 度房室ブロック
4) Class III（行わないほうがよい）
    - 刺激伝導系の障害や合併症のない急性心筋梗塞

3 徐脈に対する体外式ペーシングの適応：急性心筋梗塞以外

- 急性心筋梗塞以外の病態における，体外式ペーシングの適応基準に絶対的なものはない．
- 実地臨床では以下の基準を参考に，基礎疾患や患者背景を含めて総合的に適応を判断する必要がある．

a 洞機能不全，第 2 度・3 度房室ブロックによる徐脈（心拍数 60 bpm 未満）を認め，以下の項目が当てはまるもの

- 薬物療法（カテコラミン点滴，アトロピン静脈注射）に抵抗性である．
- 徐脈による脳虚血症状（眩暈，眼前暗黒感など）を有する．
- 血行動態悪化（血圧の低下，心不全症状）の原因となっている．
- 心室不整脈の誘因となる徐脈：特に薬剤性も含めた QT 延長症例において，徐脈に依存した QT 延長から多形性心室頻拍（torsades de pointes）が誘発されることを抑制するため．
- 補充収縮の QRS 幅が広い（＞120～140 msec）第 3 度房室ブロック：His 束より下位のブロックが想定されるため，心停止や心室細動の発現リスクが高い．

b 高度徐脈が出現する可能性の高い場合の予防的な適応

- 急性心内膜炎（特に大動脈弁への炎症波及）発症後に新たに出現した脚ブロック
- 左脚ブロック症例に対する右心系カテーテル時（Swan-Ganz カテーテル挿入，右室心筋生検など）
- 洞不全症候群（特に徐脈頻脈症候群）の心房細動に対する除細動時
- 以下の刺激伝導系障害における全身麻酔時

- 第2度・3度房室ブロック
- 2束ブロック＋第1度房室ブロック
- 左脚ブロック＋第1度房室ブロック
- 間欠性(一過性)房室ブロック
・以下の刺激伝導系に障害を及ぼす可能性の高い心臓手術時
- 大動脈弁手術
- 三尖弁手術
- 心室中隔欠損閉鎖術
- 心房中隔一次孔欠損修復術

4 経静脈的ペーシングの禁忌

- 血管アクセスが困難な症例，重度の出血傾向のある症例，三尖弁人工弁置換後などが禁忌とされる．
- 経皮的ペーシングに絶対禁忌はなく，簡便で緊急時にも有用であるが，胸筋，胸膜刺激による疼痛，咳嗽を伴うため長時間の使用は避けなくてはならない．急性心筋梗塞のカテーテル治療前後や心肺蘇生の際の短時間の利用を主とし，刺激が長時間に及ぶ場合には速やかに経静脈的ペーシングに移行する．

5 経静脈的ペーシングの合併症

- 心室頻拍・細動の誘発：感知不全(sensing failure)によるspike on T など．
- 心筋穿孔，心タンポナーデ
- 血栓塞栓症(肺血栓塞栓症を含む)
- 感染症(静脈炎，菌血症，敗血症)
- 動脈損傷，出血，血胸，空気塞栓(脳梗塞)
- 気胸：鎖骨下静脈穿刺時に特に注意が必要
- 右脚ブロック：一過性のことが多い．
- 横隔膜・横隔神経刺激：術後に生じた場合にはカテーテル位置の再確認が必要

6 実際の手技
a 経静脈的ペーシング
1) 穿刺部位
   - 内頸静脈，鎖骨下静脈，大腿静脈，外頸静脈，前肘静脈が用いられる．
   - 内頸静脈と鎖骨上窩穿刺法による鎖骨下静脈は，非透視下に右室へのペーシングカテーテルの挿入が可能であり，最も推奨される．
   - 恒久的ペースメーカへの移行の可能性が高い症例（第3度房室ブロックなど）は，ペースメーカ植え込み部位（主に左鎖骨下静脈）への挿入は避ける．

2) ペーシングカテーテルとペーシングモード
   - ペーシングカテーテルは，直径（5～7 Fr），長さ，先端形状，先端バルーンの有無，電極の数と位置などによりさまざまな種類がある．
   - 穿刺部位，留置部位（右心耳または右室心尖部），ペーシングモードにより選択する．
   - 非透視下に右室へ挿入する場合には，先端バルーンが必須であり，右心耳留置のためには，先端 J 型のカテーテルを用いる．
   - 一般的に VVI モードが最も簡便で確実な方法であり，特に緊急時には頻用される．低心機能症例では，生理的ペーシング（AAI モード，VDD モード）が可能なカテーテルと体外式ペースメーカが利用される．
   - 最近の高機能な機種では，心房-心室順次ペーシングが可能な DDD モードも備えている．

3) ペーシングカテーテル挿入方法
   a) 準備
   - 透視室以外で行う場合にも，救急薬剤，12 誘導心電計，直流通電装置などを用意する．
   - 患者を仰臥位とし穿刺部位を広範囲に消毒する．感染予防の観点から穴あき滅菌ドレープは全身を覆うタイプのものを利用し，術者は術着着用が推奨される．

   b) 穿刺
   - 1% キシロカインなどを用いて局所麻酔を行い，同時に試験

穿刺を行う．
- シースイントロデューサ(5～7Fr)を挿入し，留置する．
- シース内腔の逆流血液(静脈血の色調，厳密には血液ガス分析を用いる)と透視装置がある場合には，挿入したガイドワイヤーの走行から静脈内にあることを確認する．

c) カテーテル挿入(主として非透視下右心室留置の方法)
- まず，心電計の四肢誘導を患者に装着し，胸部誘導の1つ(V_6誘導など)を滅菌したワニ口付き延長コードを用いてペーシングカテーテル近位部の電極ピンに接続し，先端電極の単極誘導をモニターできるようにする(透視装置がある場合には省略可能)．
- シース内へカテーテルを挿入しシース長(7～11 cm)より2～5 cm進めたところで先端バルーンを拡張(inflation)する．
- 透視装置が利用できれば，挿入は比較的容易となるが，利用できない場合には先端電極の電位を指標にした挿入方法(内頸静脈，鎖骨下静脈穿刺以外では困難)が用いられる．
- カテーテルは心拍に合わせるようにゆっくりと進め，抵抗があった場合には2～3 cm引き抜いてから再度進める．また，引き抜きの際には，必ず先端バルーンの拡張を解除(deflation)し，再び進めるときには先端バルーンを拡張するように心がけ，血管損傷，心内構造物の損傷を避ける．
- 先端電極が右房内に到達すると体表面心電図のP波と同じタイミングに心房電位が記録される．さらに進めると血流にのって三尖弁輪を通過し右室内へと到達し，体表面心電図のQRS波と同じタイミングに心室電位が記録されるようになる．心房波が小さくなり，ほとんど心室波のみとなる部位で先端バルーンの拡張を解除する．さらに慎重に進めて心室波のST部分が上昇すれば，カテーテル先端が心内膜に接触している指標となる(図4-2)．
- 強く心室壁に押し当てない(ST上昇が強くならない)ようにして，カテーテルを固定する．

d) ペースメーカ設定
- ペーシングカテーテル近位部の電極ピン2本(VDD，DDDモード対応の場合は4本)を体外式ペースメーカに接続する．接続法は取扱い説明書に従い，通常は先端の遠位電極を陰極

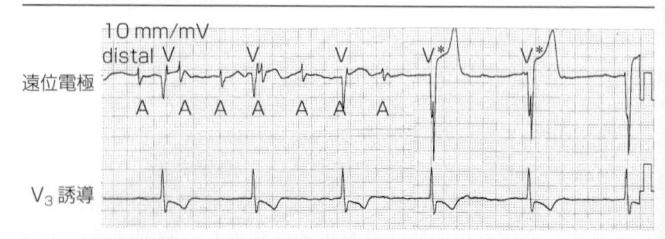

図 4-2 完全房室ブロックに対する電極カテーテル挿入中の遠位電極心内電位と体表面 V_3 誘導

A：心房波，V：心室波，＊：ST 上昇．

　　に，近位電極を陽極に接続する．
・まず，感度（sensing）閾値の測定をする．
　・ペースメーカのバックアップレート（bpm），出力（mV）を最小に設定し，自己レートとする．
　・感度の数値（mV）を最大から徐々に小さく（つまり，感度を徐々に大きく）する．
　・自己心室波を感知すれば感知ランプが点灯し，その時点の感度を感度閾値（mV）とする．
　・感度設定（mV）は，感度閾値の 1/4〜1/2 とする．
・次に，出力（output）閾値を測定する．
　・バックアップレートを自己心拍より 10〜20 bpm 上回る値に設定する．
　・出力（mV または mA）を最小値から徐々に大きくすると心室が刺激に捕捉され，体表面心電図でペーシングスパイクに引き続く幅の広い QRS 波形を認めるようになる．この時点の出力を出力（ペーシング）閾値（mV または mA）とする．
　・出力設定（mV または mA）は，出力閾値の 3〜5 倍とする．
・出力閾値は 1 mV もしくは 1 mA 以下が望ましいとされ，2〜3 mV（または mA）以上の場合には，より閾値の低い位置へのカテーテル移動が推奨される．
・バックアップレート（bpm）は，一般的に 60〜80 bpm に設定する．予防的な挿入の際に自己心拍を温存するためにはより低いレートに設定し，オーバードライブペーシングのために

2. 一時的体外式ペースメーカ治療

は高めの設定にする．
- DDD モードを備え心房・心室順次ペーシングが可能な高機能な機種では，AV ディレイ（心電図の PQ 間隔に相当する）の設定も必要である（一般に 150 msec 前後）．
- 最後に胸部 X 線写真を撮影し，カテーテル位置を確認する．適切に右室心尖部に留置されると，正面像でカテーテル先端が脊柱左縁を越えて，心陰影の左下方を向く．また，カテーテルのたわみが強いと無理な力がかかり心筋穿孔のリスクが増すため，カテーテルを引き抜き再度閾値のチェックを行う必要がある．

4）挿入後の管理
- 特に，穿刺部の清潔維持に注意し，消毒と保護ガーゼの交換を毎日行う．
- ペーシング波形の 12 誘導心電図と閾値を毎日記録し，変化があれば X 線でカテーテル位置の確認を行う．

MEMO

1. 非透視下に右室心尖部留置を確認する方法と心筋穿孔の徴候

ペーシングカテーテルの挿入は，慣れると容易な手技であるが，慣れていない術者や透視装置を利用できない施設では，右室にカテーテルを留置すること自体が困難であるばかりでなく，心筋穿孔のリスクが高くなる．非透視下にも，体表面心電図のペーシング波形が左脚ブロック，上方軸を示すことで，右室心尖部の適切な位置にカテーテルが留置していると判断することができる．一方，右脚ブロック波形を示した場合には，中隔穿孔による左室ペーシングが考慮される．また，挿入後しばらくしてから横隔膜刺激が認められた場合には，右室下壁側の心筋穿孔を疑わせるため，適切な処置が必要である．

2. 無収縮症例に対するペーシングカテーテルの挿入方法

無収縮症例に緊急でペーシングカテーテルの挿入を行う場合には，閾値のチェックやカテーテル位置の確認が不可能である．そのため，挿入前にペーシングカテーテルに体外式ペースメーカを接続し，出力を最大に設定して体表面心電図でペーシング波形（左脚ブロック＋上方軸）を確認しながら挿入する．

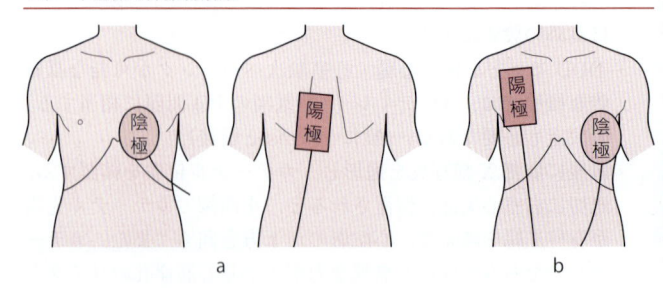

図 4-3 経皮的ペーシングパッチ装着部位
a. 前胸部-背部の装着例.
b. 心尖部-右前胸部の装着例.

- 内頸静脈穿刺や鎖骨下静脈穿刺では車いす移動が可能であるが,カテーテル位置の変化,心筋穿孔のリスクが増えるため,ベッド上安静が基本となる.
- カテーテル挿入中の感染症予防のための抗生物質投与は,一般的に行われている.しかし,その効果は立証されていない.近年では,耐性菌発生の問題もあるため予防的抗生物質の日常的な使用は控える傾向にある.ただし,易感染性の患者や感染により基礎疾患が重篤になる可能性のある患者では,予防的投与が考慮される.
- カテーテル挿入期間が長くなるほど関連する合併症の頻度が増加するため 3〜7 日を目途に,カテーテル抜去と恒久的ペースメーカへの移行を判断する.

b 経皮的ペーシング

1) パッチ装着

- 陰極パッチは前胸部 V_3 誘導の位置か心尖部に装着し,一方陽極パッチは,それぞれ背部(脊柱棘突起と左または右肩甲骨の間)か右前胸部に装着する(図 4-3).いずれにせよ,心室を挟み込むように装着することが効率のよい刺激に不可欠である.
- 最近の機種では,直流通電用のパッチがペーシング電極として機能するため,特に心停止蘇生後の徐脈時に有効である.
- 心電図同期用に,別に心電図モニターを装着する必要がある.

2) ペーシング設定

- ペーシングモードは，心電図同期(demand モード)または非同期(asynchronous モード)を選択可能である．一般的には，demand モードが利用される．
- 刺激幅が設定可能な機種では，一般に 20〜40 msec に設定する．
- 出力(mA)を最小値から徐々に増やし，心室刺激が可能となった時点を出力閾値とする．
- 出力閾値は，通常 40〜80 mA で，出力設定は閾値+5〜10 mA に設定する．
- バックアップレートは，経静脈的ペーシングと同様に 60〜80 bpm 程度に設定する．刺激時に痛みを伴うため，できるだけ自己レートを温存し高度徐脈(50 bpm 以下)時のみ刺激するように設定することも多い．

文献

1) Ryan TJ, et al : ACC/AHA guidelines for the management of patients with acute myocardial infarction : executive summary. a report of the American College of Cardiology/American Heart Association Task Force on Practice Guidelines(Committee on Management of Acute Myocardial Infarction). Circulation 94 : 2341-2350, 1996
2) 上松瀬勝男(編)：EBM に基づく急性心筋梗塞診療ガイドライン．じほう，2001

〔村田広茂〕

3 恒久的ペースメーカ治療

1 治療目的
刺激伝導系(洞結節, 房室結節)の障害に対して心臓のリズムを保つ.

2 対象疾患
- 洞不全症候群
- 高度房室ブロック
- 2枝・3枝ブロック
- 徐脈性心房細動
- 頸動脈過敏症
- 閉塞性肥大型心筋症

3 適応
失神, 眼前暗黒感, 強いめまい, ふらふら感などの症状と徐脈性不整脈との因果関係が明らかである場合, または長時間の徐脈により運動耐容能の低下や心不全が出現する場合などが適応となる. 肥大型心筋症では薬物治療, 手術療法が不適切な場合に圧較差減少を目的に行われることもある.

推奨度のグレードは ACC/AHA のガイドラインに基づき以下のように分類されている.
- Class Ⅰ:有益であるとの根拠があり, 適応であることが一般的に同意されている(絶対適応).
- Class Ⅱ:適応があるが異論のあるもの(相対的適応)
  Ⅱa:有益であるという意見が多いもの
  Ⅱb:有益であるという意見が少ない.
- Class Ⅲ:適応なしとされるもの

4 恒久的ペースメーカ植え込みの適応基準
代表的な疾患につき以下に列記する.

3. 恒久的ペースメーカ治療

a 房室ブロック

1) Class Ⅰ
   - ブロック部位にかかわらず，徐脈による明らかな臨床症状を有する第2度，高度または第3度房室ブロック
   - ブロック部位にかかわらず，高度または第3度房室ブロックで以下のいずれかを伴う場合
     - 投与不可欠な薬剤によるもの
     - 改善の予測が不可能な術後房室ブロック
     - 房室接合部のカテーテルアブレーション後
     - 進行性の神経筋疾患に伴う房室ブロック
     - 覚醒時に著明な徐脈や長時間の心室停止を示すもの

2) Class Ⅱa
   - 症状のない第2度，高度または第3度房室ブロックで，以下のいずれかを伴う場合
     - ブロック部位が His 束内または His 束下のもの
     - 徐脈による進行性の心拡大を伴うもの
     - 運動または硫酸アトロピン負荷で伝導が不変もしくは悪化するもの
   - 徐脈によると思われる症状があり，ほかに原因のない第1度房室ブロックで，ブロック部位が His 束内または His 束下のもの

3) Class Ⅱb
   - 症状のない高度または第3度房室結節内ブロックで，覚醒時に著明な徐脈や長時間の心室停止がない場合
   - 至適房室間隔設定により血行動態の改善が期待できる心不全を伴う第1度房室ブロック

4) Class Ⅲ
   - 症状のない第1度房室ブロック（脚ブロックを有するものを含む）
   - 症状のない Wenckebach 型第2度房室ブロック
   - 一過性で，原因を取り除くことにより改善し，かつ再発もしないと思われる房室ブロック（薬剤性など）

b 2枝ないし3枝ブロック

1) Class Ⅰ
   - 慢性の2枝または3枝ブロックがあり，第2度 Mobitz Ⅱ型，

高度もしくは第3度房室ブロックの既往のある場合
- 慢性の2枝または3枝ブロックがあり, 投与不可欠な薬剤の使用が房室ブロックを誘発する可能性の高い場合
- 慢性の2枝または3枝ブロックとWenckebach型第2度房室ブロックを認め, 失神発作の原因としてさらに高度の房室ブロック発現が疑われる場合

2) Class Ⅱa
- 慢性の2枝または3枝ブロックがあり, 失神発作を伴うが原因が明らかでないもの
- 慢性の2枝または3枝ブロックがあり, 器質的心疾患を有し, 電気生理学的検査によりHis束以下での伝導遅延・途絶が証明された場合

3) Class Ⅱb
- 慢性の2枝または3枝ブロックがあり, 電気生理学的検査でHis束以下での伝導遅延・途絶の所見を認めるが, 器質的心疾患のないもの

4) Class Ⅲ
- 慢性の2枝または3枝ブロックがあるが, 電気生理学的検査でHis束以下での伝導遅延・途絶の所見を認めず, 症状がなく, 器質的心疾患もないもの

c 洞不全症候群

1) Class Ⅰ
- 失神, 痙攣, 眼前暗黒感, めまい, 息切れ, 易疲労感などの症状あるいは心不全があり, それが洞結節機能低下に基づく徐脈, 洞房ブロック, 洞停止あるいは運動時の心拍応答不全によるものであることが確認された場合. それが長期間の必要不可欠な薬剤投与による場合を含む.

2) Class Ⅱa
- Class Ⅰの症状があるが, 徐脈や心室停止との関連が明確でない場合
- 徐脈頻脈症候群で, 頻脈に対して必要不可欠な薬剤により徐脈を生じる場合

3) Class Ⅱb
- 症状のない洞房ブロックや洞停止

4) Class Ⅲ
- 症状のない洞性徐脈

d 徐脈性心房細動

1) Class Ⅰ
- 失神,痙攣,眼前暗黒感,めまい,息切れ,易疲労感などの症状あるいは心不全があり,それが徐脈や心室停止によるものであることが確認された場合.それが長期間の必要不可欠な薬剤投与による場合を含む.
2) Class Ⅱa
- Class Ⅰの症状があり,徐脈や心室停止を認めるが,両者の関連が明確でない場合
3) Class Ⅱb
- なし
4) Class Ⅲ
- 症状のない徐脈性心房細動

5 機種および選択

a ペースメーカの種類

1) シングルチャンバーペースメーカ
- 心房または心室のどちらか一方をセンシング,ペーシングするように1本のリードを留置するもの.また,1本のリードで心室をセンシング,ペーシングするだけでなく心房もセンシングするもの(VDDペースメーカ)もある.
2) デュアルチャンバーペースメーカ
- 心房と心室の両方へ1本ずつ,センシングとペーシングができるリードを留置する.
3) 心拍応答(レートレスポンス)型ペースメーカ
- 生理的状態に近づけるため運動強度を感知して心拍上昇させる機能を有する.
- 運動強度の指標:体動,分時換気量,QT間隔,中心静脈温度など.

b リードの種類

先端の形状から2種類に分かれる.
- スクリューイン型:先端へスクリューを出して心筋内へと固定する.

表 4-2 ICHD(Inter-Society Commission for Heart Disease Resources)によるペースメーカ機能のコード分類

1 文字目	2 文字目	3 文字目
ペーシング部位	センシング部位	モード(デマンド機能)
A：心房 V：心室 D：心房・心室両方 O：どちらでもない	A：心房 V：心室 D：心房・心室両方 O：どちらでもない	I：抑制 T：同期 D：抑制および同期機能 O：どちらでもない

- タインド型：先端の羽のような構造(タイン)によって心内膜の肉柱部分に固定する．

c ペースメーカ機能

3つのアルファベット記号によって表記される(表 4-2)．左から順に刺激される心腔，自発興奮を感知する心腔，そして感知したときの応答(抑制か同期か)をあらわす．また，レートレスポンス機能を有する場合は，末尾に4番目のアルファベットとしてRをつけるのが一般的である．

d 機種選択のコツ

- 疾患または患者の社会的背景に応じて選択する必要がある．また，上室頻脈の出現頻度，薬物治療状態も考慮する必要がある．
- 図 4-4, 5 に機種選択のフローチャートを示す．

6 新機能の実際

a 心房性不整脈に対する機能

- モードスイッチ：心房細動を検出するとDDD，またはAAIモードからDDIRモードへと切り替わる．
- オーバードライブペーシング：自己リズムよりも常に速い刺激を行うことで心房細動を予防する．
- APC(心房期外収縮)アクセレレーション：APCの発生を感知すると，心房ペーシングレートが上昇しAPCを予防する．

b 洞不全症候群に対する自己心室波の温存機能

- AVインターバルの自動調整：AVインターバルを自動的に延長させ，心室ペーシング率を減少させる．
- MPV(minimization of pacing ventricles)：普段はAAI作動

3. 恒久的ペースメーカ治療

洞不全症候群

↓

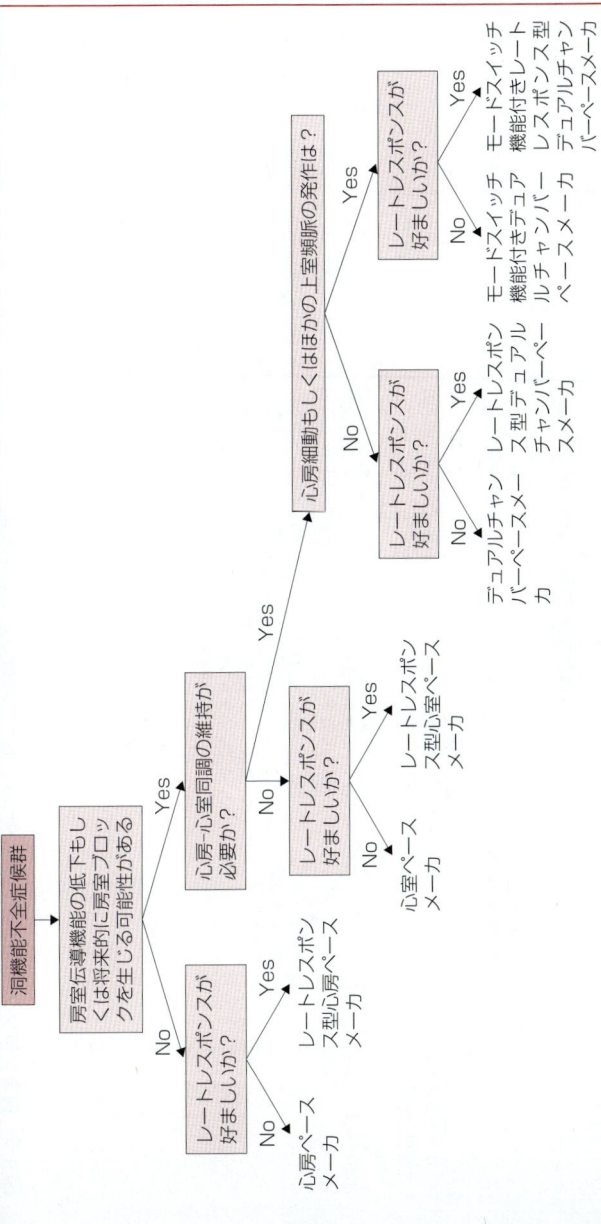

房室伝導機能の低下もしくは将来的に房室ブロックを生じる可能性がある

- **No** → レートレスポンスが好ましいか？
  - No → 心房ペースメーカ
  - Yes → レートレスポンス型心房ペースメーカ
- **Yes** → 心房-心室同調の維持が必要か？
  - **No** → レートレスポンスが好ましいか？
    - No → 心室ペースメーカ
    - Yes → レートレスポンス型心室ペースメーカ
  - **Yes** → 心房細動もしくはほかの上室頻脈の発作は？
    - **No** → レートレスポンスが好ましいか？
      - No → デュアルチャンバーペースメーカ
      - Yes → レートレスポンス型デュアルチャンバーペースメーカ
    - **Yes** → レートレスポンスが好ましいか？
      - No → モードスイッチ機能付きデュアルチャンバーペースメーカ
      - Yes → モードスイッチ機能付きレートレスポンス型デュアルチャンバーペースメーカ

図 4-4　洞不全症候群におけるペースメーカ・モード選択のアルゴリズム

4章

4章 不整脈の非薬物治療

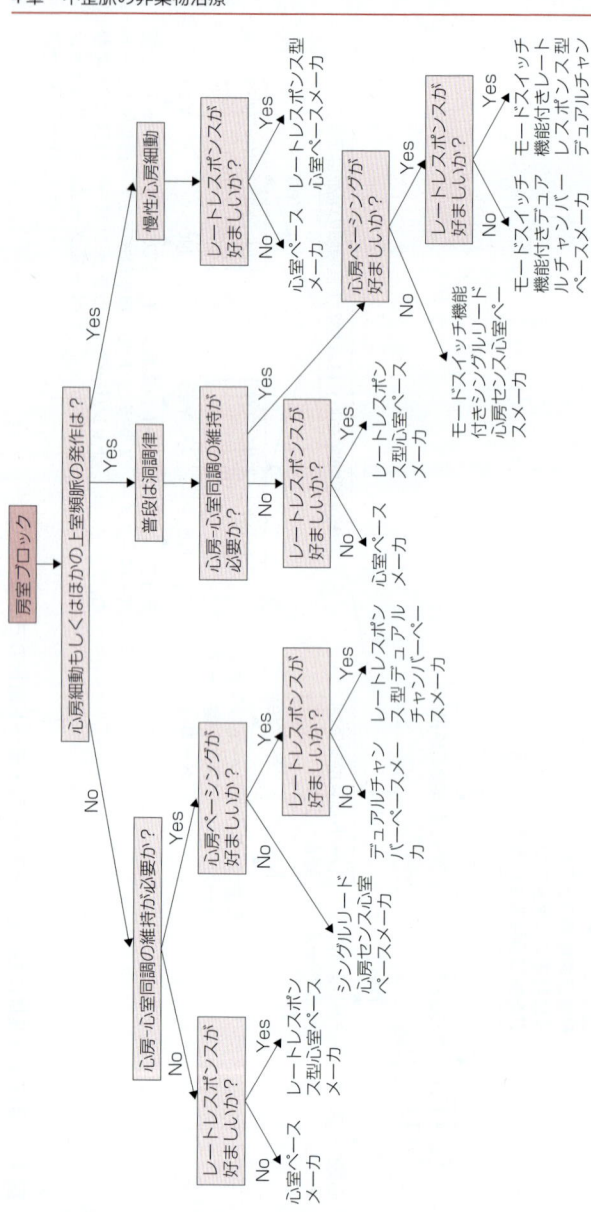

図4-5 房室ブロックにおけるペースメーカ・モード選択のアルゴリズム

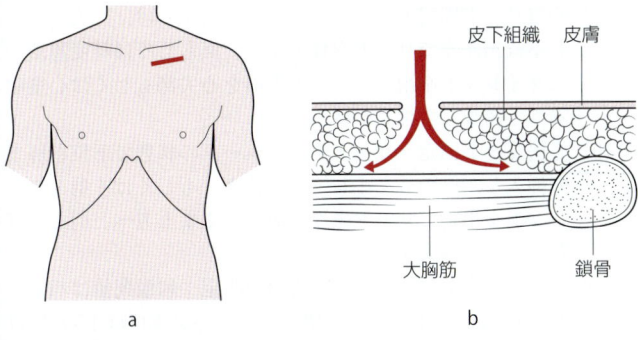

図 4-6 皮膚切開およびポケット作製
a. 皮膚切開：鎖骨下縁に平行に 4～5cm の横切開．
b. ポケット作製：大胸筋膜上を鈍的に剥離する．

をするが，心室興奮が脱落するときのみ DDD モードへと切り替わる．

7 植え込み方法の手順

(1) 植え込み部位の選択：利き手の反対側である左前胸部が多い．また，解剖学的にも左側が挿入しやすい．
(2) 静脈ラインの確保：植え込み側の上肢へ静脈ラインを確保する．術中にリードが通過せず，また左上大静脈遺残が疑われた際は鎖骨下静脈の造影が必要である．
(3) 前胸部消毒：植え込み部位を変更する場合もあり，植え込み反対側も消毒する必要がある．
(4) ドレーピング
(5) 局所麻酔
(6) ポケット作製：図 4-6 のように皮膚を切開し，大胸筋膜上にペースメーカ留置ポケットを作製する．皮下組織が薄い場合は大胸筋膜下とする．
(7) リード挿入：皮膚切開前にエコーガイド下に胸郭外で鎖骨下静脈を穿刺し，ガイドワイヤーを挿入しておく．ポケット内部へとガイドワイヤーを誘導した後，シース，次にリードを挿入する．橈側皮静脈を切開し直接リードを挿入する方法もある．

(8) 心室リード固定：スタイレットに彎曲をつけ，三尖弁から右室流出路までリードを挿入する．直もしくは軽度彎曲のスタイレットを用いてリード先端を心尖部もしくは心室中隔へと誘導して押しつける．
(9) 心房リード固定：リードをストレートの状態で下位右房まで挿入し，直のスタイレットを抜き，もしくはJ型スタイレットを用いてリード先端を曲げたまま上方へと引き上げ右心耳へと挿入する．
(10) 心内電位およびペーシング閾値の測定：刺激閾値はパルス幅 0.5 msec で 1 V 以下が望ましく，心房電位は 1.5 mV 以上，心室電位は 10 mV 以上であることが望ましい．
(11) 横隔膜刺激：最大出力でペーシングして横隔膜神経への刺激がないことを確認する．
(12) 電極間抵抗測定：3,000 Ω 以上の高値を示す場合は断線を疑う．
(13) 大胸筋膜上へのリード固定：スーチャースリーブを用いて大胸筋膜へと固定する．
(14) ジェネレータとリードの接続：リードコネクタ部位の血液，組織片を拭き取っておく．
(15) ポケット内洗浄，止血確認
(16) ジェネレータの筋膜への固定
(17) 閉創

8 合併症

a 術中合併
- 気胸，血胸
- リードによる穿孔（腕頭静脈-上大静脈間，右室横隔膜面が多い）

b 術後早期合併
- リード位置移動
- 植え込み部血腫
- 閾値上昇

c 術後遠隔期合併
- リード断線
- 皮膚壊死

3. 恒久的ペースメーカ治療

- 植え込み部感染
- 静脈閉塞
- ペースメーカ症候群：心房収縮が正常であるにもかかわらずVVIペースメーカを植え込んだ場合に動悸を含めた胸部違和感や倦怠感を訴えることがある．
- pacemaker twiddler's syndrome：ペースメーカ本体を皮膚の上から触っているうちに，ポケット内で回転，または移動し，リードの断線が生じることもある．

〔坂本俊一郎〕

4 ICD の適応と植え込みの実際

1 治療目的

　植込み型除細動器(implantable cardioverter defibrillator：ICD)は，心室頻拍，心室細動などの致死性心室不整脈を感知し，低エネルギーによる同期下 cardioversion，または高エネルギーによる除細動(DC ショック)を行うことにより心臓突然死を予防する．

2 ICD 植え込みの対象疾患

- 持続性心室頻拍・心室細動
- 非持続性心室頻拍・心機能低下例
- 原因不明の失神既往例
- 特定疾患(Brugada 症候群，先天性 QT 延長症候群)

3 ICD 植え込み適応基準

　適応は日本循環器学会「不整脈非薬物治療ガイドライン」を参考に決定される(表 4-3〜6)．欧米では大規模臨床試験をもとに，致死性心室不整脈の既往のある患者に対する心臓突然死再発予防の植え込み(二次予防)のみならず，心室不整脈の既往にかかわらず虚血性または非虚血性低左心機能患者に対する植え込み(一次予防)も増加している．

4 ICD 植え込み法

　ほぼペースメーカ植え込み法と同様の手技で植え込み可能である．感染予防の観点より，カテーテル室よりも手術室での植え込みが推奨される．また，全身麻酔にて植え込みを行うことも，局所麻酔にても植え込み可能である．局所麻酔にて手術を行う場合は，除細動テストの際に静脈麻酔の併用が必要である．

a 植え込み手順

　(1) 左または右前胸部に皮膚切開を置き，大胸筋膜上にジェネ

4. ICDの適応と植え込みの実際

表 4-3　植込み型除細動器の適応ガイドライン（持続性心室頻拍・心室細動）

Class I
1) 心室細動が臨床的に確認されている場合
2) 器質的心疾患に伴う持続性心室頻拍を有し，以下の条件を満たすもの
   ① 心室頻拍中に失神を伴う場合
   ② 頻拍中の血圧が 80 mmHg 以下，あるいは脳虚血症状や胸痛を訴える場合
   ③ 多形性心室頻拍
   ④ 血行動態的に安定している単形性心室頻拍であっても薬物治療が無効または副作用のため使用できない場合や薬効評価が不可能な場合，あるいはカテーテルアブレーションが無効な場合

Class IIa
1) 器質的心疾患に伴う持続性心室頻拍がカテーテルアブレーションにより誘発されなくなった場合
2) 器質的心疾患に伴う持続性心室頻拍を有し，薬効評価にて有効な薬剤が見つかっている場合

Class III
1) 急性の原因（急性虚血，電解質異常，薬剤など）による頻拍で，その原因を除去することで心室頻拍・心室細動の再発が抑制できる場合
2) 抗不整脈薬やカテーテルアブレーションでコントロールできない頻回に繰り返す心室頻拍あるいは心室細動
3) カテーテルアブレーションや外科的手術により根治可能な原因に起因する心室細動・心室頻拍：例えば WPW 症候群に関連した心房性不整脈や特発性持続性心室頻拍
4) 6か月以上の余命が期待できない場合
5) 精神障害などで治療法に患者の同意や協力が得られない場合
6) 心移植の適応とならない NYHA クラス IV の薬剤抵抗性の重度うっ血性心不全患者

（文献1より引用）

　　レータポケットを作製
(2) 透視下に鎖骨下静脈にガイドワイヤーを挿入し，右房位まで進めておく．
(3) シースを挿入し ICD リードを右室心尖部または中隔側に留置する．デュアルチャンバー ICD の場合，右房にもペーシングリードを留置する．
(4) 閾値・抵抗などを測定し問題がなければ，大胸筋にリードを固定しジェネレータに接続後ポケットに収納する．
(5) 除細動テストを行う．プログラム刺激にて心室細動を誘発し，デバイスがそれを感知し除細動されることを確認する．最低 10J の safety margin を確保することが重要である．

4章 不整脈の非薬物治療

表 4-4 植込み型除細動器の適応ガイドライン（非持続性心室頻拍・心機能低下例）

A. 非持続性心室頻拍
Class Ⅰ
1) 冠動脈疾患，拡張型心筋症に伴う非持続性心室頻拍があり，左室機能低下（左室駆出率≦35%）を有し，電気生理検査によって持続性心室頻拍または心室細動が誘発され，かつそれらが抗不整脈薬によって抑制されない場合

Class Ⅱa
1) 冠動脈疾患，拡張型心筋症に伴う非持続性心室頻拍があり，左室機能低下（左室駆出率≦35%）を有し，電気生理検査によって持続性心室頻拍または心室細動が誘発される場合
2) 肥大型心筋症に伴う非持続性心室頻拍があり，突然死の家族歴を有し，かつ電気生理検査によって持続性心室頻拍または心室細動が誘発される場合

Class Ⅱb：なし
Class Ⅲ
1) 器質的心疾患を伴わない非持続性心室頻拍

B. 心室頻拍の有無にかかわらない左室収縮機能低下例
Class Ⅰ：なし
Class Ⅱa
1) 冠動脈疾患または拡張型心筋症に基づく慢性心不全で，十分な薬物治療を行っても NYHA クラスⅡまたはクラスⅢの心不全症状を有し，左室駆出率 35% 以下の場合

Class Ⅱb
1) 左室駆出率が 35% 以下の心筋梗塞例で，その発症から 1 か月以上または冠動脈血行再建術から 3 か月以上経過した場合

（文献 1 より引用）

表 4-5 植込み型除細動器の適応ガイドライン（原因不明の失神既往例）

Class Ⅰ
1) 器質的心疾患に伴う原因不明の失神があり，電気生理検査によって血行動態の破綻する持続性心室頻拍または心室細動が誘発され，薬物治療が無効または使用できない場合

Class Ⅱa
1) 心機能低下を伴う器質的心疾患と原因不明の失神を有し，電気生理検査により血行動態の安定した持続性心室頻拍が誘発される場合で，薬物療法またはカテーテルアブレーションが無効または不可能な場合
2) 心機能低下を伴う器質的心疾患と原因不明の失神を有し，電気生理検査により血行動態の破綻する持続性心室頻拍または心室細動が誘発され，薬効評価がなされていない，または不可能な場合

Class Ⅱb
1) 拡張型心筋症，肥大型心筋症に伴う原因不明の失神を有するが，電気生理検査により血行動態的に破綻する持続性心室頻拍または心室細動が誘発されない場合

Class Ⅲ
1) 原因不明の失神で，電気生理検査により持続性心室頻拍または心室細動が誘発されない場合

（文献 1 より引用）

表 4-6 植込み型除細動器の適応ガイドライン（特定疾患）

A. Brugada 症候群
Class Ⅰ
1) 心停止蘇生例
2) 自然停止する心室細動または多形性心室頻拍が確認されている場合
Class Ⅱa
1) Brugada 型（coved 型 ST 上昇）心電図所見を示し，失神の既往または突然死の家族歴を有し電気生理検査によって多形性心室頻拍あるいは心室細動が誘発される場合
Class Ⅱb
1) Brugada 型（coved 型 ST 上昇）心電図所見を示し，失神の既往または突然死の家族歴を有し電気生理検査によって多形性心室頻拍あるいは心室細動が誘発されない場合
Class Ⅲ
1) Brugada 型（saddle-back 型 ST 上昇）心電図所見を示すが，心室細動・失神の既往および突然死の家族歴を認めず，電気生理検査によって心室頻拍あるいは心室細動が誘発されない場合

B. 先天性 QT 延長症候群
Class Ⅰ
1) 心停止蘇生例，または心室細動が臨床的に確認されている場合
Class Ⅱa
1) β遮断薬などの治療法が無効な再発性の失神を有し，かつ torsades de pointes が確認されるか，または突然死の家族歴を有する場合
Class Ⅱb
1) β遮断薬などの治療法が無効な再発性の失神を有する場合

（文献 1 より引用）

(6) 止血を確認し，閉創

b ポイント

- 穿刺：気胸・動脈穿刺などの合併症を避けるため，静脈切開法，胸郭外穿刺法，エコーガイド下穿刺法が推奨される．
- リードの選択：若年者で徐脈のない場合はシングルチャンバー（心室リードのみ）を，それ以外の場合は基本的にはデュアルチャンバー（心房・心室リード）を選択する．ICD リードには，リードの先端のチップ・リング間でセンシングを行うタイプ（true bipolar）と，リードの先端と distal coil 間でセンシングを行うタイプ（integrated bipolar）がある．また，ペースメーカリードと同様にタインドタイプ（passive-fixation）とスクリューインタイプ（active-fixation）がある．
- 除細動テストを行う際，デバイスの最大出力にても除細動されない場合がある．このような不測の事態に備え，事前に除

表 4-7 ICD 植え込みに関する合併症

	合併症
術中・術後早期	術後出血,皮下出血,感染,気胸,血胸,リード移動,血管損傷,心室・心房穿孔
術後遠隔期	感染,皮膚圧迫壊死,リード断線,リード被覆損傷

細動用パッドを貼り付けておく.

5 合併症

術中・術後急性期の合併症および術後遠隔期の合併症を表 4-7 に示す.

6 ICD の機能

a 頻脈に対して

- defibrillation therapy:心室細動,心室頻拍を感知し,高エネルギーショックにて除細動を行う.
- cardioversion therapy:比較的血行動態の安定した単形性心室頻拍に対し,同期下での低エネルギーショックを行う.
- ATP(anti-tachycardia pacing):血行動態の安定した単形性心室頻拍に対し,頻拍より速い周期でのペーシングを行うことにより頻拍を停止させる.ペーシング間隔が一定の burst pacing とペーシング間隔が漸次短縮する ramp pacing がある.

b 徐脈に対して

- ペースメーカと同様にペーシングを行う.

7 不適切作動

本来目的とする心室不整脈(VT/VF)以外の状況下で,ICD が作動した場合を不適切作動と称する.デバイスの設定変更で対処可能なものもあるが,根本的な処置が必要な場合もある.主な不適切作動の原因を以下に示す.

- T 波を QRS 波と誤認識
- R 波の減高によるセンシング不全
- 洞性頻脈や心房細動などの上室頻脈の誤認識
- 電磁波などのノイズの誤認識

8 electrical storm

心室頻拍,心室細動が頻発し,ICD 作動が 24 時間で 3 回以上ある場合 electrical storm と称する.原因としては電解質異常や肥大型心筋症などの基礎疾患の悪化,内服薬,ストレスなどさまざまな要素が引き金となる.β 遮断薬やアミオダロン(アンカロン®)にて改善する場合もあるが,薬剤抵抗性の場合,カテーテルアブレーションや外科手術を要することもある.

9 遠隔モニタリング

最新の ICD の中には遠隔モニタリングが可能な機種もある.これにより,自宅にいる患者の情報は電話回線を通じて医療従事者に送信される.不整脈の発生や ICD 作動状況などを医療従事者が早期に認識することで適切な対応が可能となる.

文献

1) 日本循環器学会:不整脈の非薬物治療ガイドライン(2006 改訂版).
 http://www.j-circ.or.jp/guideline/pdf/JCS2006_kasanuki_h.pdf

〔大森裕也〕

5 CRT，CRT-D

1 同期不全とは

a 心室内同期不全

左室内の伝導障害によって左室収縮の協調性が消失すると，部位により収縮のタイミングがずれて効率よくポンプとして機能しない．これが心室内同期不全である．伝導障害により QRS 幅が延長する（QRS＞120 msec）．

b 心室間同期不全

心室内の伝導障害により，左室と右室の収縮のタイミングがずれること．

c 心房-心室同期不全

心房収縮と心室収縮は適切なタイミングで出現することにより心室拡張が良好に保たれる．例えば PQ 間隔が著明に延長すると，心室収縮のタイミングが遅れ，そのため収縮終了後次の P 波出現までの時間（受動的拡張期）の時間が短縮し拡張不全となる．このような状態が心房-心室同期不全である．

2 心不全における同期不全の頻度・意義

- 中等度～高度の心不全症例の 30％ に左室同期不全を認める．
- 中等度～高度の心不全症例の 35％ に PQ 延長（心房-心室同期不全）を認める．
- 同期不全により左室機能のさらなる低下をきたす．また，長期的に心室局所間で代謝やカルシウムハンドリングなどの分子プロセスに変化（リモデリング）が生じ，さらなる機能不全を生じる．
- 同期不全の解消により左室機能の改善，リモデリングの改善が期待される．

3 同期不全の同定・定量法

a 心電図
- QRS 幅 120〜130 msec 以上が心室内同期不全の目安
- PQ 延長（PQ＞0.24 sec 前後）が心房-心室同期不全の目安

b 超音波検査
- B モードでの評価：SPWMD(septal to posterior wall motion delay：心室中隔と左室後壁の収縮ピークの差) 130 msec 以上が心室内同期不全の目安
- 組織ドップラー法での評価：TS(time to systolic peak)；apical view における左室内各部位の収縮ピークのタイミングを評価
  - TS2(中隔基部と左室側壁基部の差)：65 msec 以上が心室内同期不全の目安
  - TS12(左室 12 箇所の標準偏差)：33 msec 以上が心室内同期不全の目安
- speckle tissue tracking 法での評価：傍胸骨短軸像における各部位の左室内腔方向への収縮ピークのタイミングを評価．中隔と左室後壁の差 130 msec 以上が心室内同期不全の目安
- パルスドップラーでの評価：IVMD(interventricular mechanical delay)；大動脈弁血流の始まりと肺動脈血流の始まりのタイミングの差．40 msec 以上が心室間同期不全の目安

c MRI
- MRI においてもエコーと同様に心室局所の壁運動や壁運動速度を評価可能であり，同期不全を定量できる．また，瘢痕組織の部位，冠静脈の解剖情報も得られる．ただし，解析に専用のプログラムを要し，植え込み後の経過観察に利用不可能である．

d 核医学検査
- RI アンギオグラフィ(心プールシンチグラフィ)：壁運動の周波数解析により，心室各所の壁運動の位相のずれから同期不全を評価できる．再現性が良好である．心室間同期不全の評価も可能

4 心室再同期療法(CRT)の原理
- 専用のパルスジェネレータを植え込み，右室と左室にペーシ

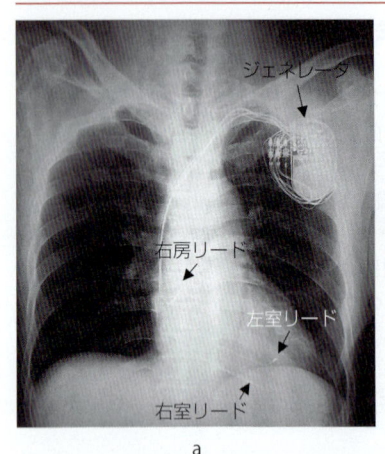

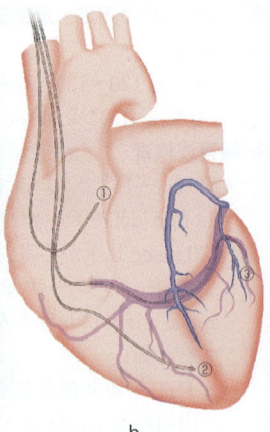

図 4-7　心室再同期療法症例
a. 胸部 X 線写真.
b. 左胸部のパルスジェネレータより,右房,右室,左室(冠静脈)にリードが留置されている(①右房リード,②右室リード,③左室リード).

ングリードを挿入し,同時に刺激する.洞調律例では心房リードも挿入する(図 4-7).
・左室リードは専用のリードを経静脈的に冠静脈枝に留置し,左室心外膜側をペーシングする(左室心腔内にリードを留置するわけではない)(図 4-7).
・両心室同時刺激により同期不全が解消すると,急性期効果として左室 dp/dt の上昇,左室圧の上昇,脈圧の上昇を認める.QRS 幅は短縮する(図 4-8,表 4-8).
・有効例では長期的に心不全症状の改善(NYHA 機能クラスの改善,6 分間歩行距離の改善など),左室径の縮小,左室駆出率の上昇が得られる.

5 CRT の適応症例

〈注意点〉実際の植え込みは後述するわが国における適応基準に則って行う.
・左室機能不全(左室駆出率≦35%)
・心不全(NYHA クラスⅢまたはクラスⅣ):NYHA クラスⅡ

5. CRT, CRT-D

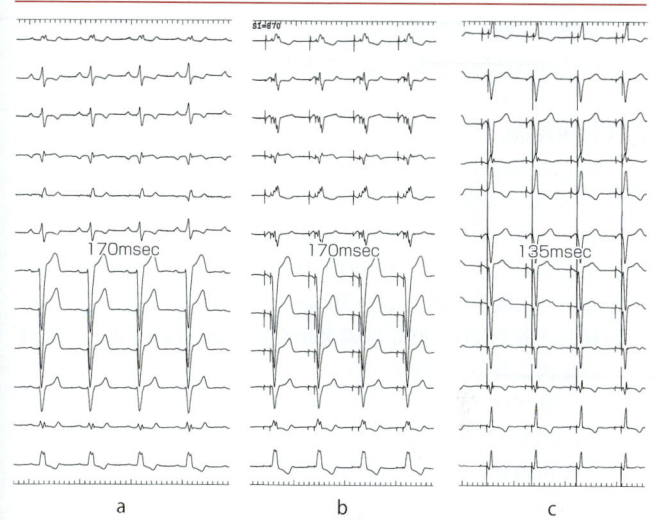

図 4-8 左脚ブロック症例における洞調律(a), 右室ペーシング(b), 両心室ペーシング時(c)の 12 誘導心電図

洞調律時の QRS 幅は 170 msec, 右室ペーシングでも波形・QRS 幅はほぼ同一. 両心室ペーシングにより QRS 幅が 135 msec に短縮した.

表 4-8 図 4-8 と同一症例の心房ペーシング, 右室ペーシング, 両心室ペーシング時の血行動態(両心室ペーシングにより左室 dp/dt の上昇を認めた)

	心房ペーシング	右室ペーシング	両心室ペーシング
QRS 幅	170 msec	170 msec	135 msec
左室圧	130 mmHg	135 mmHg	135 mmHg
左室 dp/dt	550	580	740
左室拡張末期圧	13 mmHg	11 mmHg	11 mmHg

70 bpm でのペーシング.

症例でも効果を認める.
- 心室内伝導障害(QRS 幅≧130 msec, または≧120 msec)
  - QRS 幅≧150 msec 症例, 左脚ブロック症例で効果が高い.
  - ペースメーカ・ICD により右室ペーシング中の症例も含まれる.

- 洞調律症例：心房細動症例ではペーシング率を上昇させるために房室結節アブレーションを考慮

6 CRTの効果
- NYHA機能クラスの改善(0.5〜0.8ポイント)
- 6分間歩行距離の向上(20％)
- ピーク酸素消費量の上昇(10〜15％)
- 死亡率の低下(24％, CARE-HF)
- 心不全入院率の低下(50〜76％)
- 植込み症例の約30％は効果がない(non-responder). 以下の症例に多い.
  - 右脚ブロック
  - QRS幅＜150 msec
  - 心房細動

7 CRTデバイスの種類

a CRT-P
両室ペーシング機能のみの機種.

b CRT-D
両室ペーシング機能付き植込み型除細動器.

8 CRT症例における植込み型除細動器の位置づけ
- CRTの適応となるような心不全および心室内伝導障害を呈する低心機能症例は, 心臓突然死のリスクが高い.
- CRTの適応となるような左室機能障害に対する植込み型除細動器植え込みは, 死亡率を低下させることが示されている(MADIT II, SCD-HeFT).
- EF≦35％, QRS幅≧120 msec, NYHAクラスIIIまたはIVの心不全症例に対し, 薬物療法治療にCRT植え込みを加えることにより, 薬物療法単独例に比して死亡率が低下することが示されている(CARE-HF). しかし, 植え込み例においても突然死例があり, CRT単独では心臓突然死を防ぐことはできない.
- 以下, わが国の植込み型除細動器植え込みの適応のうち, 低心機能症例に関連した項目を以下に示す.

- Class I：冠動脈疾患，拡張型心筋症に伴う非持続性心室頻拍があり，左室機能低下(左室駆出率≦35%)を有し，電気生理学的検査によって持続性心室頻拍または心室細動が誘発され，かつそれらが抗不整脈薬によって抑制されない場合
- Class IIa：冠動脈疾患または拡張型心筋症に基づく慢性心不全で，十分な薬物治療を行っても NYHA クラスIIまたはクラスIIIの心不全症状を有し，左室駆出率 35% 以下の場合は植込み型除細動器植え込みのクラス IIa の適応とされている．
- このように CRT 適応症例の大半が ICD 植え込みの適応でもあり，そのような症例では両室ペーシング機能付き植込み型除細動器(CRT-D)植え込みを行う．

9 CRT-P および CRT-D の適応

a 心室再同期療法のわが国の適応ガイドライン[1)]

1) Class I
   - 十分な薬物治療を行っても改善しない NYHA クラスIIIないしクラスIVの慢性心不全で，左室駆出率 35% 以下，QRS 幅 130 msec 以上の心室内伝導障害を有する場合
   - 十分な薬物治療を行っても改善しない NYHA クラスIIIないしクラスIVの慢性心不全で，左室駆出率 35% 以下，かつ徐脈に対するペーシング療法の適応がある場合

2) Class IIa
   - 十分な薬物治療を行っても改善しない NYHA クラスIIIないしクラスIVの慢性心不全で，左室駆出率 35% 以下，かつ右室ペーシングが行われていて，両室ペーシングにより心機能改善が期待できる場合

b 両室ペーシング機能付き植込み型除細動器のわが国の適応ガイドライン[1)]

1) Class I
   - 十分な薬物治療を行っても改善しない NYHA クラスIIIないしクラスIVの慢性心不全で，左室駆出率 35% 以下，QRS 幅 130 msec 以上の心室内伝導障害を有し，かつ本ガイドラインで定める植込み型除細動器の適応のクラス I，IIa を満た

す場合
2) Class Ⅱa
- 十分な薬物治療を行っても改善しない NYHA クラスⅢないしクラスⅣの慢性心不全で，左室駆出率35%以下，すでに植込み型除細動器が植え込まれていて，両室ペーシングにより心機能改善が期待できる場合

c ESC ガイドライン[2]

1) Class Ⅰ
- NYHA クラスⅢ/Ⅳ，左室駆出率≦35%，QRS 幅≧120 msec，洞調律，十分な薬物療法が行われている症例（NYHA クラスⅣは歩行可能者のみ）
- NYHA クラスⅡ，左室駆出率≦35%，QRS 幅≧150 msec，洞調律，十分な薬物療法が行われている症例
- NYHA クラスⅢ/Ⅳ，左室駆出率≦35%，QRS 幅≧120 msec，ペースメーカ植え込みクラス Ⅰ 適応症例

2) Class Ⅱa
- NYHA クラスⅢ/Ⅵ，左室駆出率≦35%，QRS 幅≧130 msec，房室結節アブレーションによりペースメーカ依存となる心房細動症例
- NYHA クラスⅢ/Ⅵ，左室駆出率≦35%，QRS 幅≧130 msec，心室レートが遅くペーシング頻度が高い心房細動症例
- NYHA クラスⅢ/Ⅵ，左室駆出率≦35%，QRS 幅＜120 msec，ペースメーカ植え込みクラス Ⅰ 適応症例

3) Class Ⅱb
- NYHA クラスⅡ，左室駆出率≦35%，QRS 幅＜120 msec，ペースメーカ植え込みクラス Ⅰ 適応症例

10 植え込み後の管理

a 最適化

1) 心房-心室間隔（A-V delay）の最適化
- A-V delay が長いと，①拡張期の短縮，②心房収縮後の拡張期僧帽弁逆流を生じ十分に機能しない．逆に A-V delay が短すぎると心房収縮の中途に心室収縮が開始し，心房・心室両者に負担を生じる．最適な A-V delay は症例により異なるため，最適間隔を同定する必要がある．

- 超音波を用いる方法が一般的である．心尖部からドップラーにて僧帽弁血流を描出し，心室収縮の開始が僧帽弁血流 A 波の終末に一致する A-V delay に設定する．左室流出路血流の積分値(velocity-time integral)が最大になる間隔に設定する方法もある．
- 洞調律時(A sense, V pace)時と心房ペーシング時(A pace, V pace)時の最適 A-V delay は異なり，通常前者が後者よりも数 10 msec 短い．

2) 左室-右室刺激間隔(V-V delay)の最適化

- 超音波を用い，左室流出路血流が最大になる V-V delay または組織ドップラーにより同期不全が最小になる V-V delay に設定する．A-V delay よりも血行動態に及ぼす影響は小さいためあえて設定しないこともある．経験的に設定する場合，20〜50 msec 程度左室を先行させることが多い．
- A-V delay，V-V delay を電気的な指標から自動的に設定する機能をもつ植え込みデバイスも存在する．経時的な変化に追従して簡便に設定できる点で有用である．

文献

1) 日本循環器学会：循環器病の診断と治療に関するガイドライン(2005 年度合同研究班報告)，不整脈の非薬物治療ガイドライン(2006 年改訂版).
http://www.j-circ.or.jp/guideline/pdf/JCS2006_kasanuki_h.pdf
2) Dickstein K, Vardas PE, Auricchio A, et al : 2010 Focused Update of ESC Guidelines on device therapy in heart failure. an update of the 2008 ESC Guidelines for the diagnosis and treatment of acute and chronic heart failure and the 2007 ESC Guidelines for cardiac and resynchronization therapy. Europace 12 : 1526-1536, 2010

〔宮内靖史〕

6 カテーテルアブレーション

A
総論：カテーテルアブレーションの原理・方法・適応不整脈など

1 カテーテルアブレーションの歴史
- 1982年Scheinmanらにより，直流通電アブレーションを初めて施行されたが，心穿孔，塞栓症などの合併症が多発することからより安全なエネルギーが探索されていた．
- その後，Huangらにより高周波を用いたアブレーションの実験的検討が進められ，1987年にはBorggrefeらにより副伝導路アブレーションで，初めて臨床応用された．その後，高周波アブレーションの高い安全性，有効性が確認され，次第に高周波アブレーションの適応範囲が拡大していった．

2 高周波カテーテルアブレーションの原理
心筋組織に接触したアブレーションカテーテルの先端電極と，背部に貼付した対極板との間で高周波エネルギーを通電する．通電開始後速やかにジュール熱(resistive heat)が発生し数秒で定常状態となるが，その温熱効果が得られる範囲は浅部に限られる．通電を継続すると，熱の対流により高温部分が次第に深部に移行する(convective heat)．これは通電開始後30秒〜1分で，定常状態に達する(図4-9)．

3 高周波通電による組織傷害のサイズと組織所見
- 通電組織の電流強度は，電極から離れるにつれ急激に小さくなるため，組織焼灼の深達度には限界がある．一般的に使用されているラージチップカテーテルを用いて1〜2分間通電しても4〜5 mmの深達度しか得られない．

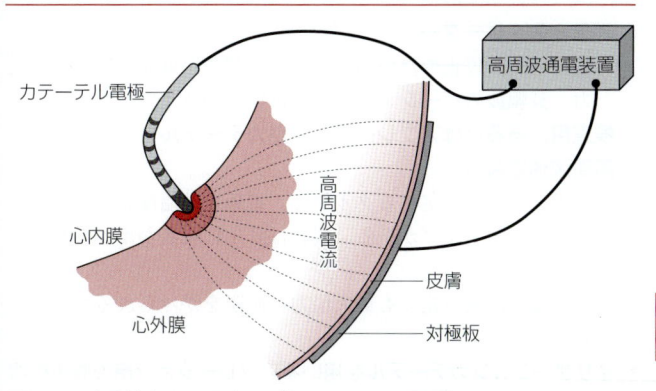

図4-9 高周波カテーテルアブレーションの原理

- これに対し，むやみに通電エネルギーを増やしても組織表面，電極先端の温度が急上昇し，組織が炭化し，インピーダンスが上昇するため，これ以上の焼灼は不可能となる．
- 高周波通電により50℃以上の組織温度が30秒以上維持されると，不可逆的な凝固壊死を生ずる．また，45〜50℃でも可逆性の組織傷害がもたらされる．凝固壊死は細胞内外の水分消失，蛋白変性を引き起こし，また周囲に出血，炎症，浮腫を伴う．周囲の浮腫，炎症などが落ち着くと不整脈が再発することもある．
- アブレーションを1か月以上経過した遠隔期には周囲の健常組織との境界が明瞭で均一な線維あるいは肉芽組織となるため，催不整脈性を示すことは少ない．

4 必要な機器

a 透視設備

- バイプレーンが望ましい．心房細動，心房頻拍，構造的心疾患に伴う心室頻拍など，複雑な機序，頻拍回路をもつ頻拍に対するアブレーションでは透視時間が長くなる傾向があり注意を要する．

b EPシステム（ポリグラフ）

- EP Medシステム，Birdシステム，CardioLaboシステムなど．

c スティミュレーター

- 頻拍誘発,停止のためのプログラム刺激が可能.近年は高出力,長幅波のペーシング機能が付いている.

d 検査用,あるいはアブレーション用カテーテル
e 高周波通電装置

- 出力を設定し通電するタイプと,電極先端温度を設定し出力を調節するタイプがある.現在は,主に後者が用いられている.
- 現在は,温度設定でも最大出力に制限をかけられるものが多い.

f イリゲーションカテーテルを用いるアブレーション用の周辺機器

- イリゲーションシステム(カテーテル内に生理食塩水を灌流し先端電極を冷却する方法)を用いることにより,組織表面あるいは電極の温度が冷却されるため,インピーダンスが上昇することなく高出力の通電が可能となる.
- その結果,より深部まで焼灼巣を作製することができる.
- 本システムに必要な機材は,カテーテル,専用の通電装置,およびイリゲーションポンプである(付録2を参照).

g 緊急時対応のための機器

- 直流除細動器,気管内挿管セット,酸素吸入器,アンビューバッグ,心膜液ドレナージセット,各種救急薬剤など.

5 前準備

a 麻酔前投薬

- 前夜あるいは施行1時間前にマイナートランキライザーを経口投与する.
- 心房細動や心室頻拍など手技が長時間に及ぶ場合,あるいはセッション中に直流除細動が必要な場合は,静脈麻酔薬を用い鎮静を保つようにする(薬品によってはアブレーション時の投与が保険償還されていないものもあり注意する).

  〔例〕プロポフォール(ディプリバン®):導入;0.05 mL/kg/10秒の速度で,就眠が得られるまで静脈内投与(成人通常量0.20〜0.25 mL/kg).維持;0.4〜1.0 mL/kg/時で安定した効果が得られる.

  デクスメデトミジン(プレセデックス®):導入;6μg/

kg/時の速度で10分間静脈内投与．維持：0.2〜0.7μg/kg/時で持続注入する．

b カテーテル挿入後

- ヘパリンの投与：初回は2,000〜5,000単位を静注し，その後は1時間ごとに1,000単位を追加する．心房細動に対する左房広域のアブレーションの際は，ACTを300〜350秒に維持するように心がける．

6 適応不整脈とその標的組織

- 現在ではアブレーションはほぼあらゆる不整脈に適応されている．ただし，心室細動に対するアブレーションはそのトリガーとなる心室期外収縮に対してのみで，細動基質に対する根治的アブレーションは行われていない．
- 1章「4. 各種不整脈のメカニズム」の表1-1(18頁)にそれぞれの不整脈のメカニズム，その受攻性因子，アブレーションの標的部位を一覧にした．
- アブレーションの適応ガイドラインは日本循環器学会により作成された「不整脈の非薬物治療ガイドライン」を参照(2006年版)

7 アブレーションの標的同定法(各種マッピング法)

a アクチベーションマッピング

- 頻拍時の興奮パターンを解析し，頻拍のメカニズム，リエントリーであれば必須緩徐伝導路，巣状興奮であれば最早期興奮部位の同定が可能となる．近年は医療機器の進歩により，CARTOシステム，NavXシステムが開発され，各心チャンバーを三次元的に解剖表示し，その上に興奮伝播のパターン描写することができる(付録2，380頁を参照)．

b ペースマッピング

- 主に心室期外収縮や心室頻拍に用いられる．頻拍のメカニズムが自動能亢進やマイクロリエントリーなどであり，巣状興奮から放射状の興奮伝播を示す場合は，その巣状興奮部位からのペーシングにより頻拍と同様のQRS波形が再現できるはずである．この原理を利用したマッピング法であるが，QRS波形を肉眼的に評価する際にバイアスの混入があり，

客観性が保てないという欠点がある．最近は PaSo (pace-mapping software) など，ある一定の評価アルゴリズムを用いて，マッピングスコアを算出するソフトが開発されている．

- 頻拍メカニズムがマクロリエントリーの場合，ペーシング波形が頻拍波形と完全に一致することはない．陳旧性心筋梗塞や拡張型心筋症などで複雑なリエントリー回路が存在し，緩徐伝導路からの出口が複数存在する際には，このペースマッピングを用いて，大よその出口の同定を行うことができる．この結果をふまえてアブレーション方略を検討する．

c エントレインメント(entrainment)マッピング

- 陳旧性心筋梗塞や拡張型心筋症などに伴う単形性心室頻拍，心房粗動などマクロリエントリー性頻拍に用いられる．頻拍中にその頻拍周期よりも 20〜30 msec 程度短い周期でペーシングを加え，ペーシングを中止した際の心内電位図の解析

> **MEMO・ concealed entrainment (図 4-10)**
>
> 陳旧性心筋梗塞(下壁)に誘発された単形性心室頻拍の必須緩徐伝導路からのペーシング時の心電図および心内電位図波形である．ペーシング部位(MAP)では頻拍中に拡張期電位(mid-diastolic potential : MDP)が記録され，VT 中には QRS 波立ち上がりよりも 212 msec 先行している．entrainment pacing 時はペーシング刺激(S)から QRS 波立ち上がりまでがやはり 212 msec であり，またペーシング時の心電図 QRS 波形は頻拍中のそれに一致している．さらに，MAP 電位で観察される post-pacing interval(PPI)は頻拍周期にほぼ一致しており，concealed entrainment の基準を満足している．これにより，本刺激部位がリエントリー回路上(緩徐伝導路内)に存在することが証明されることになる．
>
> また，頻拍中の MDP から QRS 立ち上がりまでの間隔と頻拍周期の比率(MDP-QRS/頻拍周期×100%)を測定し，これが 20% 以下であれば緩徐伝導路からの出口，20〜60% であれば必須緩徐伝導路内，60% 以上であれば緩徐伝導路への入り口に存在すると判断する．

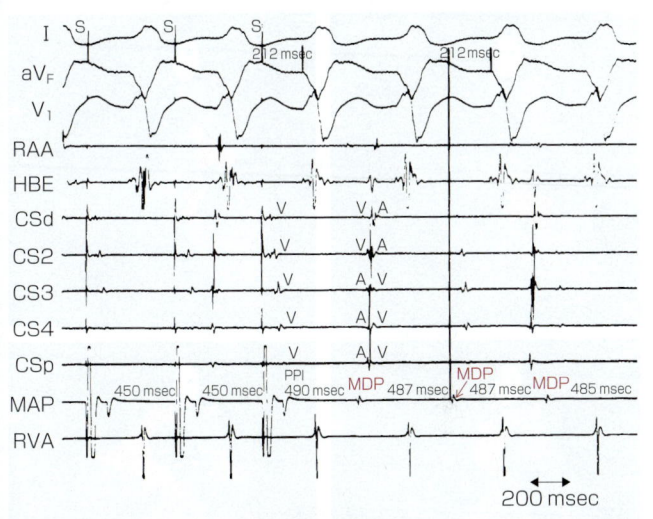

図 4-10　concealed entrainment の実例

により，ペーシング部位がリエントリー回路上に存在するか否かを判定する（concealed entrainment 現象の証明：MEMO 参照）．

d プロパゲーション（propagation）マッピング

- S-D マッピングシステムを用いれば，そのアクチベーションマッピング所見を基に，時間枠ごとに電位が観察される範囲をカラー表示することができ，興奮の伝播過程をより具体的に把握することができる（図 4-11）．これにより治療方略の組み立てが容易となる．

8 アブレーションの成功率

発作性上室頻拍，WPW 症候群，通常型心房粗動，特発性心室頻拍などは 90% 以上の成功が見込める．非通常型心房粗動，心房頻拍，心室期外収縮，発作性心房細動に対する肺静脈隔離術などは，施設によって異なるが 70〜90% の成功率である．

一方，慢性心房細動や構造的心疾患に伴う心室頻拍に対するアブレーションは成功率がさらに低く，たとえ急性期にはその出現が抑制されても，再発するケースが少なからずあり，またリセッ

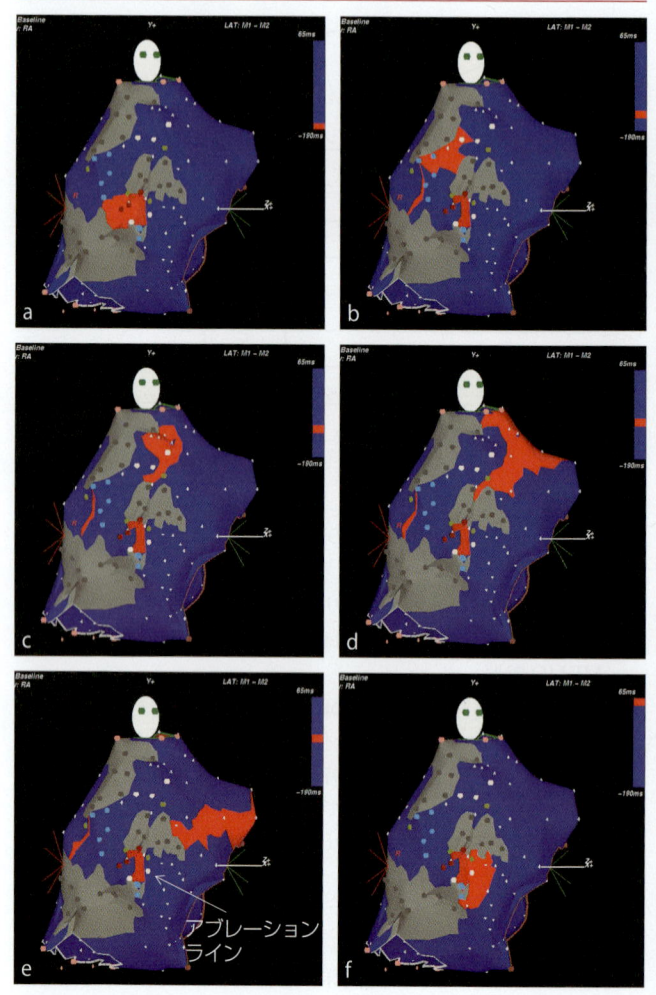

図4-11 CARTOシステムを用いたプロパゲーションマッピング

心房中隔欠損に対するパッチ閉鎖術から15年が経過した症例．心房頻拍に対して右房マッピングを行い，このデータを基に興奮伝播過程を表示している．右房自由壁に存在する瘢痕組織(灰色で表示)の周囲を時計方向回転に旋回するリエントリーであることがわかる．本例ではこの瘢痕部から下大静脈方向に線状焼灼し，頻拍が根治した．

ションが必要になることも多い．

9 アブレーションに関連した合併症

a 致死的合併症
- 左房食道瘻（心房細動アブレーション），左室穿孔（心室頻拍），脳梗塞

b 重篤な合併症
- 心タンポナーデ，横隔神経麻痺，肺静脈狭窄，肺静脈血栓塞栓症，食道迷走神経障害，房室ブロック，洞機能不全，大腿動静脈瘻

c 比較的軽度の合併症
- 一過性徐脈，迷走神経反射，新たな不整脈の出現（心房頻拍など），穿刺部血腫など．

〔小林義典〕

B 上室不整脈

上室不整脈では下記が主なアブレーション対象不整脈である．
- 心房細動
- 心房粗動（第5章の「7. 心房粗動」，308頁参照）
- 発作性上室頻拍
  - 房室結節リエントリー性頻拍（atrioventricular nodal reentrant tachycardia：AVNRT）：55%
  - 房室回帰性頻拍（atrioventricular reentrant tachycardia：AVRT）：25%
  - 心房頻拍（atrial tachycardia：AT）：15%

1 心房細動（AF）

AFのアブレーションは，現在もそのアプローチに関しては進歩している分野といえる．心房細動を引き起こす異常興奮起源は，左心房から進展した肺静脈内の心筋内にあることはほぼ共通認識である．その他の起源として，上大静脈内の異常興奮を起源とする例も少なからず存在する．AFアブレーションにおける基本コンセプトは肺静脈内の異常興奮起源を消失させるか，肺静脈内の異常興奮起源から興奮伝播が左房内に到達しないようにすれば，AFは発症しないことになる．これらを踏まえて歴史的には肺静脈内のAFを引き起こす異常興奮部をターゲットにしていたが，肺静脈狭窄やAFの治癒率が低いことより，後者に移行することとなった．AFのアブレーションにおける肺静脈-左房間の電気的隔離は今や"cornerstone"となり，世界中で認識されている．以下に，現在行われている発作性AF，持続性AFに対するアブレーション方法を示す．

a アブレーションの方法

1) 肺静脈入口部における部分（segmental），または円周状のアブレーション
   - 肺静脈入口部にリング状カテーテルを配置し，そこから得られる電位記録をもとに肺静脈-左房間の電気的交通部をアブレーションする．

- リング状カテーテルは10極,もしくは20極の電極を有する.どちらを選択するかは施設,術者によって好みが分かれるところである.
- リング状カテーテルを肺静脈入口部にリング面と肺静脈の走行が直交するように,また左房,肺静脈電位が明瞭に記録されるように配置し,肺静脈電位の最早期興奮部位をターゲットとしてアブレーションを行う方法である.
- 右肺静脈入口部のアブレーションでは洞調律下で,左肺静脈入口部のアブレーションでは冠状静脈洞ペーシング下で行う.後者は左心耳電位と肺静脈電位の分離に有用な方法といえる.
- また,入口部近傍のアブレーションでは肺静脈狭窄の合併症が回避できないことから,入口部でアブレーションを行わず,肺静脈入口部の左房側の前庭部(antrum)で行う方法もある.
- 図4-12a, bに本法の線状ラインの模式図を示す.

2) 拡大肺静脈隔離術(extensive encircling pulmonary vein isolation:EEPVI)
- 本法は肺静脈入口部外側の左房筋(前庭部:antrum)の一部もAFの維持にかかわるとの考えのもとに,上下肺静脈を同時に隔離する方法である.
- 通常はリング状のカテーテルを上下肺静脈に留置し("double Lasso手技"と称される),肺静脈入口部外側の左房(antrum)を焼灼する.むろんエンドポイントは肺静脈-左房間の伝導ブロックである(図4-12c).

3) CFAEアブレーション
- 本法は持続性,慢性AFの場合に行われる.
- 持続性AFの維持に,肺静脈の反復する異常興奮よりもAFを持続・維持させる左房内の基質が大きく関与するとしたコンセプトである.
- 持続した局所電位を10秒以上認め,また10秒間の記録内での局所興奮波の周期が平均120 msec未満と短く,局所心房波高が0.04~0.25 mVの低い領域がAFの維持に大きく関与するとし,このような電位を"complex fractionated atrial electrogram(CFAE)"と称し,こうした性質の電位を呈する

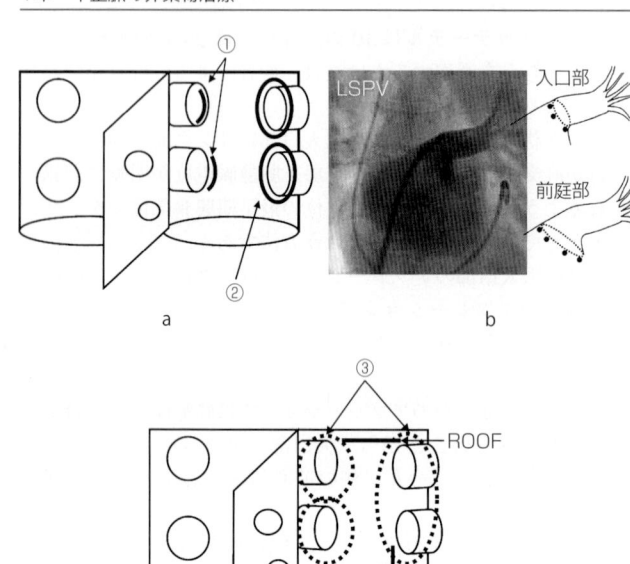

図 4-12 肺静脈隔離法における焼灼ライン
a. 部分的円周状(segmental, ①), 入口部円周状(②)のアブレーションライン.
b. 入口部, 前庭部におけるアブレーションポイント.
c. 拡大肺静脈隔離のアブレーションライン(③).
LSPV:左上肺静脈, MVL:僧帽弁輪峡部のアブレーションライン, ROOF:左房天井のアブレーションライン.
(a, c は文献 8 より引用・改変, b は文献 9 より引用・改変)

心房筋にアブレーションを点状, 線状に行う方法である(図4-13).

- 本法は術者の主観で判断され, 初めて報告した Nademanee らの報告では AF のアブレーション成功率は 70% 以上と報告しているが[3]", 他施設において同様に良好な結果を示していないことが問題点でもある.

4) 自律神経をターゲットとしたアブレーション
- 左房におけるアブレーション中に一過性洞停止の出現を認め

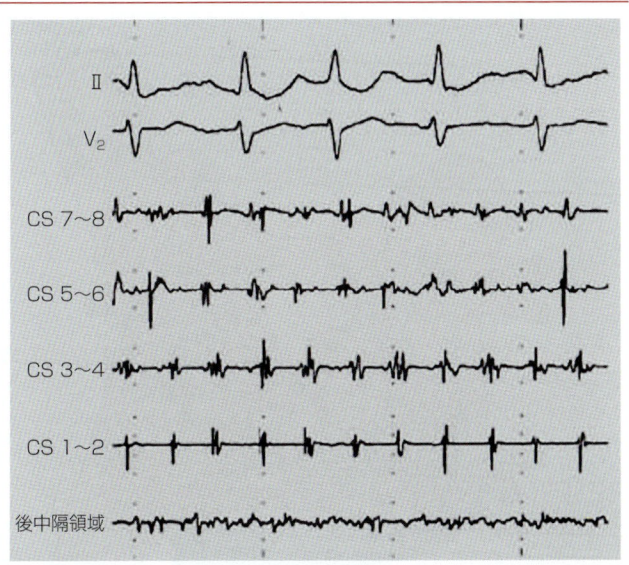

図 4-13 complex fractionated atrial electrogram (CFAE) の実際
後中隔領域で記録された連続し,持続する電位(最下段電位図).上から心電図Ⅱ,V_2誘導,冠状静脈洞(CS 7〜8:最近位電極,CS 1〜2:最遠位電極).
(文献3より引用・改変)

ることがあるが,これは副交感神経刺激に対する反応と一致する.
- こうした副交感神経刺激の反応を認める心房筋の心外膜側には ganglionated plexi (GP) と称する交感神経,副交感神経の両者を含む神経節が存在する.
- 心外膜に GP を有する部位は解剖学的には局在性を示し,同部を解剖学的,もしくは電気生理学的に確認後にアブレーションを行う方法である.
- 電気生理学的に認識する手段はカテーテル先端からの数秒間の高出力による高頻度刺激〔刺激周期=50 msec (20 Hz)〕による副交感神経刺激反応〔ポーズの出現(先行 RR 間隔の50%以上の延長)および血圧低下〕が認められた場合,刺激部位の心外膜側に GP の存在を認識できる.

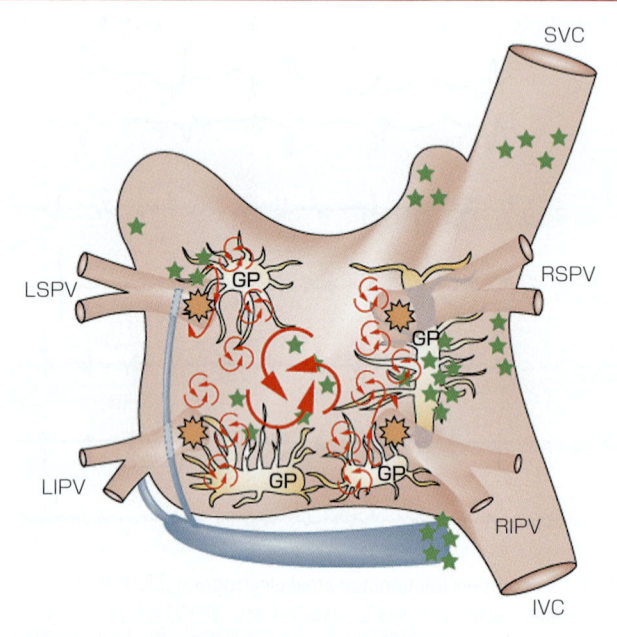

図 4-14　ganglionated plexi(GP)の解剖学的分布
心房を背面から見た図．ganglionated plexi(GP)は図のように分布する．発生，持続する AF 波を大小の赤矢印で示す．通常の肺静脈の心房細動起源部位を黄色，非肺静脈起源を緑で示す．
IVC：下大静脈，LIPV：左下肺静脈，LSPV：左上肺静脈，RIPV：右下肺静脈，RSPV：右上肺静脈，SVC：上大静脈．
(文献 10 より引用・改変)

- 本法は高頻度刺激に対する副交感神経反応が認められた箇所にアブレーションを行う方法である(図 4-14)．
- 肺静脈の電気的隔離は行わない GP 単独のアブレーションのみでは，肺静脈の電気的隔離に比べて成功率は低いとの報告もある(図 4-15)[4]．通常は，単独で行われることは少ない．

5) stepwise linear アブレーション
- 2005 年に Haissaguerre らが初めて報告した慢性，持続性 (long lasting persistent) 心房細動に対するアブレーション法[1,2]
- 現在，本法を行う施設間ではその詳細な方法およびアブレー

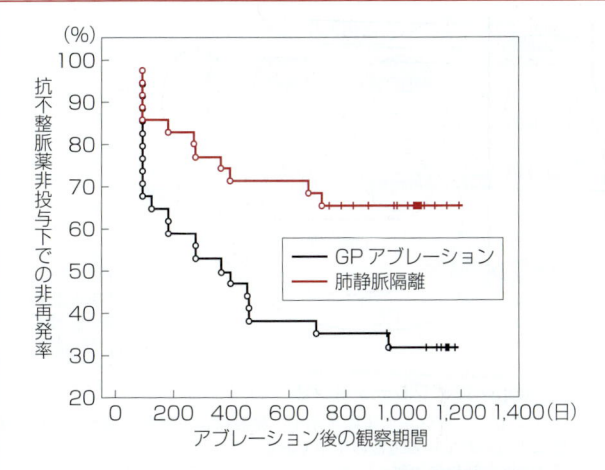

図4-15 解剖学的GPアブレーション単独と肺静脈隔離術によるAFアブレーションの成績の比較

色線の肺静脈隔離術のほうが,黒線で示される解剖学的GPアブレーションに比べて長期成績はよい.
(文献4より引用・改変)

ションの順序は異なる.
- まずは肺静脈に対してEEPVIを行う.その後は,左右の肺静脈を結ぶような左房天井および底部の線状焼灼,CFAEに対するアブレーション,左下肺静脈-僧帽弁輪間の線状焼灼,CS天井に位置する僧帽弁輪の左房筋のアブレーション,心房中隔のアブレーション,左心耳のアブレーション,また上大静脈隔離などの組み合わせで行う[3,4].
- 数ステップのアブレーション後は,右房と左房との心房細動周期を比較して,次のステップのターゲットを右房内か,左房内に行うのかの判断を行う.
- 実際のところは,多症例における本法によるアブレーションの経験がないと,理論を知っていても実際には判断に迷うところが多い.
- これらの線状焼灼をAFがアブレーションによって停止するまで行う方法であるが,停止しない場合は最終的には除細動を行う.

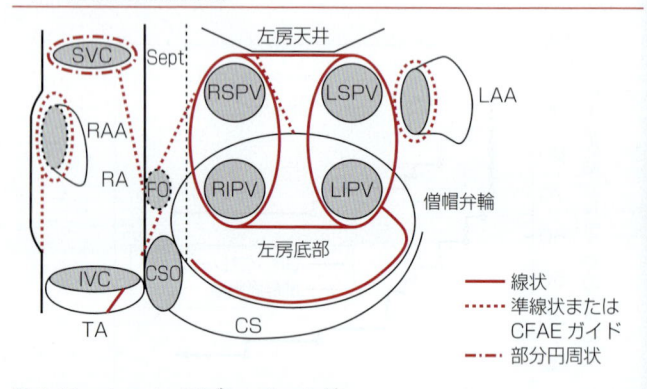

図 4-16 stepwise アブレーション法

stepwise アブレーション法の実際を示す．施設によって異なるが，上図はわが国の施設で行われている方法の 1 つである．
ステップ 1：拡大肺静脈隔離
ステップ 2：左房天井，底部の線状焼灼
ステップ 3：左房側前中隔，後中隔の焼灼
ステップ 4：僧帽弁輪と左房峡部の線状焼灼
ステップ 5：左心耳基部の焼灼
ステップ 6：右房側中隔，右心耳基部のアブレーション
ステップ 7：上大静脈隔離，右房解剖学的峡部の線状焼灼
CS：冠状静脈洞，CSO：冠状静脈洞入口部，FO：卵円窩，IVC：下大静脈，LAA：左心耳，LIPV：左下肺静脈，LSPV：左上肺静脈，RA：右房，RAA：右心耳，RIPV：右下肺静脈，RSPV：右上肺静脈，Sept：心房中隔，SVC：上大静脈，TA：三尖弁輪．
(文献 11 より引用・改変)

- わが国で行われているアブレーション法の 1 つを図 4-16 に示す．

b アブレーションの成績

- 各方法による AF アブレーションの単独の成績は異なる．
- まず，対象とする AF の種類（発作性，持続性，慢性）などの AF の持続時間による性質によってアブレーションの方法が変わってくる．
- 原則的には肺静脈の電気的隔離を行うことは必須の手技である．
- 一般的には上下肺静脈をひとくくりに大きく隔離するか，個別に 1 本ずつ隔離する方法が多くの施設で行われている．

6. カテーテルアブレーション

- 2009年に報告された抗不整脈薬とアブレーションのAFに対する効果のメタ解析の結果では，30秒以上持続するAF，心房粗動，心房頻拍が一度も認められないことを成功と定義する基準をもとにした場合，1回のみAFのアブレーションのみの成功率は抗不整脈非投与下では57%，複数回のアブレーションにおけるAFアブレーションの成功率は71%であった．
- 抗不整脈薬投与下ではその成功率は77%と高値を呈した．
- 一方，抗不整脈薬のみの洞調律維持効果は52%と劣っていた[5]．
- こうした報告は観察期間にばらつきがあり，長期のAFのアブレーションの成績は不明であった．
- 2011年に発作性心房細動(PAF)症例における長期のアブレーション成績を示すデータが示された(図4-17)[6]．
- アブレーションの基本手技は，三次元システムを利用した左右の拡大肺静脈隔離術(EEPVI)である．
- 1回のみのアブレーションではアブレーション後1年以内に成功率は急激に低下し，40%の症例で再発し，5年後には約50%程度に再発をきたすことが明らかとなった．しかし，AF再発による複数回のアブレーションが施行された症例においてはその再発率は低下し，5年後において約80%の症例でAFが再発しないデータが示された．
- また同時期に発作性，持続性AFを含むアブレーションの長期成績が示された(図4-18)[7]．この報告においても再発は1年以内に約50%程度出現した．
- 以上よりPAFのアブレーションでは複数回を必要とする例は約半数であり，またこれら再発例では肺静脈-左房間の電気的隔離後の伝導の再開がAF再発の最大の要因であった．

各アブレーション法の理論的背景は肺静脈の電気的隔離を除いては，十分に確立されておらず，心房細動のアブレーションは今後も進歩，発展をとげていくものと思われる．また，アブレーションを行うエネルギー源も高周波が現在は一般的であるが，今後は冷凍凝固(cryoablation)などが導入されることが期待される．

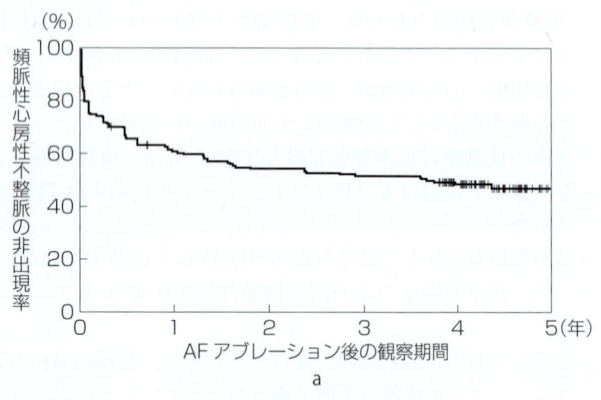

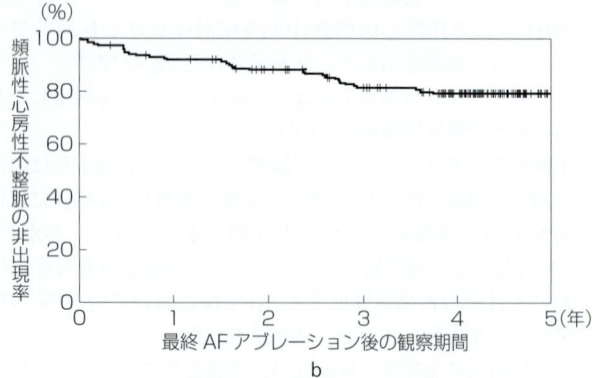

図 4-17 発作性心房細動アブレーションの長期成績
a. 1 回のみの AF アブレーションの長期成績.
b. 2 回以上の AF アブレーションの長期成績.
(文献 6 より引用・改変)

2 房室結節リエントリー性頻拍（AVNRT）

a 分類（図 4-19b）

- 上室不整脈の約 55% を占める.
- AVNRT は下記に分類される.
  - 通常型 AVNRT：遅伝導路を順伝導し，速伝導路を逆伝導する.
  - 非通常型 AVNRT：速伝導路を順伝導し，遅伝導路を逆

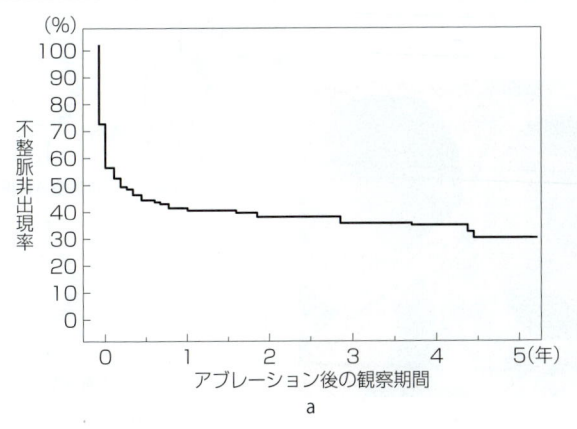

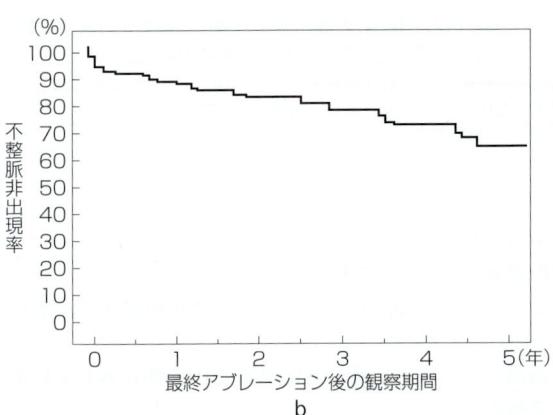

図 4-18 発作性および持続性心房細動アブレーションの長期成績

a. 1回のみの AF アブレーションの長期成績.
b. 複数回の AF アブレーションの長期成績.
(文献 7 より引用・改変)

伝導する.

b リエントリー回路

- コッホ(Koch)の三角(三尖弁の中隔尖, Todaro 索, 冠状静脈洞(coronary sinus:CS)で囲まれた領域内に遅伝導路(slow pathway:SP), 速伝導路(fast pathway:FP)が存在

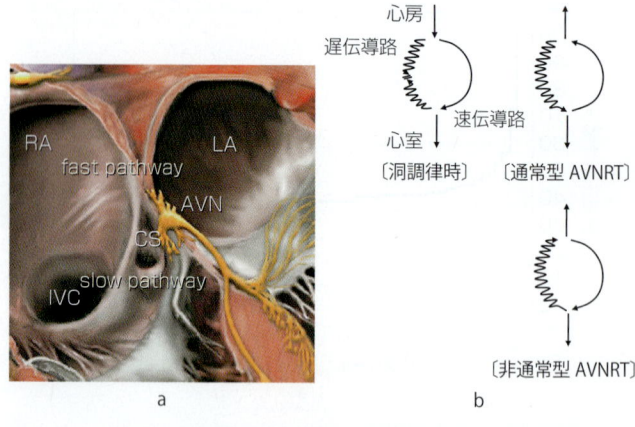

図 4-19 コッホの三角（a）と速伝導路，遅伝導路および房室結節リエントリー性頻拍（AVNRT）の伝導路の模式図（b）
AVN：房室結節，CS：冠状静脈洞，fast pathway：速伝導路，IVC：下大静脈，LA：左房，RA：右房，slow pathway：遅伝導路．
（文献 12 より引用・改変）

する（図 4-19）．

c 標的組織への解剖学的知識[12]

- 上記のいずれの AVNRT にせよ「遅伝導路（SP）」を標的とする．
- 洞調律時の房室伝導は速伝導路（FP）を順伝導しているからである．
- 歴史的には最初は FP をアブレーションの標的としていたが，FP に対するアブレーションにより約 10％ で房室ブロックの発生が避けられないために，遅伝導路を標的とするようになった．
- SP はコッホの三角の中で，CS 入口部と三尖弁輪の間の心房中隔下部に，一方 FP は CS 上方の His 束領域近傍の心房中隔上部に位置する（図 4-19a）．
- コッホの三角は His 束電位が記録される三尖弁輪上方中隔と CS 入口部底部を上から A, M, P の各レベルに分類し，各レベルを上下に二分する（図 4-20）．

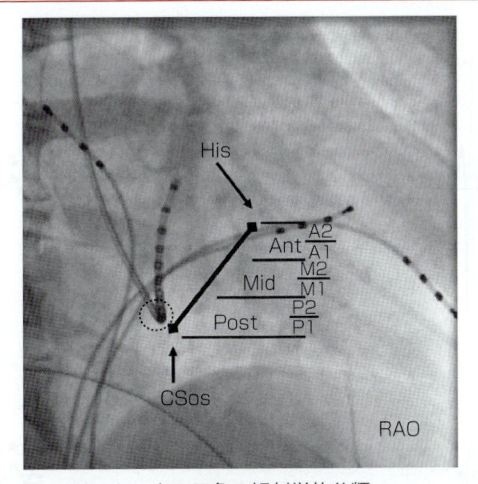

図 4-20　コッホの三角の解剖学的分類
右前斜位 30 度から見た透視図．His 束電位記録部と冠状静脈洞入口部(CSos)底部の間での解剖学的位置指標．His：His 束，RAO：右前斜位．
(文献 12 より引用・改変)

d アブレーションの実際

- 解剖学的アプローチと電気生理学的(電位指標)アプローチに分けられるが，実際には両者の併用が成功に導く．

1) 解剖学的アプローチ

- SP への解剖学的アプローチはコッホの三角の CS レベルの下部中隔にアブレーションカテーテルを位置させる(P1〜2レベル)．
- 心房，心室電位が明瞭に認められるためのカテーテル操作はカテーテルの手元を時計方向に回転させ，カテーテル先端の中隔への密着をよくする．
- 初心者はロングシースイントロデューサーの"SEPT"を使用するとアブレーションカテーテル先端を心房中隔に密着させやすい．
- 心房波/心室波の比率が 0.5 未満である場所を選択する．
- 点状焼灼法と CS 入口部天井と底部の中間のレベル(P1〜2の中間レベル)で三尖弁側の心房(A)波が記録される部位か

4章 不整脈の非薬物治療

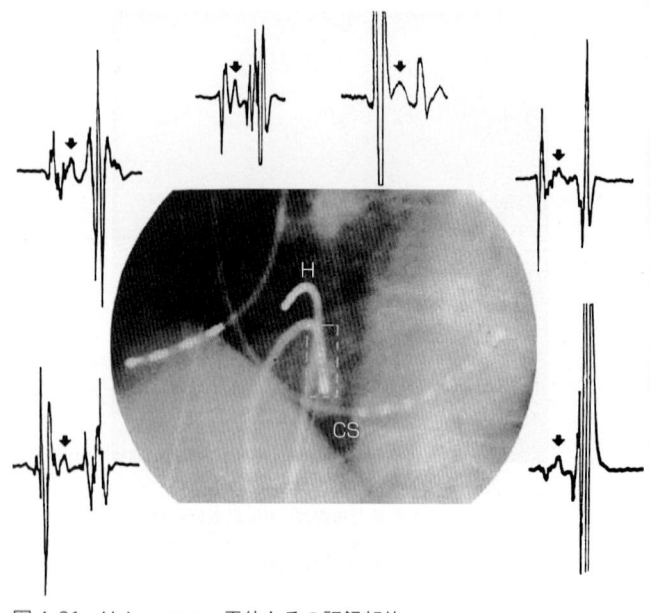

図 4-21 Haissaguerre 電位とその記録部位
図中の下向き矢印で示すダルな電位が slow pathway 電位である. 先行するシャープな電位は局所の心房電位である.
CS:冠状静脈洞, H:His 束電位記録部.
(文献 15 より引用・改変)

らCS入口部にかけての心房中隔を線状焼灼する方法があるが, 通常は下記SP電位を指標にした点状焼灼法が選択される.

2) SP 電位アプローチ(Haissaguerre 電位 vs Jackman 電位)
  a) Haissaguerre 電位(図 4-21)
    ・Haissaguerre らがコッホの三角中部で記録される SP 電位を報告した.
    ・Haissaguerre 電位は高周波電位に続く低周波電位で構成される.
  b) Jackman 電位(図 4-22)
    ・Jackman らがコッホの三角の下部で記録される SP 電位を報告した.

6. カテーテルアブレーション

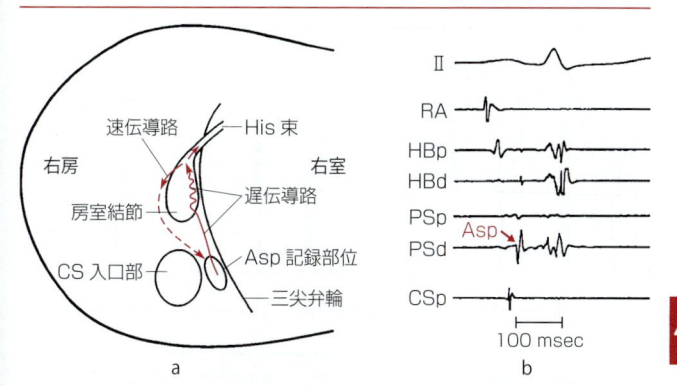

図 4-22　Jackman 電位とその記録部位

a. 右前斜位から見た図で遅伝導路の走行と，速伝導路の走行を示す．
b. slow pathway 電位(Asp：Jackman 電位)が記録される位置は CSos の弁輪側で記録される．
Asp：SP 電位，CS：冠状静脈洞，HB：His 束電位記録部，PS：後中隔，RA：高位右房．
（文献 16 より引用・改変）

- Jackman 電位は低周波電位に続く高周波電位で構成される．

c) Haissaguerre 電位 vs Jackman 電位

- Haissaguerre 電位はコッホの三角の中下部で記録される電位で，スパイク状の高周波成分(H)のあとに低周波成分(L)が認められる．
- Jackman 電位はコッホの三角の下部で記録される電位で，低周波成分(L)が先行し，スパイク状の高周波成分(H)が後に続く[13]．

3) アブレーションの実際（図 4-23a）

- P1～2 レベル中間のコッホの三角部で A 波に続く slow pathway(SP)電位が記録された．

e アブレーションの実際と通電中の注意事項

- アブレーションの通電温度は 50℃（出力 50W）に設定する．
- カテーテル先端の心房中隔への接触性を高めないと，温度が十分出ていても組織焼灼はされない．
- SP アブレーションでは通電中に促進性房室接合部調律が出現する（図 4-23b 矢印）．

4章 不整脈の非薬物治療

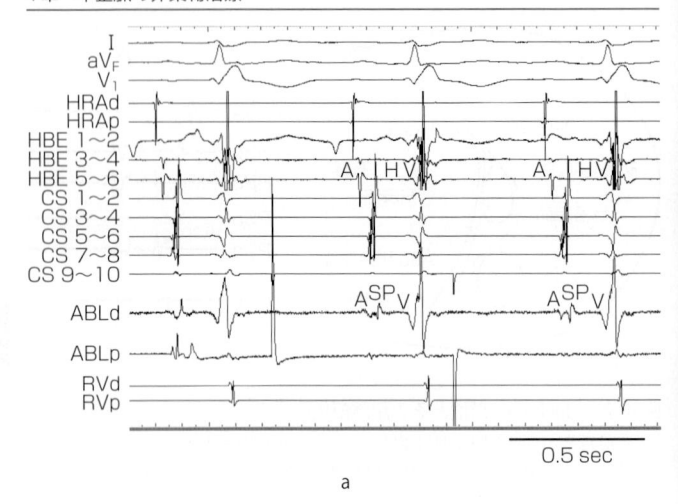

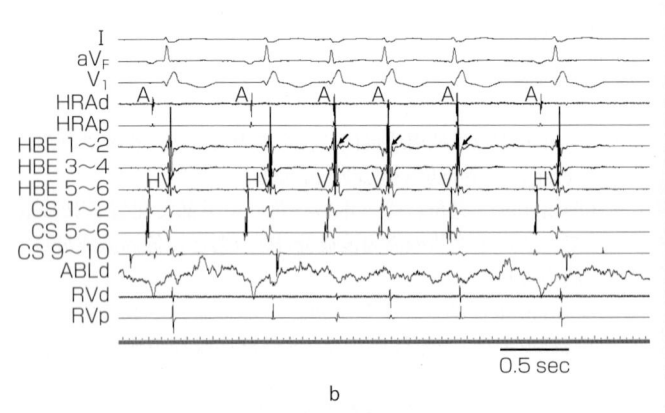

図 4-23 アブレーション治療時の心電図

a. アブレーション成功部位の心内電位図.
b. 遅伝導路通電中に認められた促進性の房室接合部調律：3〜5拍目にかけて高位右房よりも His 束電位図(HBE)部の興奮が先行し，房室接合部からの調律であることがわかる.

A：心房興奮，ABL：アブレーション電位，CS：冠状静脈洞(1〜2：遠位電極，9〜10：近位電極)，H：His 束電位，HBE：His 束，HRA：高位右房(d：遠位，p：近位)，RV：右室，SP：遅伝導路電位，V：心室興奮.

- 促進性房室補充調律が認められた場合には40〜60秒通電を継続する.
- 促進性房室補充調律が認められない場合では30秒程度で通電を中止する.
- アブレーションによる有効性の判定は促進性房室補充調律が認められた場合には,その通電後にアブレーション前に誘発された期外刺激間隔で行い誘発性を確認する.
- 促進性房室補充調律が認められなかった場合には有効性が低いと考えられるので,少し上方レベルでのアブレーションを試みる.
- ただし,促進性房室補充調律が認められなくても頻拍が誘発されなくなることもある.
- アブレーションによる房室ブロックの発生を回避するために,促進性房室接合部調律出現時には(室房)VA伝導(厳密には接合部-心房間の伝導)が確保されていることを確認し,VAブロック出現時は直ちに通電を中止する.
- PQ間隔(房室伝導時間)も注意し,PQ間隔の延長(房室伝導時間の延長)が認められる場合にも,直ちに通電を中止する.
- 順伝導のAVブロックを避けるべく,促進性房室接合部調律出現後,接合部調律より速いレートで心房ペーシングを行い,心房(A)-His束(H)(AH),AV間隔を注意し,徐々に延長が認められた場合には直ちに通電を中止する方法もより安全な方法といえる.
- 通電後,一過性に洞調律レートの低下や洞調律とほぼ同程度のレートの房室接合部調律が出現することがある.
- アブレーション前から1度房室ブロックのあるような例では,1/3の例においてその後の長期観察でさらなる高度の房室ブロック発症の危険性がある.
- 基本はSPアブレーションであるが,順伝導はSPのみの伝導で,逆伝導がFPのみしか有さない例では逆行性のFPに対してアブレーションを行うことが賢明である.

f 成功基準

- 通電中の促進性房室接合部調律の出現が成功因子である.
- SPの完全離断が理想といえるが,実際の発作消失にはその必要はまったくなく,AVNRTが出現しないようにSPを修

- 飾するのみで十分である.
- アブレーション後に期外刺激により jump-up 現象が残り, SP が残存して 1.5 エコー(slow-fast-slow)の誘発までは成功範囲といえる. 必要以上にアブレーションを行わないことを心がける.
- イソプロテレノール(プロタノール® 0.005 μg/kg/分)を投与し, アブレーション前に本剤を必要とせず, AVNRT が誘発された症例でも, AVNRT の誘発性を検証する.
- イソプロテレノール投与前には 1.5 エコー以下の誘発であったものでも, イソプロテレノール投与後に 2 エコー以上が誘発された場合は追加焼灼する.
- 術後 1〜2 か月間は一過性の頻拍を訴える症例が 1〜2% 存在するが, これは再発というよりも一過性の洞性頻拍であり, 症状の強い場合には β 遮断薬が有効である.
- 放置していても数か月で自然消失する.

3 房室回帰性頻拍(AVRT)

a 分類(図 4-24)
- 順方向性 AVRT:房室伝導は房室結節を経由, 室房伝導は副伝導路を経由するもの(90% 以上)
- 逆方向性 AVRT:房室伝導は副伝導路を経由, 室房伝導は房室結節を経由するもの(3〜6%)

b WPW 症候群における AVRT
- 顕性 WPW 症候群では副伝導路(accessory pathway:AP)は心房から心室への順伝導が存在するため, 順方向性, 逆方向性 AVRT を発症しうる.
- 心電図上では洞調律時にデルタ波を認める.
- 潜在性 WPW 症候群では副伝導路は心室から心房へ逆伝導するのみで, 順方向性 AVRT のみしか起こらない.
- 心電図で洞調律時にデルタ波は認められない.

c カテーテル配置
- 右房, His 束, 右室と, 冠状静脈洞(CS)内に通常 10 極電極カテーテルを配置する.
- 通常, 左側副伝導路のほうが右側副伝導路より頻度が高く(70% vs 30%), CS 内の興奮が AP の同定に有用である.

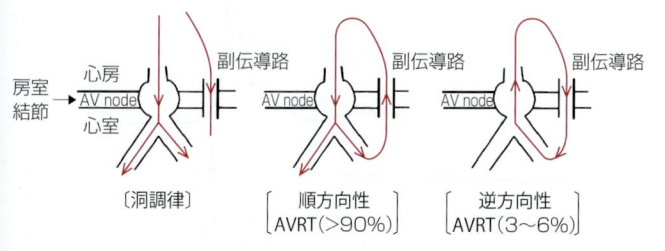

図4-24 房室回帰性頻拍(AVRT)の分類

- あらかじめ,デルタ波などによる AP 部位を予測しておくのは重要であり,それに従ってカテーテル配置の準備もする(他項参照のこと).

d 副伝導路(AP)の同定とアブレーション法

1) 左側副伝導路

- デルタ波がある(顕性 WPW 症候群)場合は,洞調律時に CS 内で心房波と心室波が近接,癒合する部位が副伝導路の位置である.早期興奮が乏しくデルタ波が明瞭に認められない場合は高頻度心房ペーシング(左側の場合は CS 内から)を行うとデルタ波が明瞭となり,AP の局在の推測に役立つ.
- カテーテル先端電極から心房電位,AP 電位,心室電位が認められれば,適切なアブレーション部位といえる(図 4-25)[14].しかし,実際に AP 電位が明瞭に記録される症例は少ない.
- またこれらの AP 電位や心房,心室電位が安定して記録される場合,カテーテルと組織の密着性がよく,成功に必要な条件である.
- アブレーション前での確認として,心房期外刺激によってAP 部の心房-心室伝導時間が一定であることは房室伝導が副伝導路を経由している根拠となる.

2) 右側副伝導路

- デルタ波がある場合は,三尖弁輪(TA)周囲に多極電極カテーテルを留置し,洞調律時に心房波と心室波が近接,癒合する部位が副伝導路の位置にあたる.
- 左側副伝導路と同様にカテーテル先端電極から心房電位,

4章 不整脈の非薬物治療

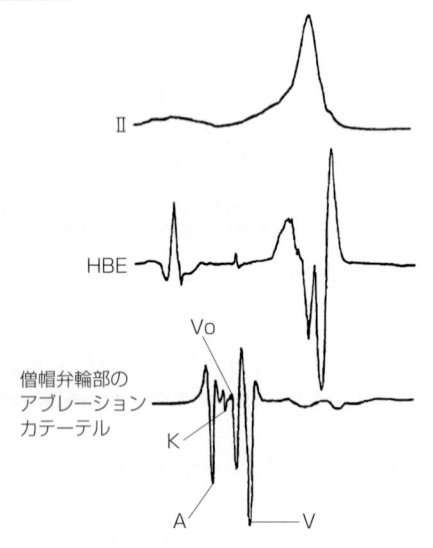

図 4-25 副伝導路電位(Kent 電位)
A:心房電位, HBE:His 束, K:Kent(副伝導路)電位, V:心室電位, Vo:心室興奮の始まり.
(文献 14 より引用・改変)

Kent 電位, 心室電位が認められれば, 適切なアブレーション部位といえる.
- デルタ波がない場合は, 右室ペーシング中に CS 内電極, あるいは TA 周囲に配置した電極で心室波と心房波が近接, 癒合する部位となる.
- アブレーションに際してはロングシースを用いるとカテーテルの安定性が高まる.
- 三次元マッピングシステムを用いて右室ペーシング中の心房最早期興奮部位をターゲットとする方法もある.
- 右側 AP のアブレーションの成功率は AP アブレーションのなかで最も低く(90%), 再発率が高い.
- 右側 AP の特徴として複数の AP や AP の幅が広いことが挙げられ, またカテーテル誘導に難渋することも成功率に影響している.

3) 中隔副伝導路
- 中隔副伝導路は近接する房室結節への焼灼を極力避けるように行わなければならない．
- デルタ波がある場合は，左側副伝導路と同様にカテーテルを配置し，心房中隔の興奮伝播情報を得るために CS 内の近位電極を CS 入口部に位置させる．洞調律時に心室興奮が最も早く起こる場所が AP の心室端である．次に右室ペーシングで心房の再早期興奮部位の検索を行い，心房最早期興奮部位が AP の心房端となる．
- デルタ波がない場合は副伝導路存在の確認は傍 His 束ペーシングにて行う．心室捕捉時(QRS 波形は幅広い)の刺激-心房波までの伝導時間が心室＋His 束捕捉時(QRS 波形は洞調律時よりは幅広いが，心室のみの捕捉時よりは狭い)と比べてほぼ同一の場合に AP の存在を示唆する．元々房室結節を経由した室房伝導の存在する症例では，室房伝導は FP/SP と AP の室房伝導の両者を伝導するため，的確に判断しなければならない．このような際にはペーシングレートを上げると，房室結節の伝導がより緩徐となり，副伝導路の心房最早期興奮部位を認識しやすくなる．また，心室ペーシング中に ATP 10〜20 mg の急速静注を行うと室房ブロックを生じ，心房最早期興奮部位が認識できる．さらに AP の不応期が房室結節のそれよりも短い場合は，期外刺激間隔短縮に伴い房室結節の伝導がブロックされ AP を経由した室房伝導のみとなり，心房最早期興奮部位は AP の心房端と評価できる．ただし，こうした手技は 1 回ごとのカテーテルの位置と電位の検討を行う必要があり煩雑である．

4) 上および中中隔 AP アブレーションで近接する房室結節への焼灼を極力避けるための工夫
(1) まず His 束電位が記録される領域をあらかじめ認識する．
(2) AVRT 中の通電を避ける．
(3) 房室結節から極力離れた位置での通電を試みる．
(4) 通電中に促進性房室接合部調律が出現し，室房伝導(厳密には房室接合部-心房伝導)ブロックの出現に注意し，ブロック出現時は直ちに通電を中止する．
(5) 右室流出路側での AP の心室端を探す．同部はカテーテル

の安定がよいことと,中心線維体でHis束が囲まれているのでHis束アブレーション(による房室ブロック)の危険性が低くなるためである.
- (6) His束電位が0.1 mV以上記録される部位での通電は避ける.
- (7) 通電エネルギーを15 W程度から徐々に上げていく方法で,焼灼範囲をなるべく少なくする.
- (8) His束領域に近く,房室ブロックの危険性が高いと考えられる場合には,大動脈無冠尖からの通電が有効なこともある.

5) 上および中中隔APアブレーションの際に必要な知識
- (1) カテーテルに機械的刺激によるAPブロックの発生が高く(約30%),そのうち30%程度は30分以上AP伝導の回復が見られないことがある.
- (2) イソプロテレノール静注がAPブロック後のAP伝導の回復に有効である.
- (3) 1～3%程度に房室ブロック発生の危険性がある.本AP領域のアブレーションに際してはあらかじめ,こうした危険性があることを説明してから同意の元に行うことが賢明である.
- (4) 通電中に補充調律を認める例は約半数である.

6) 後中隔APアブレーションの際に必要な知識
- (1) 後中隔APアブレーションの80%は右側アプローチで,残り20%は左側アプローチを必要とする.
- (2) 後中隔,後壁APの5～15%はCS内からの通電を必要とする.
- (3) デルタ波がⅡ誘導で陰性の場合,CSのdiverticulum(憩室)の存在および憩室とAPのconnectionの可能性が高く(感度70%以上),このような例ではdiverticulum茎部での通電がAP離断に有効であるとする報告が多い.デルタ波がⅡ誘導で陰性の場合で,diverticulumが疑われる例ではCS造影を通電前に行う(図5-28, 29, 303, 304頁参照).
- (4) CS内の通電では通電エネルギーをCS破裂に至らぬように低出力から行う.
- (5) 1%程度に房室ブロック発生の危険性がある.

(6) ステップとして,右側後中隔→CS 内→左側の順にマッピングで AP 局在の同定,通電で AP 離断を試みる.

4 心房頻拍(AT)

心房頻拍とは心房を起源とする規則正しい頻拍で,洞結節,房室結節組織を含まないものを指す.成人の上室頻拍の中では<10％の頻度である.リエントリー性の心房頻拍は心房粗動と多少のオーバーラップを含む概念であるが,心房粗動の頻拍周期(<280 msec)のほうが心房頻拍の頻拍周期よりも短い.

a 分類

1) マクロリエントリー性心房頻拍
- 解剖学的,機能的障壁の周囲を旋回するもので,その直径は数 cm 以上のものを指す.
- マクロリエントリー性心房頻拍は背景に構造的心疾患を有する症例に発症する.特に,先天性・後天性心疾患の開心術後で,切開線や術後の瘢痕領域を伝導障壁としてリエントリーを形成する.近年では心房細動に対する肺静脈隔離を行うべく施行されたアブレーション後の左房内のリエントリー性心房頻拍の頻度が増えており,左房内の複数の回路を有する AT がメカニズムとなっている.

2) 巣状心房頻拍(focal AT)
- ある一点から巣状に興奮が広がる頻拍で,そのメカニズムは異常自動能,撃発活動,マイクロリエントリーが考えられている.
- 異常自動能の場合には,頻拍の期外収縮などを伴わない自然発生,イソプロテレノール投与後のみの発生,高頻度ペーシングによって頻拍のレートが低下する現象(overdrive suppression)が認められるが,ペーシングによる停止不能などの特徴を有する.
- アデノシン(わが国では ATP)に対する反応がある場合,巣状 AT である可能性が高い.
- 心房巣状興奮起源は両心房に広く分布する.
- 起源の分布を図 4-26a に示す.
- 巣状 AT の起源を AT 中の P 波形から予測することはアブレーションの際に非常に役立つ(図 4-26b).特に V_1 誘導と

4章 不整脈の非薬物治療

〔右房起源 144(73%)〕　〔左房起源 52(27%)〕

右心耳 3(2%)
肺静脈 35(17%)
左心耳 2(1%)
右房分界稜 62(31%)
左房天井 1(0.5%)
房室結節近傍 22(11%)
右房中隔 3(2%)
CS 入口部 16(8%)
CS 内 3(2%)
左房中隔 3(2%)
三尖弁輪 38(19%)
上方僧帽弁輪 8(4%)

a

〔V₁ 誘導〕陰性 / 陽性/陰性 / 陽性/陰性 等電位/陽性 / 等電位 / 陽性

- 陰性 → V₂〜₄誘導 陽性P波
  - Yes → 右房分界稜
  - No → 陰性 II, III, aVF誘導
    - Yes → 三尖弁輪
    - No → 三尖弁輪 右心耳
- 陽性/陰性 → 右房分界稜
- 陽性/陰性 等電位/陽性 → aVL誘導
  - 陰性 → 上方僧帽弁輪
  - 陽性 → CS 入口部 左房中隔
- 等電位 → 右房中隔 房室結節近傍
- 陽性 → 2相性II誘導 &/or V₁誘導
  - Yes → 陰性 II, III, aVF誘導
    - Yes → CS 内
    - No → 左肺静脈 左心耳
  - No → 洞調律時 P波形
    - 陽性 → 右房分界稜 または 右肺静脈
    - 陽性/陰性 → 右肺静脈

b

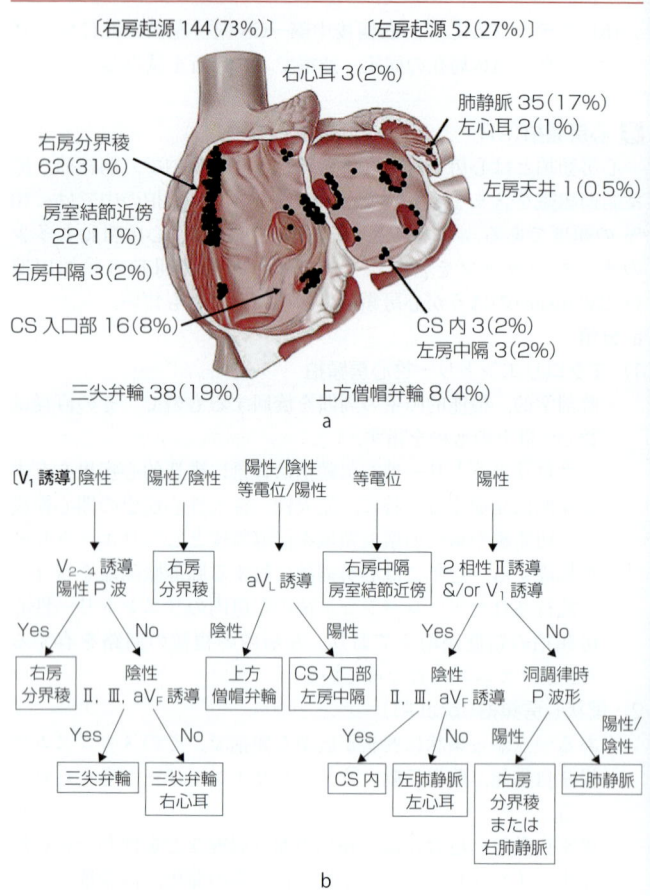

図 4-26　巣状心房頻拍
a. 巣状心房頻拍起源の分布.
b. P波形による巣状心房頻拍起源の予測.
(文献 18 より引用・改変)

aV_L 誘導の P 波形は右房起源または左房起源の鑑別に役立つ.

b マクロリエントリー性心房頻拍のアブレーション

1) 術前の準備
- 本頻拍の回路同定は多極電極カテーテルを用いても困難なことが多い.
- CARTO システムなどの三次元マッピングシステムを用いた詳細な AT の回路同定が成功の鍵となる.

2) 術中のアブレーションの工夫と必要な知識
- 多くは開心術後の症例であることが多く,開心術の切開線などの低電位領域が多く存在し,AT 回路を多極電極カテーテルのみで把握することは困難である.
- マクロリエントリー性 AT は複数の回路を有することが多く,ある AT に対して心房内からエントレインメントペーシングを行った場合に他の AT に移行する可能性もあるため,検査時に臨床的に認められているものを術前に把握しておくことが重要である.
- また検査時に洞調律で,ペーシング刺激によって AT が誘発された場合には,上記の通り臨床的 AT か,否かを把握しておくことが重要である.
- AT 中の三次元マッピング中に他の AT に自然移行してしまい,三次元マッピングでの回路同定が困難な場合が存在する.
- 臨床的に認められた AT 回路が同定されて,その AT が根治されても,他のマクロリエントリー性 AT が誘発される場合アブレーションは追加しておくほうが望ましい.
- 左房内のマクロリエントリー性 AT の興奮伝播の様子を図 4-27 に示す.本例は僧帽弁置換術後の症例で,左肺静脈の後壁側の左房と右肺静脈の後壁側の左房後壁に瘢痕領域があり,これらの瘢痕に挟まれた領域を峡部とする左房内リエントリー性 AT である.瘢痕領域に挟まれた領域のアブレーションにて AT は消失した.
- このように AT のリエントリー回路を同定することは根治への第 1 歩であるが,リエントリー成立に関わるリエントリー回路内の峡部を同定し,同部をアブレーションの標的と

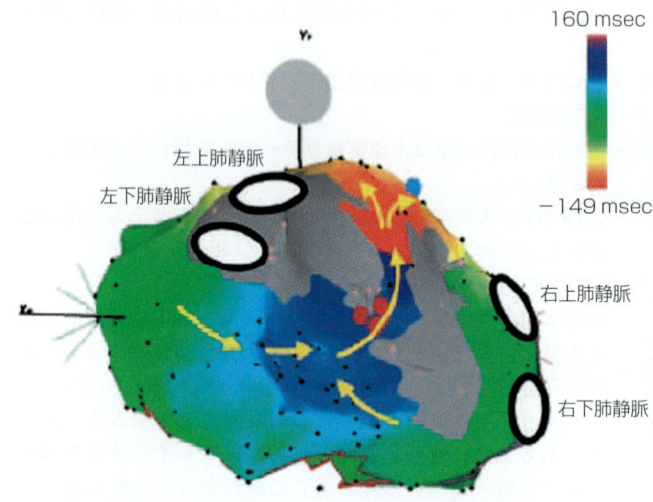

図 4-27 左房内のマクロリエントリー性心房頻拍の興奮
僧帽弁置換術後の症例である．左肺静脈周囲と右肺静脈後方の左房後壁には灰色で示される瘢痕領域があり，同瘢痕領域に挟まれた峡部を通過して左房を旋回する 8 の字型のリエントリー興奮を呈した AT である．瘢痕部で挟まれた伝導領域のアブレーション（赤色の丸）で AT は消失した．
（文献 19 より引用・改変）

する．

c 巣状心房頻拍（focal AT）のアブレーション

1) 術前の準備
    - 術前に AT 中の P 波の形態を認識し，起源の予測を行うことが重要である．検査時に心房刺激による頻拍の誘発時には臨床的に認められないいわゆる "non-clinical AT" も誘発される可能性があり，ターゲット AT との区別が困難となるためである．
    - P 波が T 波，QRS 波に隠れて判別不能な場合はアデノシン（ATP）を 10〜20 mg 静注して房室ブロックを誘発すると P 波が明瞭に記録される．

2) 術中のアブレーションの工夫と必要な知識
    - AT が誘発されない場合はイソプロテレノールの持続静注を行う．

- 多極電極カテーテルと2本の電極カテーテルを組み合わせて，より早期興奮が得られる方向へカテーテルを誘導し，最早期興奮部位を探す方法が古典的な方法である．最近はEnSiteシステムやCARTOシステムなどの三次元マッピングを用いることにより詳細なAT起源を短時間で検索することが可能となった．
- AT中の最早期興奮部位はP波の立ち上がりから30 msec先行している場合に，同部での通電によりATが消失する可能性が高い．
- 最早期興奮部位は低電位で，分裂波を伴う複雑な心房電位を呈することが多い．
- 通電中にATレートの促進化は異常自動能を背景とするATの成功する徴候といえる．
- 右房分界稜は右房側壁に位置し，AT起源の1つとして知られるが，同部の通電による横隔神経麻痺の発症に注意する．

上室不整脈のアブレーションについて解説した．アブレーションを行う前には心電図から頻拍のタイプを想定し，カテーテル配置をあらかじめ決めておく．必要であれば三次元マッピングシステムを準備し，有効に活用する．

文献

1) Haissaguerre M, Sanders P, Hocini M, et al : Catheter ablation of long-lasting persistent atrial fibrillation : critical structures for termination. J Cardiovasc Electrophysiol 16 : 1125-1137, 2005
2) Haissaguerre M, Hocini M, Sanders P, et al : Catheter ablation of long-lasting persistent atrial fibrillation : clinical outcome and mechanisms of subsequent arrhythmias. J Cardiovasc Electrophysiol 16 : 1138-1147, 2005
3) Nademanee K, et al : A new approach for catheter ablation of atrial fibrillation: mapping of the electrophysiologic substrate. J Am Coll Cardiol 43 : 2044-2053, 2004
4) Mikhaylov E, Kanidieva A, Sviridova N, et al : Outcome of anatomic ganglionated plexi ablation to treat paroxysmal atrial fibrillation : a 3-year follow-up study. Europace 13 : 362-370, 2011
5) Calkins H, Reynolds MR, Spector P, et al : Treatment of atrial fibrillation

with antiarrhythmic drugs or radiofrequency ablation : two systematic literature reviews and meta-analyses. Circ Arrhythm Electrophysiol 2 : 349-361, 2009
6) Ouyang F, Tilz R, Julian C, et al : Long-term results of catheter ablation in paroxysmal atrial fibrillation. Lessons from a 5-year follow-up. Circulation 122 : 2368-2377, 2010
7) Weerasooriya R, Khairy P, Litalien J, et al : Catheter ablation for atrial fibrillation. Are results maintained at 5 year follow-up? J Am Coll Cardiol 57 : 160-166, 2011
8) Fisher J, Spinelli MA, Mookherjee D, et al : Atrial fibrillation ablation : reaching the mainstream. PACE 29 : 523-537, 2006
9) Yamane T, Date T, Kanzaki Y, et al : Segmental pulmonary vein antrum isolation using the "large-size" Lasso catheter in patients with atrial fibrillation. Circ J 71 : 753-760, 2007
10) Dewire J, Calkins H : State-of-the-art and emerging technologies for atrial fibrillation ablation. Nat Rev Cardiol 7 : 129-138, 2010
11) Iesaka Y : Frontier of catheter ablation for atrial fibrillation. J of Cardiol 58 : 99-107, 2011
12) Lee KW, Badhwar N, Scheinman MM : Supraventricular tachycardia—part I. Curr Probl Cardiol 33 : 467-546, 2008
13) Kottkamp H, Hindricks G, Borggrefe M, et al : Radiofrequency catheter ablation of the anterosuperior and posteroinferior atrial approaches to the AV node for treatment of AV nodal reentrant tachycardia : techniques for selective ablation of "fast" and "slow" AV node pathway. J Cardiovasc Electrophysiol 8 : 451-468, 1997
14) Calkins H, Kim YN, Schmaltz S, et al : Electrogram criteria for identification of appropriate target for radiofrequency catheter ablation of accessory atrioventricular connections. Circulation 85 : 565-573, 1992
15) Haissaguerre M, Gaita F, Fischer B, et al : Elimination of atrioventricular nodal reentrant tachycardia using discrete slow potentials to guide application of radiofrequency energy. Circulation 85 : 2162-2175, 1992
16) Jackman WM, Beckman KJ, McClelland JH, et al : Treatment of supraventricular tachycardia due to atrioventricular nodal reentry by radiofrequency catheter ablation of slow-pathway conduction. N Engl J Med 327 : 313-318, 1992
17) Raatikainen MJP, Pedersen AK : Catheter ablation of a difficult accessory pathway guided by coronary sinus venography and 3D electroanatomical mapping. Europace 12 : 1200-1201, 2010
18) Kistler PM, et al : P-wave morphology in focal atrial tachycardia. devel-

opment of an algorithm to predict the anatomic site of origin. J Am Coll Cardiol 48 : 1010-1017, 2006
19) Ouyang F, et al : Characterization of reentrant circuit in left atrial macroreentrant tachycardia : critical isthmus block can prevent atrial tachycardia recurrence. Circulation 105 : 1934-1942, 2002

〔森田典成〕

ⓒ 心室不整脈

1 基礎心疾患のない心室不整脈

代表的なものを下記に挙げる．

これらのほかに三尖弁輪起源心室頻拍（VT），His 束近傍起源 VT，乳頭筋起源 VT などがある．

a 流出路起源心室頻拍

- 特発性 VT のうち，最もよく見られる．左脚ブロック＋下方軸型の波形を示し，右室流出路起源が多いが，10～20％ は左室側より出現する．
- 左側，特に大動脈冠尖から出現するものは V_1，V_2 誘導でのR wave duration index（R 波幅/QRS 幅）≧50％，R/S amplitude ratio（R 波高/S 波高）≧30％ と報告されている[1]．
- アブレーションにあたって，右側起源か左側起源かのみならず，おおよその頻拍起源を予測しておくことは非常に大切である．12 誘導心電図の VT 波形を元にしたアルゴリズムが各種報告されている．特に有用なものを図 4-28 に示す[2]．
- このタイプの VT は cAMP 依存性の撃発活動（遅延後脱分

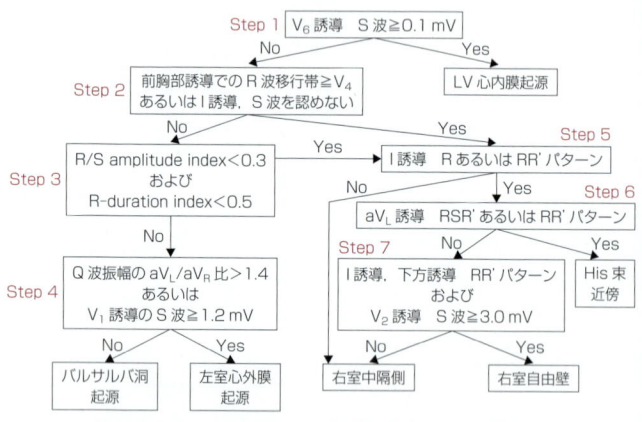

図 4-28 流出路起源心室不整脈の起源特定のための心電図アルゴリズム
（文献 2 より引用）

極)を機序とすることが多く,カテコラミン負荷により誘発される.
- そのため,検査室で出現しないときには心室バーストペーシングを行ったり,イソプロテレノールを 0.005〜0.01γ で持続投与して誘発する.
- マッピング法には,VT 出現時の最早期興奮部位を探す activation mapping と,流出路内各所からペーシングを行い,VT 中と同様の 12 誘導心電図となる部位を探す pace mapping がある.
- どちらを使用しても成功率は同等と報告されているが,通常両マッピング法を駆使して通電部位を決める.また,VT 起源ではマッピングカテーテル先端の単極誘導が R 波のない QS パターンを示すことも参考にする.
- VT の出現頻度が少ない場合には noncontact マッピングシステム〔EnSite Array(St. Jude Medical 社)〕も有用である.
- 全く頻拍が出現しない場合には,pace mapping のみでアブレーションすることになるが,心外膜側起源 VT で心内膜への breakthrough が広範囲の場合にはペーシング波形が完全に VT と同じ QRS 波形にならない.

b 僧帽弁起源心室頻拍
- 特発性 VT の約 5% が僧帽弁輪部に起源をもつと報告されている[3]).
- この部位の VT を疑う所見として,前胸部誘導での R 波/S 波≧1 となる移行帯が<V_2,かつ V_2〜V_5 が R または RS パターンを示すこと,V_6 の S 波の存在などがあげられる.
- そのうえで,僧帽弁輪前側壁または後壁起源の場合には下壁誘導の QRS 後半部にノッチが認められる.一方,前中隔側や後中隔側ではこのノッチがない.
- 上記のように activation mapping, pace mapping および先端電極単極誘導の QS パターンを参考に起源を同定する.
- 心内膜側からの焼灼で根治できる.

c ベラパミル感受性特発性心室頻拍
- VT にしては比較的狭い QRS 波形で,右脚ブロック+上方軸を示す.前記 2 つの頻拍とは違い,機序はリエントリーである.

- すべての回路が明らかになってはいないが,回路内にベラパミル(ワソラン®)に感受性を有し,減衰伝導特性を示すPurkinje線維を含む.これが下降脚となるが,上行脚がPurkinje線維か否かは不明
- ほとんどは左脚後枝領域に回路を有するが,10%程度は左脚前枝領域に存在する.また,ごく稀だが左室上部中隔型もある.
- アブレーションにあたってVTの誘発が大切である.ペーシングでなかなか誘発されない場合にはイソプロテレノール(プロタノール®)やピルシカイニド(サンリズム®)の静注下に繰り返し施行する.
- 誘発VTのentrainmentは心室のみならず心房からも可能である.
- VT中に左室後中隔の左脚後枝領域で,局所の心室波に先行する先鋭な電位を探す.前収縮期電位(P2)と,それよりさらに先行する拡張期電位(P1)が記録できる(図4-29)が,P1がなくP2のみが記録される症例が20~25%ほど存在する[4]).
- このP1が減衰伝導特性とベラパミル感受性を有するPurkinje線維の電位であり,VT中の心房からのentrainment pacingでは順方向性に捕捉される.
- P2は洞調律中にはHis束電位と局所の心室波の間に認められ,左脚後枝本幹またはその近傍のPurkinje線維の電位と考えられる.
- P1電位が記録される場合には極力その遠位,つまり心尖部側にカテーテル先端を留置する.P1は近位から遠位へ,P2は遠位から近位へ伝導するため,遠位にいくほどP1~P2間隔は短くなる.
- P1電位記録部位でVT中にentrainmentペーシングを行う.P1の選択的捕捉は難しいので12誘導のQRSは完全に一致しないことが多い(当院での一致率は12分の10.6±1.0).
- 当院での焼灼成功部位におけるP1~QRS間隔は59±19 msecであり,post pacing intervalはVTの頻拍周期に16±15 msec延長していた.
- P2しか記録できない場合はP2の最早期から高周波通電を行う.成功部位はQRSに15~25 msec先行する.

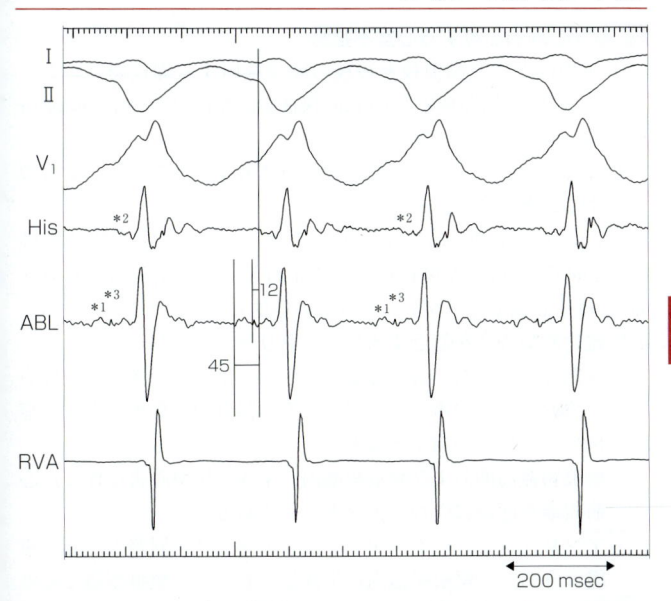

図 4-29 ベラパミル感受性特発性心室頻拍の体表面心電図と心内電位

焼灼成功部位に留置したアブレーションカテーテル(ABL)では QRS 波に先行する拡張期電位(P1, ＊1)と前収縮期電位(P2, ＊3)が記録された. P1, P2 は QRS 起始部にそれぞれ 45 msec, 12 msec 先行していた. His 束領域に留置したカテーテル(His)からは, 頻拍中に逆行性に興奮する小さな His 束電位(＊2)が認められた.
RVA：右室心尖部.

- おおよそだが, 焼灼成功部位は心基部と心尖部を 1/3 ずつにした中間部分のさらに遠位 1/3 の範囲に入ることが多い. この部位で焼灼により左脚後枝ブロックになることはほとんどない.
- 上記部位で焼灼できないときにはやむなく中間部分のさらに中間 1/3 の地点まで引いて焼灼するが, 焼灼後に軽度の軸変化が出ることもある.
- 焼灼後に VT の誘発を繰り返す. VT はもちろんだが, 同波形のエコーも出なくなるまで通電する.

d 特発性心室細動
- 下記 2 -c を参照

2 基礎心疾患を有する心室不整脈

下記のほかに左脚前枝と後枝の間で旋回する脚枝間リエントリー[5]や左脚後枝領域の Purkinje 線維を回路に含む left posterior Purkinje reentry[6]などがある.

左脚脚枝間リエントリーは左脚後枝本幹をアブレーションの標的とすることが多い.

left posterior Purkinje reentry は(ベラパミル感受性特発性 VT と同じように)左脚後枝近傍を走行し,減衰伝導特性を有する Purkinje 線維をアブレーションの標的とする.

a 線維化瘢痕周囲を旋回するリエントリー

- 陳旧性心筋梗塞,各種心筋症,サルコイドーシス,先天性心疾患およびその術後などで生じる.器質的心疾患を有する症例の VT はこの機序が最多
- 瘢痕組織周囲および瘢痕組織内に生残し伝導障害を伴った心筋組織を回路に含むリエントリーである.
- アブレーションのターゲットはリエントリー回路上の心筋組織のうち,①瘢痕組織内に生残したもの,②瘢痕組織と瘢痕組織の間に存在するもの,または③瘢痕組織と弁輪部や手術創などの解剖学的障壁の間に存在するものである.これらは VT の拡張期に興奮している(図 4-30).
- 陳旧性心筋梗塞では,当然のことながら梗塞領域およびその周辺が VT の基質となっている可能性が高い.
- また,拡張型心筋症では大動脈弁および僧帽弁輪部から線維化が生じ,心尖部方向へ進展していくと報告されている.また,線維化は主に心内膜下よりも壁中部および心外膜側に多く認められるとされ,アブレーションにあたって心外膜アプローチを必要とすることがある.
- 不整脈原性右室心筋症でも,主に三尖弁および肺動脈弁輪部から低電位となり,そこから進展して自由壁側心筋が傷害される(中隔側も傷害されうる).拡張型心筋症と同様に,心外膜側でより病変が大きいと報告されている.
- アブレーションには大きく分けて 2 種類のアプローチがある.VT を誘発し,その持続下に entrain を繰り返してマッピングを行う entrainment mapping と,CARTO(Cordis Webster 社)や EnSite NavX (St. Jude Medical 社)を用いて

6. カテーテルアブレーション

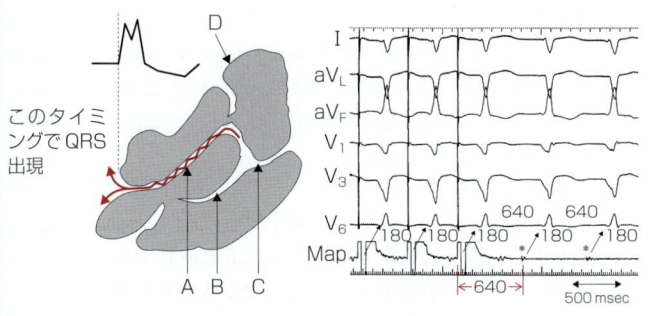

		① entrainment with concealed fusion	② S-QRS= IP-QRS	③ S-QRS/ VTCL	④ PPI= VTCL
A	center	○	○	≦0.7	○
B	bystander	○	×	不定	×
C	entrance	○	○	>0.5	○
D	outer loop	×	×		○/×

S: stimulus, IP: isolated potential, VTCL: ventricular tachycardia cycle length, PPI: post pacing interval, ○：認める，×：認めない．

図4-30 瘢痕組織周囲を旋回するリエントリー性心室頻拍のアブレーション部位同定法

図左上のAがアブレーション至適部位である．Aの部位から心室頻拍（VT）中に entrainment pacing を施行したときの体表面および心内電位図（Map）を図右上に，A（center），B（bystander），C（entrance），D（outer loop）各所からの entrainment pacing に対する反応を図下表に示す．図右上の心電図では，ペーシング中の体表面 QRS 波形は VT 中 QRS 波形と一致，刺激-QRS 間隔＝isolated potential（図中＊）-QRS 間隔であり，また post pacing interval＝VT 頻拍周期となっている．

洞調律中に瘢痕領域および伝導遅延領域をマッピングする substrate mapping である．
- entrainment mapping を行うには誘発される VT がすべて血行動態的に安定したものでなくてはならず，こうした症例は基礎心疾患に伴う VT 症例全体の 30% に満たないと報告されている．以下にそれぞれの方法を記す．

1) entrainment mapping
- VT 中に血行動態が安定していることを確認後，心室内を bipolar 電極でマッピングする．VT 中の QRS 波形を見て，どのあたりが VT 回路の "exit" となっているか，当たりをつ

- QRSの立ち上がりは，アブレーションターゲットとなるcritical isthmusから興奮が健常心筋部位へと出るタイミングなので，QRSに先行する孤立性電位(isolated potential：IP)を探すことから始める．
- このIPが記録される部位から，VTの頻拍周期よりも通常10〜20 msec短いペーシング周期でentrainし，entrainment中および，直後の電位を解析して以下を検討する(図4-30)．IPをペーシングが捕捉していることが大前提である．

  ① entrainment with concealed fusion：entrain中の体表面QRSの波形がVT中の波形と同じになること．そうでない場合には，outer loopにカテーテルがあるか，ペーシング出力が強すぎてfar fieldを捕捉してしまっている可能性がある．

  ② stimulus-QRSとIP-QRSのミスマッチ：entrain中のペーシングスパイクからQRSの立ち上がりまでの間隔(msec)と，VT中のIPからQRS立ち上がりまでの間隔(msec)の差．絶対値で10〜30 msec以内が良好とされる．stimulus-QRSがIP-QRSより長すぎるときはbystander領域にカテーテルがある可能性が高い．

  ③ stimulus-QRS/VT頻拍周期：ペーシング部位がリエントリー回路のどこに位置しているかを大まかに知る指標となる．>0.5ではcritical isthmusの入り口側に近く，<0.5では出口側に近い．これが≦0.7(<0.6ならなお良好)の場所がよいとされる．

  ④ post pacing interval：最後のペーシングスパイクからisolated potential(IP)があらわれるまでの間隔．回路上からペーシングされていれば，VTの頻拍周期+30 msec以内となる．outer loopにあってもそうなりうることに注意

- 上記それぞれの基準につき，アブレーション成功の感度と特異度が報告されている．①を満たす部位で各種基準を比較した結果，最も有用なのは②であると報告されているが[7]，より多くの基準(できればすべての基準)を満たす部位を見つけ出してアブレーションを行うべきである．

2) substrate mapping
- VT 中に血行動態が保てない，何種類も違う波形の VT が誘発される，VT が多形性である，誘発されてもすぐに停止してしまうなどの場合にはこちらを行う．
- CARTO または EnSite NavX などの三次元マッピングシステムを利用する．
- 心室内各所でカテーテル先端 bipolar 電極での電位波高を測定し，洞調律中に voltage map を作成する．その際，1.5 mV 未満を低電位領域とすることが多いが，この閾値をさらに下げることによって，不整脈の基質となる低電位領域に対する特異度が上がる．
- この際，できるだけ左室内を細かくマッピングすることが望ましい．また，低電位領域内および周囲はさらに多数の点を取って詳細にマッピングする．
- ここから先，アブレーションターゲットの同定にはさまざまなコンセプトが発表されている．
- そのうち 1 つは低電位領域の境界からペーシングを行い，clinical VT または誘発された VT に近似する QRS 波形を示す部位を見つけ出し，ここ(VT 回路の"exit"と推定される)から通電を行い，線状に低電位領域内へと焼灼を伸ばしていくものである．
- 低電位領域の境界に沿って平行に焼灼線を引く方法も報告されている．
- また，洞調律中および心室ペーシング中に遅延電位が記録される部位で通電する方法もある．このような部位は VT 中には critical isthmus となることが多いと推定されるためである．
- 10 mA の高出力ペーシングによっても捕捉されない瘢痕領域に挟まれた，より高電位の領域を横断するように焼灼する方法も有効とされる．
- これら各種通電法の効果を直接比較した報告はない．実際には低電位領域内で遅延電位が記録される箇所でペーシングをし，その QRS 波形が自然発作または誘発された VT と一致，かつ stimulus-QRS が少なくとも 40 msec 以上となるところを焼灼したり，低電位領域の境界から 1〜2 cm 内側に入っ

たところで境界と平行に焼灼したりといった方法が行われている.
- 低電位領域がそれほど広くなければ,境界から低電位領域を横切って対側の境界まで横断するのも有用と考えられる.
- これらのアブレーション法によっても,長期経過観察中には患者の1/3～1/4でVTの自然発作を認めると報告されている.

b 脚間リエントリー

- 右脚と左脚をそれぞれ上行または下降脚として旋回するリエントリーであり,His-Purkinje系に強い伝導障害を伴うような大きな器質的異常を有する心臓に認められることが多い.
- 通常,右脚を順行伝導し,左脚を逆行伝導することが多く,典型的左脚ブロック波形を呈する.逆方向に旋回する場合は典型的右脚ブロック波形となる.
- 右室心尖部のペーシングで誘発する場合,不応期の長い右脚に伝導ブロックが生じ,興奮は中隔を超えて左脚から刺激伝導系に入り込む.伝導遅延を有する左脚を上行して,右左脚の分岐部から右脚へと興奮が順行伝導したときに右脚が不応期を脱していれば回路が成立する.
- VT中にはHis束波と,右脚または左脚電位(順行伝導するほうの脚電位)がQRSに先行して記録される.また,VT中に心室波の間隔が変動する場合,His-His間隔の変動(および順行伝導している脚電位間隔の変動)がそれに先行する.
- 頻拍中のHV間隔は洞調律中のHV間隔と同様かそれより長い場合が多い.
- 右室心尖部は右脚と左脚の間に存在し,VT回路上または近傍に存在することから,ここでVTをentrainするとpost pacing intervalとVT頻拍周期の差は30 msec未満となる.
- 通常,右脚がアブレーションターゲットとなる.その場合,まずHis束波記録部位からアブレーションカテーテルを中隔に沿って心尖部側へ進める.His束電位より10～15 msec遅れて右脚電位が記録され,心房波がなく,カテーテル先端が安定している部位で20Wから焼灼を開始する.

c 心室細動

- 心筋梗塞の急性期に発生する心室細動(VF)の storm に対しては，いかに早く虚血を解除するかが重要と考えられるが，再灌流が得られたのちも VF が頻発する症例がある．また，心筋梗塞急性期を過ぎてからそのような発作が起きることもある．
- 多くの場合薬物治療に抵抗性であるが，VF を引き起こす VPC に着目すると，いつも同じ波形であることがあり，このような症例においてトリガー VPC に対するアブレーションの有効性が報告されている．
- これら VPC は多くの場合 His-Purkinje 系から出現しているが，刺激伝導系から離れた部位からの VPC が起源となる症例もある．
- 基礎心疾患を有さない症例や QT 延長症候群，Brugada 症候群，アミロイドーシスでもこれら VPC に対するアブレーションの有効性が報告されている．
- このなかでは，His-Purkinje 系からの VPC ではなく，右室流出路起源の VPC が VF のトリガーであった症例も示されている．
- VPC の QRS 幅が比較的狭く，前心拍からの連結期が短い場合には His-Purkinje 系起源と推定される．
- アブレーションを成功させるためにはトリガー VPC の 12 誘導心電図が記録される必要がある．複数のトリガー VPC が存在する症例もある．セッション中も VPC が頻発していれば activation mapping を行うことができ，また治療効果判定も可能である．
- VPC の波形から，心室のどのあたりがその起源になっているか予想してまずその近辺にカテーテルを移動させる．
- その後，洞調律中に局所心室波および QRS に先行する先鋭な Purkinje 電位が記録されるところを探してカテーテルを留置する．左室に比べ，右室側 Purkinje 電位は安定して記録することが難しい．
- その部位で VPC の出現を待って activation mapping を行い，Purkinje 電位の最早期を探していく．物理的圧迫(mechanical bump)による一過性の VPC 消失を起こさぬよう，

十分注意してカテーテル操作を行う.
- Purkinje 電位-局所心室波間隔は洞調律中より VPC 中のほうが長くなる. また Purkinje 電位のみで, 直後の心室波が記録されないこともある(Purkinje-心室間ブロック).
- Purkinje 電位の最早期と思われる部位で pace mapping を行う. この際, ペーシング出力が強すぎると選択的に刺激伝導系を捕捉できないことに注意する.
- 選択的に Purkinje 電位が捕捉されず, 一般心筋を捕捉した場合には stimulus-QRS 間隔はごく短くなる.
- 心筋梗塞後の患者では, 瘢痕領域と正常心筋との境界部分で Purkinje 電位が記録されることがあり, このような領域でマッピングを詳細に行う.
- 最早期において高周波通電を行うが, 刺激伝導系は心内膜側に存在するため成功部位では高周波通電後すみやかに VPC が消失することが多い.
- セッション中に VPC が出現しない場合には pace mapping で起源を推定するしかないが, 難しい場合が多く, 結果的に広範囲にわたって予防的に焼灼せねばならない.
- 左脚前枝, 後枝領域や右脚領域以外からの VPC は Purkinje 電位を指標にできず, 標準的な activation mapping と pace mapping を行って起源を同定する.

文献

1) Ouyang F, Fotuhi P, Ho SY, et al : Repetitive monomorphic ventricular tachycardia originating from the aortic sinus cusp : electrocardiographic characterization for guiding catheter ablation. J Am Coll Cardiol 39 : 500-508, 2002
2) Ito S, Tada H, Naito S, et al : Development and validation of an ECG algorithm for identifying the optimal ablation site for idiopathic ventricular outflow tract tachycardia. J Cardiovasc Electrophysiol 14 : 1280-1286, 2003
3) Tada H, Ito S, Naito S, et al : Idiopathic ventricular arrhythmia arising from the mitral annulus : a distinct subgroup of idiopathic ventricular arrhythmias. J Am Coll Cardiol 45 : 877-886, 2005
4) de Chillou C, Lacroix D, Klug D, et al : Isthmus characteristics of reentrant ventricular tachycardia after myocardial infarction. Circulation

105 : 726-731, 2002
5) Lopera G, Stevenson WG, Soejima K, et al : Identification and ablation of three types of ventricular tachycardia involving the His-Purkinje system in patients with heart disease. J Cardiovasc Electrophysiol 15 : 52-58, 2004
6) Hayashi M, Kobayashi Y, Iwasaki YK, et al : Novel mechanism of postinfarction ventricular tachycardia originating in surviving left posterior Purkinje fibers. Heart Rhythm 3 : 908-918, 2006
7) Bogun F, Kim HM, Han J, et al : Comparison of mapping criteria for hemodynamically tolerated, postinfarction ventricular tachycardia. Heart Rhythm 3 : 20-26, 2006

〔林　明聡〕

7 不整脈の外科治療

A 心房細動：テイラーメイド治療について

　近年，高周波・マイクロ波などをエネルギー源とした新しい外科用アブレーションデバイスが開発され，従来から行われてきた切開縫合による手術から，外科用アブレーションデバイスを用いた心房細動手術が主流となってきた．これにより，肺静脈隔離術，左房 maze，右房 maze など maze 手術を簡略化した術式を容易に行うことが可能となった．簡略化手術に対して従来からの maze 手術は full-maze 手術と称されるようになった．

　心房細動に対する外科治療は maze 手術が主であったが，さまざまな術式を行えるようになったために術式の選択の幅が広がった．このため，各心房細動の機序に応じた術式を行うテイラーメイド心房細動手術が可能となった．

1 心房細動手術の目的
- 不整脈と頻拍を解除すること
- 血栓塞栓症を予防すること
- 有効な心房収縮による心機能の改善

2 maze 手術
　上記の目的を達成するために考案された術式が maze 手術である．maze 手術は，1987 年に米国ワシントン大学で Cox らが初めて施行し，20 年以上の歴史を経てきた術式である．それ以前に行われていた外科的房室ブロック作製術，心房隔離術，Corridor 手術などの術式は，心房細動を根本的に治癒させる術式ではないため，前述した 3 つの目的をすべて達成することはできなかった．一方，maze 手術は心房細動を根本的に治療する画期的な術式であり，90% 以上の症例において心房細動を洞調律に復

帰させる[1]．本術式はその高い心房細動治癒率から世界中で広く行われるようになった．

3 手術適応

欧米において Cox らが施行してきた maze 手術は，初期のころには孤立性心房細動を手術適応としてきた．その後，徐々に器質的心疾患を伴った心房細動に適応を広げてきた．その治療成績は，孤立性心房細動の場合でも器質的心疾患を伴った心房細動の場合においてでも 90％ 以上と良好な成績であった．

わが国における心房細動の手術適応を以下に記す．

- 僧帽弁疾患に合併した心房細動で，弁形成術または人工弁置換術を行う症例
- 器質的心疾患を伴った心房細動であり，他の心臓手術を行う症例
- 孤立性心房細動の症例においては付帯した症状がある場合．例えば，血栓溶解療法に抵抗性の左心房内血栓症を合併している場合や，適切な抗凝固療法にもかかわらず左心房内血栓に起因する塞栓症の既往を有する場合においては左心房内血栓の摘除とともに心房細動に対する手術を行い，洞調律に復帰させることで血栓塞栓症を予防することが重要となる．
- カテーテルアブレーションの不成功例や再発例．カテーテルアブレーションによる治療も積極的に行われているが，器質的心疾患に伴った慢性心房細動に対しては，必ずしも良好な成績ではない．
- 薬剤抵抗性の不整脈のために動悸などの自覚症状が強く，quality of life（QOL）が著しく低下している症例
- 薬物療法が無効な発作性心房細動で，除細動などの救急治療を繰り返している場合

欧米のガイドラインでは「他の心臓手術を行う際や心房細動による自覚症状がある場合，無症状であっても心房細動手術が低侵襲で行える場合」，もしくは「自覚症状を伴った孤立性心房細動では，少なくとも 1 回のカテーテル焼灼術が不成功あるいは不適応な場合」が心房細動手術の適応とされている．わが国におけるガイドラインと同様に，カテーテルアブレーションを行ったにもかかわらず，心房細動が再発した場合には，孤立性心房細動にお

いても外科的治療を考慮したほうがよいとしている。

手術が有効でない症例は，心房および心胸郭比の著明な拡大があり，心電図上 V_1 の f 波高が小さい場合である。このような症例では，手術を行っても洞調律復帰が困難，または洞調律に復帰しても有効な心房収縮が得難い可能性があるので手術適応から外れる。

4 心房細動の機序

心房細動の機序については，いまだ詳細はわかっていないが，徐々に解明されつつある。多くの研究者らがマッピング所見を基にその機序を追究してきた。Haissaguerre らは発作性心房細動の 90% の症例において肺静脈にそのトリガーが局在しており，10% の症例において肺静脈外に局在していたと報告している[2]。肺静脈隔離術によって発作性心房細動の患者 85% を根治したとの報告もあり，肺静脈からの高頻度反復性興奮は心房細動の要因の 1 つと考えられている。

また，コンピュータシミュレーションから大小さまざまな複数の興奮波が分裂・融合しながらランダムに旋回する multiple wavelet が心房細動の原因であることを示し，Allessie らはこの multiple wavelet 説を動物実験で実証して興奮間隙がほとんど存在しないリエントリー回路による leading circle 説を提唱した。そのほか，リエントリーが渦巻き状に興奮して，その中心は興奮していないとする spiral wave 説や spiral wave がさまよい運動をすることで心房細動が持続すると考えられている single meandering reentry 説，興奮周期の短い旋回興奮が存在することで，心房細動が持続すると考えられている mother rotor 説などさまざまな説があるが，現状ではどの説が正しいのかを検証することは難しい。しかしながら，心房細動の発生には肺静脈に出現する高頻度反復性興奮が関係し，心房細動の維持にはリエントリーが関与しているものと考えられる（図 4-31）。

5 maze 手術のコンセプト（図 4-32, 33）

- 心房細動の発生に関係する肺静脈からの高頻度反復性興奮をブロックする。
- 心房細動の維持に関与する左右心房自由壁のマクロリエント

7. 不整脈の外科治療

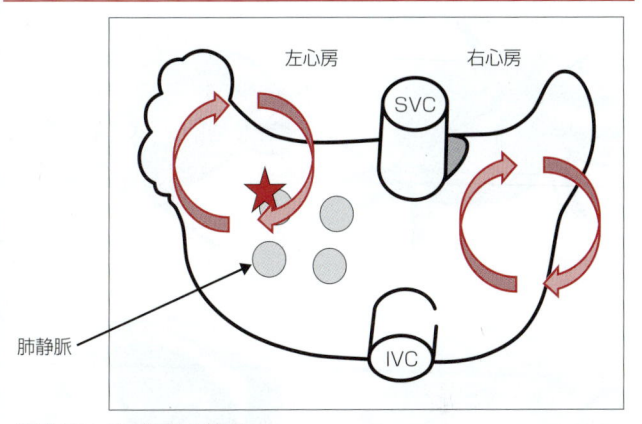

図4-31 心房細動の機序
図は左右心房を背側から見たもの．★は肺静脈からの高頻度反復性興奮を
あらわし，色矢印は左右心房のマクロリエントリー回路を示す．
SVC：上大静脈，IVC：下大静脈．

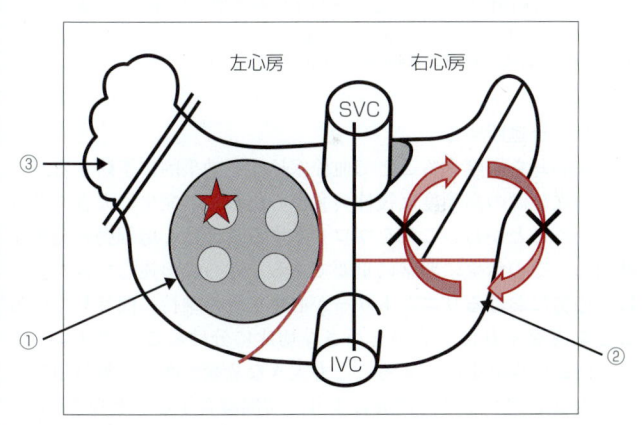

図4-32 maze手術の概念
①は肺静脈の電気的隔離を示し，肺静脈からの高頻度反復性興奮はブロッ
クされ，心房に伝播されない．②右心房切開線により，右心房のマクロリ
エントリーは離断される．③左心耳の切除により，左心房内の血栓形成を
予防する．

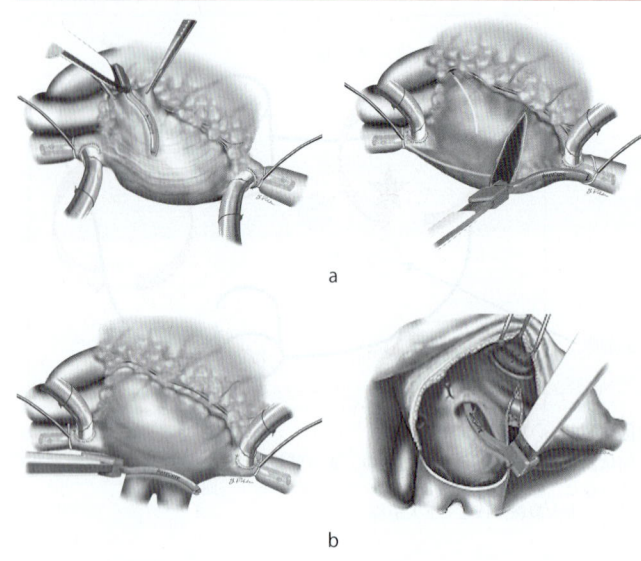

図 4-33 外科用アブレーションデバイスを使用した maze 手術
a. デバイスによる右心房 ablation lesion.
b. デバイスによる左心房 ablation lesion.

リーを遮断する.
・左心耳を切除することで血栓塞栓症を効果的に予防する.

　肺静脈起源の高頻度反復性興奮が心房細動の発生に大きく関与していることから,これをブロックすることは心房細動の発生を抑制し,その治癒に非常に重要である.さらに前述してきたように,心房におけるリエントリーが心房細動の維持に関与していることを考慮すれば,心房を小さな切片に分けることでリエントリー回路の成立を阻止することも大きな意義がある.外科用アブレーションデバイスの開発により,切開縫合することなく maze 手術ができるようになったため,出血量が少なく,手術時間,人工心肺・心停止時間が短い低侵襲な手術が可能となった.

6 テイラーメイド心房細動手術

　maze 手術が開発されてから 20 年以上の年月が経ち,心房細動の機序は個々の症例において異なることが判明してきた.特に

発作性心房細動や，心房中隔欠損症など先天性心疾患に伴う心房細動の機序が解明されつつある．心房細動中のマッピングの所見から，発作性心房細動の場合には肺静脈起源の高頻度反復性興奮が主であり，肺静脈以外が起源である場合は少ないことがわかった[2,3]．さらに心房中隔欠損症に伴う心房細動の場合には，肺静脈と右心房への容量負荷に伴う肺静脈起源の高頻度反復性興奮と右心房リエントリーが原因であることが多いことが示されている[4]．

a 術中マッピング

手術中にマッピングを行い，心房細動の機序を明らかにしたうえでその機序に対する心房細動手術を行うことが理想的である．もしも肺静脈からの高頻度反復性興奮が原因であれば肺静脈隔離術を行い，左心房や右心房にリエントリー回路があれば各心房に対する切開線・アブレーションラインを置くことでリエントリー回路をブロックできる．各々の心房細動の機序に対する手術を行うことで心房切開線を省略することができるため，手術時間，人工心肺・心停止時間を短縮することができ，侵襲の少ない手術を行うことができる．

手術中にマッピングを行うことの利点は，カテーテル電極を使用した電気生理学的検査とは異なり，多点式の電極を左右心房に直接当てることができ（筆者の施設では256チャネルを使用している），多点の心房電位を同時に記録できることから詳細なactivation mapを作製することが可能となる．複雑な心房細動中の興奮伝播を解析することができるため，その機序を理解しやすい．しかしながら，術中マッピングには欠点もある．多点式の電極のために1つひとつの電極における心房電位を確認し，解析するためには時間がかかり，手術時間の延長につながる．心房の状況によっては電位が非常に小さい場合があり，解析に手間取る．さらにマッピングシステムはカスタムメイドのために非常に高価である．これらの現状から，術中マッピングは普及していない．

b 発作性心房細動に対する心房細動手術

発作性心房細動の場合には，常にmaze手術のすべての心房切開線が必要なわけではなく，肺静脈隔離術だけで70〜80％の症例で心房細動が治癒するとの報告がある（図4-34）．肺静脈隔離術を行う際には，クランプ型アブレーションデバイスを使用した

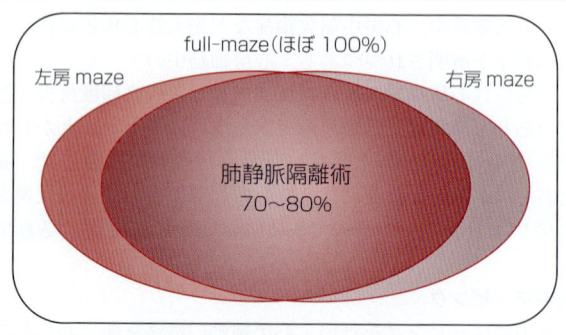

図 4-34 発作性心房細動に対する心房細動手術の有効性

場合は，上下肺静脈をまとめてアブレーションする．肺静脈を直接アブレーションすると肺静脈狭窄をきたす恐れがあるため，右肺静脈は心房間溝を 1~2 cm ほど十分に剥離し，肺静脈流入部の左房前庭部を焼灼するように気をつける必要がある．また，肺静脈をテーピングしたままアブレーションすると，挟み込んだテープが原因で焼灼不全が起こる場合があり，注意を要する．さらに肺静脈が撓み，畳まれたままクランプ型デバイスで挟むと焼灼が不完全になることがあり，肺静脈から出現した高頻度反復性興奮が焼灼不全部位を通過して左心房に伝導するため，心房細動が治らない原因となる．また，拡大した心房の場合には上下肺静脈が離れており，1回のクランプで挟みきれない場合があるため，上方と下方の両方から挟んで焼灼すると無理せずに焼灼できる．上下の肺静脈を別々に焼灼した際には，上下肺静脈の焼灼ラインに隙間ができるかもしれない．この場合，その間隙を伝播する遅延伝導が生じ，術後心房頻拍の原因となることがあるので注意が必要である．焼灼ラインを重ねて隙間を生じさせない工夫が必要である．

肺静脈隔離は，肺静脈が連続性なく左心房と電気的に完全に隔離されるために，手技後の伝導ブロックを検証することが容易である．アブレーションラインによって確実に伝導ブロックが作製できているかどうかは，上下肺静脈に直接，刺激電極を当てて，電気的に刺激することにより確認できる．肺静脈からの刺激が左心房に伝導していなければ，伝導が完全にブロックされていると

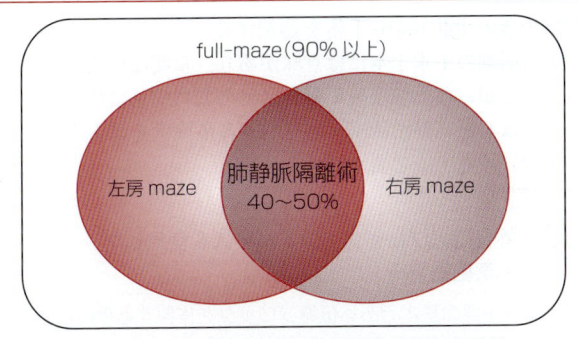

図 4-35 慢性心房細動に対する心房細動手術の有効性

証明できる.これに対し,刺激に応じて左心房も心電図上,興奮するのであればアブレーションが不完全であることが証明されたため,伝導ブロックを完全に作製するべく,追加のアブレーションを要する.

c 慢性心房細動に対する心房細動手術

慢性心房細動の場合には単に肺静脈隔離術を行っただけで,心房細動が治癒できるわけではない.慢性心房細動における肺静脈隔離術の成績は 40〜50% と言われている(図 4-35).肺静脈以外に左右心房にリエントリーがある場合があり,肺静脈隔離術に加えて,左右心房に対する心房切開線・アブレーションラインが必要になる.もしも術中マッピングを行うことが難しく,心房細動の機序を同定できない場合には,心房細動の機序に合わせたテイラーメイド心房細動手術を行うことが難しいので,すべての心房細動の機序に対応できる full-maze 手術を行うことが望ましい.full-maze 手術の心房細動治癒率はどのようなタイプの心房細動に対しても 90% 以上である.よって心房細動の機序がわからない場合には full-maze 手術を選択したほうが安定した成績を期待できる.

心房細動の機序はいまだにすべてが解明されているわけではない.その機序を解明することで,各々の心房細動の機序に応じたテイラーメイド心房細動手術を行うことが可能となる.機序が解明されていない慢性心房細動症例では,すべての心房細動の機序

に対応できる full-maze 手術を選択するべきである．maze 手術の心房切開線の 1 本 1 本には意味があり，重要な役割を果たしている．したがって，低侵襲手術の名目の基に安易に切開線を省略することは心房細動治癒率を悪化させる危険性をはらんでいるため，十分に注意する必要がある．

> **MEMO** 外科用アブレーションデバイスを使用した心房細動手術
>
> 不整脈手術の基本である伝導ブロックを作製する手段として，外科的に心筋を切開して縫合することが最も確実である．しかしながら，この方法は切開線からの出血の危険性や手術時間が長くなるという短所があった．そこで近年，単極または双極高周波，マイクロ波，超音波やレーザーなどを用いた新しいアブレーションデバイスが開発された．これらのアブレーションデバイスの開発により，心房を切開することなく短時間に貫壁性の伝導ブロックラインを作製することができるようになった（図 4-36）．切開縫合の必要がないために出血の危険性が少なく，8 cm ほどの線状焼灼ラインを 15～20 秒間程度で作製できるので手術時間・心停止時間を短縮することができる．これによって不整脈手術は低侵襲にかつ容易に行えるようになった．

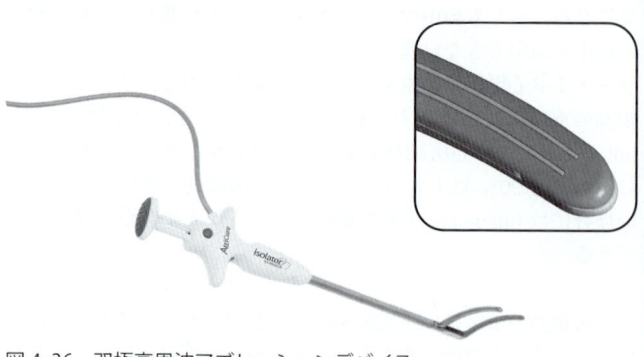

図 4-36 双極高周波アブレーションデバイス

文献

1) Prasad SM, Maniar HS, Camillo CJ, et al : The cox-maze Ⅲ procedure for atrial fibrillation : long-term efficacy in patients undergoing lone versus concomitant procedures. J Thorac Cardiovasc Surg 126 : 1822-1827, 2003
2) Haissaguerre M, Jais P, Shah DC, et al : Spontaneous initiation of atrial fibrillation by ectopic beats originating in the pulmonary veins. N Engl J Med 339 : 659-666, 1998
3) Pappone C, Oreto G, Rosanio S, et al : Atrial electroanatomic remodeling after circumferential radiofrequency pulmonary vein ablation : efficacy of an anatomic approach in a large cohort of patients with atrial fibrillation. Circulation 104 : 2539-2544, 2001
4) Nitta T, Ohmori H, Sakamoto S, et al : Map-guided surgery for atrial fibrillation. J Thorac Cardiovasc Surg 129 : 291-299, 2005

〔石井庸介・新田　隆〕

❸ 心室頻拍

1 手術適応(表4-9)[1]

- 植込み型除細動器(ICD)は致死性不整脈による心臓突然死を有意に予防するが,不整脈そのものを治療する治療法ではなく,不整脈の発生は予防できない.
- 心臓突然死を予防するICDと心室頻拍の発生を防止する外科手術とでは治療目的が異なるため,二者択一の選択ではなく互いに補完し合う治療法であり,必要に応じて両治療法を組み合わせることが重要である.
- 薬物治療やカテーテルアブレーションを行っても心室頻拍の頻回発作を繰り返す場合には,外科治療の適応を検討する.
- 心室頻拍の頻回発作とICDの頻回作動からelectrical storm(24時間に3回以上の発作)を生じることも稀ではない.

2 基礎疾患

- 心室頻拍には,心筋梗塞などに合併して発生する虚血性心室頻拍とそれ以外の非虚血性心室頻拍がある.
- 虚血性心室頻拍では多くの例で心室瘤を伴っており,梗塞心筋と正常心筋との境界部に斑状に残存する生存心筋がリエントリー回路を形成して心室頻拍を生じる[2].
- 非虚血性心室頻拍の原因としては,肥大型あるいは拡張型心

表4-9 心室頻拍の手術適応

Class Ⅰ
1. 器質的心疾患に伴う単形性持続性心室頻拍を有し,薬物療法,カテーテルアブレーション,植込み型除細動器が無効ないし使用できず,再現性をもって心室頻拍が誘発される場合
2. 薬物療法が無効で,重篤な症状またはQOLの著しい低下を伴う特発性持続性心室頻拍で,カテーテルアブレーションが不成功あるいは再発した場合

Class Ⅱa
1. 心筋梗塞に合併した単形性持続性心室頻拍で,心室瘤あるいは左室壁運動異常に起因する心不全や血栓塞栓症を伴う場合

(文献1より引用・抜粋)

筋症，心臓腫瘍，不整脈原性右室心筋症，特発性心室瘤などがある．
- 肥大型心筋症に伴う心室頻拍に対するカテーテルアブレーションでは，肥厚心筋のために心内膜や心外膜からの焼灼では十分な深達度が得られないことから手術の適応となる場合がある．

3 手術

- 術前あるいは術中の電気生理学的検査所見に基づいて心室頻拍の発生起源あるいは興奮旋回路に対して手術を行う map-guided 手術と，マッピングを行わずに肉眼的な所見に基づいて行う non-guided 手術がある．
- いずれの手術においても，手術後には電気生理学的検査による心室不整脈の誘発性の評価を行い，手術で標的としていた心室頻拍が誘発されなくとも，心室細動や臨床的には認められない心室頻拍(non-clinical VT)が誘発される場合には ICD の植え込みを検討する．

a 虚血性心室頻拍

- 虚血性心室頻拍では，頻拍発生と維持の基質(substrate)が梗塞巣の周辺に広範囲に分布する場合が多く，複数の QRS 形態の心室頻拍(multiple monomorphic VT)が認められることが多い．マッピングで同定された部位だけを処置するだけでなく，頻拍発生の原因となっている substrate を可及的に広く切除することがより根治的であり，Dor 手術などの non-guided 手術が行われる．
- 白色線維化が認められる心内膜を広範に切除し，切除された心内膜と健常心筋との境界部を凍結凝固する．これにより心内膜切除により頻拍回路の基質(残存心筋)が切除され，さらに梗塞部が健常部から電気的に隔離され，心室頻拍に対する根治性が高まる．
- 左室瘤や壁運動異常による心機能低下を伴っている例では，心室頻拍手術とともに左室形成術を行う．
- Dor 手術[3]に準じた形成術では，梗塞瘢痕と健常部との境界部に巾着縫合を置いて心室切開創を縫縮し，必要に応じてパッチを用いて閉鎖する(図 4-37)．

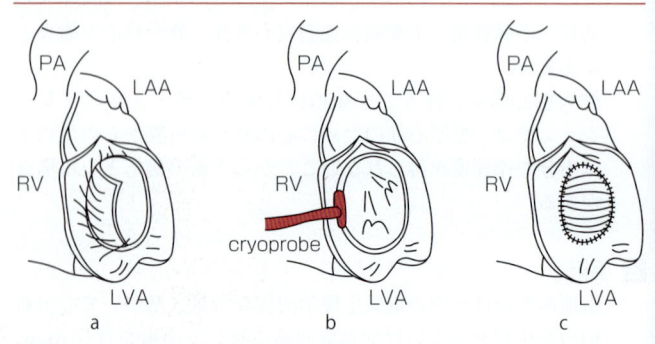

図 4-37 心室頻拍に対する Dor 手術
a. 心内膜切除.
b. 凍結凝固.
c. 縫縮とパッチ閉鎖.

白色線維化した左室心内膜を全周性に健常部との境界に至るまで広範に剝離,切除する.
心内膜切除断端を-60℃,2分間凍結凝固する.自由壁側は心外膜側に凍結凝固が達することを確認する.乳頭筋などの左室内構造物に留意する.
梗塞巣と健常部との境界部に 3-0 prolene で巾着縫合を置き,この境界部を縫縮する.
縫縮した境界部を人工血管にてパッチ縫合閉鎖する.血栓形成防止を目的として人工血管を自己心膜で裏打ちしてもよい.また,縫縮部が十分小さい場合には直接閉鎖してもよい.
PA:肺動脈,RV:右室,LAA:左心耳,LVA:左室心尖部,cryoprobe:凍結凝固プローブ.

- 左室前壁中隔の広範な壁運動異常には左室の生理的形態である楕円形を維持するようにパッチを用いて形成する SAVE (septal anterior ventricular exclusion) 手術[4] (図 4-38),あるいはパッチを使用しない overlapping 法が適応となる.

b 非虚血性心室頻拍

- 非虚血性心室頻拍では頻拍発生と維持の原因となる基質が限局的なことが多く,心室頻拍の種類も少ないことも多い.術前・術中のマッピングによって同定される心室頻拍の最早期興奮部位あるいは頻拍回路の緩徐伝導部位に対して凍結凝固を行う map-guided 手術が行われる.
- 肥大型心筋症に合併した心室頻拍の多くは異常自動能の亢進や壁内リエントリーが発生機序として考えられているが,心筋が厚いために心内膜,あるいは心外膜からのカテーテルア

7. 不整脈の外科治療

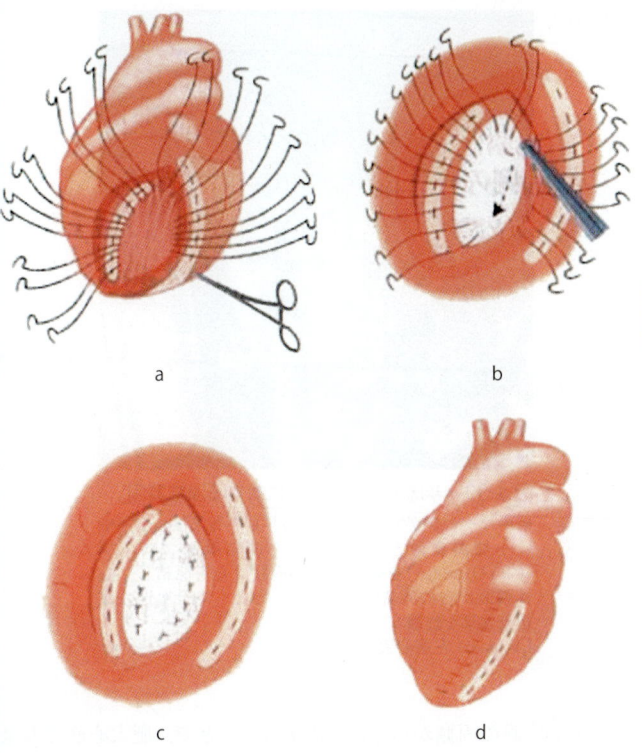

図 4-38 SAVE 手術
左室長軸方向に舟形のパッチを中隔と左室前側壁に縫着し，左室の生理的形態である楕円形を維持するように形成する．
(http:jscvs.umin.ac.jp/jpn/manuscripts/I_7.html より引用)

ブレーションを行っても焼灼巣が頻拍起源に達せず，無効あるいは頻拍が再発する場合があり，外科治療の適応となる．
- 心室頻拍手術では，主に凍結凝固を用いたアブレーションを行う．各冷媒の沸点は，笑気ガス(N_2O)では−89.5℃，アルゴンガスでは−185.7℃，液体窒素(N_2)では−195.8℃ である．笑気ガスを用いた2分間の凍結凝固を心拍動下で行うと僅か2〜3 mm の深達度であるが，冷却心筋保護液を用いた心停止下では6 mm 以上の深達度が得られる．さらに心外膜

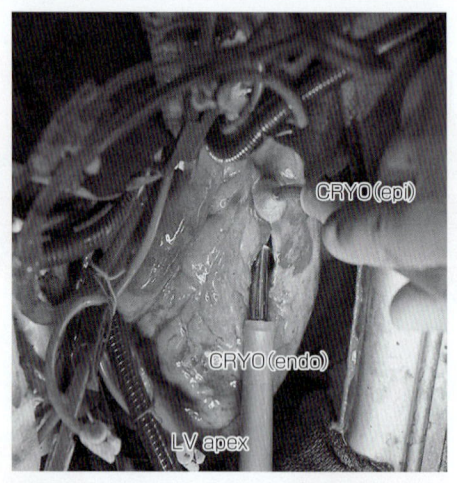

図 4-39 非虚血性心室頻拍に対する凍結凝固
術中マッピングで同定された最早期興奮部位の左室壁に小切開を置き,切開創から凍結凝固プローブ〔CRYO(endo)〕を挿入して心内膜からも凍結し,心外膜面からの凍結〔CRYO(epi)〕とともに全層性の凍結凝固巣を作製する.
LVapex:左室心尖部.

と心内膜の両側から凍結凝固を行うことで,肥大心筋でも全層性の凝固壊死巣が作製される(図 4-39).
・凍結凝固の特徴として,膠原線維束が保たれた境界明瞭で均一な壊死巣が作製されるが瘢痕は形成されない.また,弁組織,冠静脈に凍結が及んでも影響ないが,冠動脈では遠隔期に内膜肥厚を生じる.

4 術中マッピング

・不整脈手術は他の心臓手術と異なり「目で見えない病変」に対して手術を行う点で特殊性があり,心臓局所の電位を記録して解析するマッピングによって心臓の電気的な興奮伝播過程を可視化することで病変の局在を推測して手術を行う.map-guided 手術の成績は,術前と術中の電気生理学的検査の精度に大きく左右される.

7. 不整脈の外科治療

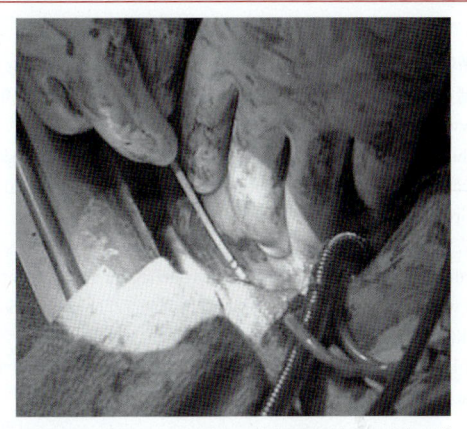

図4-40 electro-anatomical(CARTO)マッピング
location padを患者背面あるいは手術台の下に固定し，マッピングカテーテル(Navistar®)を用いて心室表面から直接電位を記録する．多数か所からの電位を記録中，心室頻拍が安定して持続することが必要であるが，多点同時マッピングと比べて高い空間解像度が得られる．

- 心室頻拍の誘発とマッピングは常温体外循環下に行い，心室頻拍の誘発にはプログラム刺激を行い，必要に応じてイソプロテレノールを持続静注する．
- 局所電位の記録とマッピングには幾つかの方法がある．多極電極を用いた多点同時マッピング法は1心拍の期外収縮からでも興奮伝播図が作製可能で，興奮周期や旋回路が不安定な心室頻拍の解析には不可欠な手法である．
- electro-anatomical(CARTO)マッピングは，電極先端の空間的位置を電磁波を用いて記録と同時に測定することにより，心室頻拍の興奮伝播をコンピュータ上に三次元表示される心室上に描画する．多点同時マッピング法と異なり心室頻拍が安定して持続する必要があるが，興奮周期や旋回路が安定した心室頻拍では，CARTOマッピングにより空間的精度の高い興奮伝播の解析が可能となる(図4-40)．

文献

1) 日本循環器学会:循環器病の診断と治療に関するガイドライン(2005年度合同研究班報告). 不整脈の非薬物治療ガイドライン(2006年改訂版).
http:www.j-circ.or.jp/guideline/pdf/JCS2006_kasanuki_h.pdf
2) Josephson ME, Harken AH, Horowitz LN : Endocardial excision : a new surgical technique for the treatment of recurrent ventricular tachycardia. Circulation 60 : 1430-1439, 1979
3) Dor V, Sabatier M, Montiglio F, et al : Results of nonguided subtotal endocardiectomy associated with left ventricular reconstruction in patients with ischemic ventricular arrhythmias. J Thorac Cardiovasc Surg 107 : 1301-1308, 1994
4) Suma H : Internal left ventricular reconstruction. Operative Tech Card Thorac Surg 7 : 103-106, 2002

〔新田　隆〕

8 心臓リハビリテーション

1 定義・適応・禁忌

米国公衆衛生局(US Public Health Service)は、「心臓リハビリテーションとは、医学的な評価、運動処方、冠危険因子の是正、教育およびカウンセリングからなる長期的で包括的なプログラムである。このプログラムは、個々の患者の心疾患に基づく身体的・精神的影響をできるだけ軽減し、突然死や再梗塞のリスクを是正し、症状を調整し、動脈硬化の過程を抑制あるいは逆転させ、心理社会的ならびに職業的状況を改善することを目的とする」と定義した[1]。

臨床的適応と禁忌は表4-10に示す[2]。

2 効果

運動療法単独では、再発予防を目的とした冠危険因子(喫煙、脂質、体重、肥満、血圧)の是正に関しては効果が明らかではない。運動療法に加えて、薬物療法、食事療法、患者教育、カウンセリングという多要素の「包括的心臓リハビリテーション」をもって、表4-11に示したような効果が得られる。

3 運動処方の方法

a FITT

運動処方は個々の患者の年齢・病態・合併症に合わせて、"frequency(頻度)、intensity(強度)、time(時間)、type(種類)"を考慮し、作成される。

b CPX(cardiopulmonary exercise test:心肺運動負荷試験)による呼気ガス分析法に基づく AT 処方

1) AT(anaerobic threshold:嫌気性代謝閾値)

1964年 Wassermann らが提唱した概念。漸増負荷(ramp 負荷)運動に伴い活動筋への酸素供給が不足してくると嫌気性代謝が亢進して、血中の乳酸値が安静時レベルを超えて上昇する。この乳

4章 不整脈の非薬物治療

表4-10 心臓リハビリテーションの臨床的適応と禁忌〔米国スポーツ医学会：ACSM(American College of Sports Medicine)〕

1. 臨床的適応
   - 医学的に安定した発症後の心筋梗塞
   - 安定狭心症
   - 冠動脈バイパス術後
   - 経皮的冠動脈形成術後
   - 代償性うっ血性心不全
   - 心筋症
   - 心臓または他の臓器移植
   - 弁膜症やペースメーカ植え込み(ICD：植込み型除細動器を含む)などの心臓手術
   - 末梢性血管疾患
   - 外科的処置に不適応なリスクの大きい心血管系疾患
   - 末期腎臓病
   - 冠動脈疾患のリスクとして，糖尿病，脂質異常症，高血圧症などの合併症を有するもの
   - 運動プログラムや患者指導で有益と考えられる患者(医師からの依頼とリハビリテーションチームのコンセンサスに基づいた)

2. 禁忌
   - 不安定狭心症
   - 安静時 SBP 200 mmHg 以上，DBP 110 mmHg 以上は症例ごとに評価すべき
   - 起立性血圧低下 20 mmHg 以上で症状を伴う
   - 重篤な大動脈狭窄症(最大圧較差 50 mmHg 以上，AVA 0.75 cm^2 未満)
   - 急性全身性疾患または発熱
   - コントロール不良の心房性・心室性不整脈
   - コントロール不良の洞頻拍(120 bpm 以上)
   - 非代償性うっ血性心不全
   - 3度 AV ブロック(ペースメーカが埋め込まれていない)
   - 活動性心膜炎または心筋炎
   - 最近の塞栓症
   - 血栓性静脈炎
   - 安静時 ST 低下(2 mm 以上)
   - コントロール不良の糖尿病(FBS 400 mg/dL 以上)
   - 運動を禁止する重篤な整形外科的疾患
   - ほかの代謝異常(急性甲状腺炎，低カリウム血症または高カリウム血症，脱水症)

(文献2より引用)

酸の上昇による代謝性アシドーシスおよびそれに伴う二酸化炭素排泄量($\dot{V}_{CO_2}$)ならびに換気量($\dot{V}_E$)の増加が起こる時点の酸素摂取量($\dot{V}_{O_2}$)を AT という(図4-41)．

8. 心臓リハビリテーション

表 4-11 包括的心臓リハビリテーションの効果

項目	内容
運動耐容能	最高酸素摂取量増加
	嫌気性代謝閾値増加
症状	心筋虚血閾の上昇による狭心症発作の軽減
	同一労作時の心不全症状の軽減
呼吸	最大下同一負荷強度での換気量減少
心臓	最大下同一負荷強度での心拍数減少,二重積(収縮期血圧 × 心拍数)減少
	左室リモデリングの抑制,左室収縮機能を増悪させず,左室拡張能改善,心筋代謝改善
冠動脈	狭窄病変の進展抑制,軽度の退縮,冠動脈血管内皮機能の改善
中心循環	最大動静脈酸素較差の増大
末梢循環	血管抵抗減少,末梢循環血管内皮機能の改善
炎症性指標	CRP,炎症性サイトカイン(TNF-α,IL-1)の低下
骨格筋	ミトコンドリアの増加,骨格筋酸化酵素活性の増大
	骨格筋毛細血管密度の増加,Ⅱ型からⅠ型への筋線維型の変換
冠危険因子	高血圧,脂質異常症,糖尿病,肥満の改善
自律神経	交感神経緊張の低下,副交感神経活性の上昇,圧受容体反射感受性の改善
血液	血小板凝集能低下,血液凝固能低下
心理	不安や抑うつ状態の改善,QOL改善
予後	冠動脈性事故発生率の減少,心不全増悪による入院の減少
	生命予後の改善

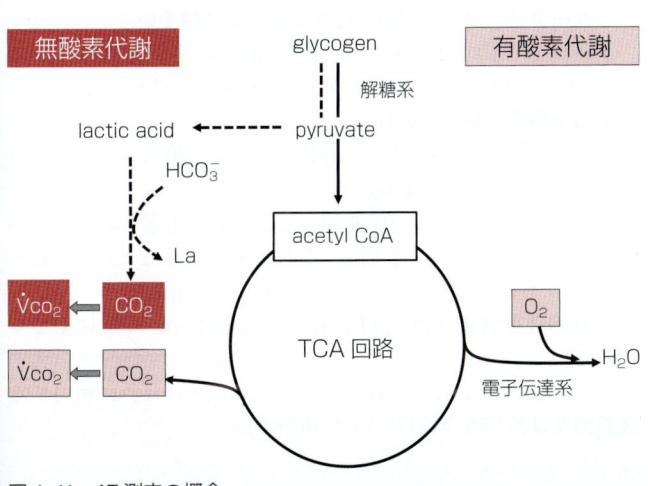

図 4-41 AT 測定の概念

2) AT の求め方

a) トレンド法(図 4-42a)
- 運動負荷中一定だった R(ガス交換比) = $\dot{V}_{CO_2}/\dot{V}_{O_2}$ が急激に上昇し始める点
- 運動負荷中一定もしくは低下し続けていた $\dot{V}_E/\dot{V}_{O_2}$ が上昇し始める時点(ただし,この時点の $\dot{V}_E/\dot{V}_{CO_2}$ は不変もしくは低下し続ける)

b) $\dot{V}$-slope 法(図 4-42b)
- $\dot{V}_{CO_2}$(Y 軸) − $\dot{V}_{O_2}$(X 軸)の傾きが急に増す点

3) AT 処方

(1) AT 時の心拍数を用いる.
(2) 計測上の AT の 1 分前の運動強度(Watt 数)を用いる.
(3) 平地歩行時速の換算式:時速(km/時) = (エルゴメータの Watt 数) × 7.34/体重(kg)
　　例:体重 70kg 前後である場合には,エルゴメータの Watt 数を単に 10 で除せばよい.

4) AT を至適運動強度として用いる根拠

- 疲労物質である乳酸の産生・蓄積が生じにくいため長時間の運動が持続可能
- 代謝性アシドーシスが生じにくい.
- 血中カテコラミンの過度な増加が起こりにくい.
- 運動強度の増加に対する心収縮能の応答が保たれている(AT は運動中の心ポンプ機能の破綻する時点とほぼ一致[3]).

c 心拍予備能に基づく処方

Karvonen 法:HRR(最大心拍数 − 安静時心拍数) × k + 安静時心拍数(bpm)

k(係数)として 0.4〜0.6 を用いるが,低体力者や心拍応答が低下した疾患(低左心機能,急性心筋梗塞後など)では 0.2〜0.3 から開始する.HRR は heart rate reserve.

d 自覚的運動強度(rating of perceived exertion:RPE)に基づく処方

Borg 指数(表 4-12):「11(楽)〜13(ややきつい)」に相当する運動強度は約 60% の例で AT に相当する.

8. 心臓リハビリテーション

図中凡例:
- $\dot{V}_E/\dot{V}_{CO_2}$
- $\dot{V}_E/\dot{V}_{O_2}$
- R
- HR
- $\dot{V}_{O_2}$

AT
$\dot{V}_E/\dot{V}_{O_2}$ 変曲点

R<1.0
負荷量

rest / warm-up / ramp

a

$\dot{V}_{CO_2}$ (mL/分)

AT: $\dot{V}_{CO_2}-\dot{V}_{O_2}$ の屈曲点

$\dot{V}_{O_2}$ (mL/分)

b

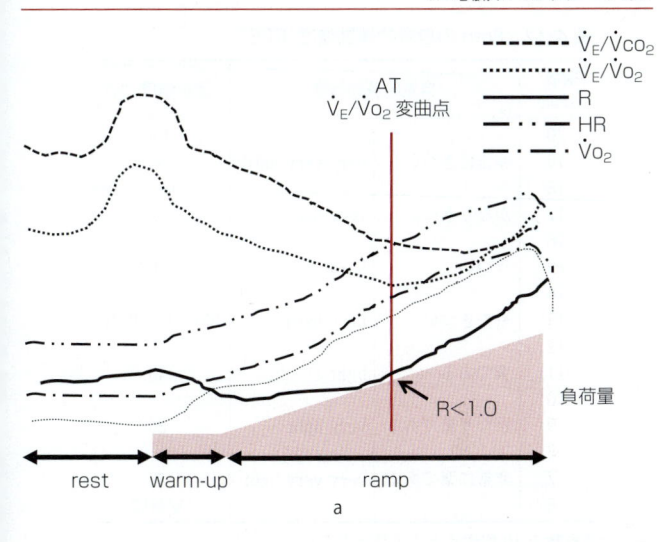

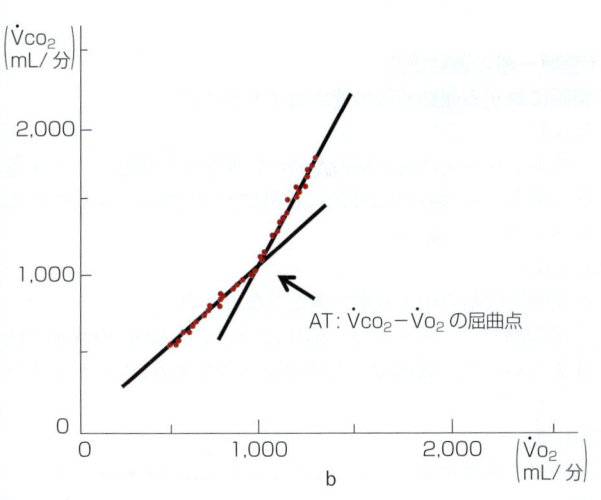

図 4-42　AT 決定方法
a. トレンド法.
b. V-slope 法.

表 4-12 Borg の自覚的運動強度(RPE)

指数* (scale)	自覚的運動強度		運動強度(%)
20			100
19	非常にきつい	very very hard	95
18			
17	かなりきつい	very hard	85
16			
15	きつい	hard	70
14			
13	ややきつい	fairy hard	55(AT に相当)
12			
11	楽である	light	40
10			
9	かなり楽である	very light	20
8			
7	非常に楽である	very very light	5
6			安静時

*指数を 10 倍すると心拍数となる.

4 不整脈一般の運動療法

a 不整脈に対する運動療法の適応ガイドライン[4]

1) Class I
   - 心筋梗塞後の突然死予防のための管理された運動は,中止基準を満たさなければ積極的に検討すべきである(エビデンスレベル A).

2) Class IIa
   - 心室期外収縮の中止基準を満たさないもの
   - 心房細動,ペースメーカ,ICD については QOL の改善には好ましいので,運動療法を検討すべきである(エビデンスレベル C).

3) Class III
   - 運動中止基準を満たすような心室不整脈は運動療法を施行しない.

b 運動療法による心室期外収縮抑制の機序

- 心筋虚血の改善による不整脈出現閾値の上昇:運動療法により安静時・運動時の血圧・心拍を抑制,成長因子(GF)のもと側副血行を増加させ,動脈硬化を改善,一酸化窒素(NO)

を増やし血管拡張能を改善する．
- 交感神経緊張の低下，血中カテコラミンの減少による効果
- 副交感神経活性の上昇による抑制効果：運動により心臓副交感神経活性を反映する圧受容体反射感受性(BRS：baroreflex sensitivity)の改善に伴い，VT，VFなどの悪性不整脈，しいては突然死が減少すると報告(autonomic tone and reflexes after myocardial infarction：ATRAMI試験)[5]
- β受容体の感受性の低下による効果
- 心機能，心拡大の改善による不整脈発生抑制
- overdrive suppressionによる抑制効果
- 脂質を含めたエネルギー代謝系の改善による効果
- 精神的ストレスの改善による外的効果

c 心房細動患者に対する運動療法[6]
- 心房細動患者は洞調律患者に比し$\dot{V}O_2$は低い．
- 運動療法によりpeak $\dot{V}O_2$，oxygen pulse(酸素脈)ともに改善し，効果は十分に上がる．
- 安静時・運動時心拍数の抑制，さらに心拍変動改善効果も期待できる．
- 運動療法は，心房壁のAT1受容体を抑制する効果があり，アップストリーム治療として期待できる．
- 心拍・血圧コントロール，抗凝固薬・抗血栓薬の投与がされていることが前提である．
- 運動負荷試験ですぐに心房細動が誘発されたり，あるいは頻拍となる場合には，薬物治療，アブレーションなどが優先される．
- 心エコーで心内血栓の有無を確認し，心内血栓の存在が疑われたり明らかな場合には，積極的な運動療法は行わない．

d ペースメーカ・CRT(心室再同期療法)・CRT-D(両室ペーシング機能付き植込み型除細動器)患者，ICD(植込み型除細動器)患者に対する運動療法
- ペースメーカ(CRT，CRT-D，ICDを含む)装着患者の心臓リハビリテーションに関しての基準はわが国ではまだ確立されていない．CRT，CRT-Dを対象とした運動療法の無作為比較対象試験の報告はない．
- 運動療法により運動耐容能やQOLの向上への寄与，患者の

- 心理的不安の軽減や患者教育の点からも意義がある．
- 運動負荷試験により日常身体活動とペースメーカプログラムの適合状態の評価ができる．
- 虚血を有する患者は虚血閾値以下の心拍数の最大値の再プログラミングも考慮しなければならない．

1) ペースメーカ患者

- chronotropic incompetence を有する患者で心拍応答センサーが十分機能していない場合，運動強度として目標心拍数を決定するのは困難であり，RPE(自覚的運動強度：Borgスケール)が有用
- 体動感知心拍応答センサーを用いている場合，座位式自転車エルゴメータによる運動時は心拍上昇反応が乏しいため，トレッドミル(歩行)により運動強度を設定する．

2) CRT, CRT-D 患者

- 基礎疾患に慢性心不全があるため，運動療法は心不全の状態が安定(体液量が適正に管理されている状態：euvolemic)し，CRT のプライミングが良好であることが必要(図 4-43)
- 運動→交感神経活性亢進→房室結節の伝導性改善→心房リズムが心室に伝導→心室がペーシングされなくなる→両心室ペーシングが無効→運動療法中の QRS 波形が安静時の波形と同じであることを確認する．

3) ICD 患者

- 運動処方心拍数は，誤作動を防ぐため，ICD が通電する心拍数の 10~15 拍低めに設定
- 積極的に運動している ICD 患者のほうが，そうではない患者より有意に ICD の作動回数が少なく，心理的にも好影響をきたし，社会的にも復職が可能となるなどの効果が認められる．

e 慢性心不全患者の運動療法

- 低強度(屋内歩行 50~80 m/分×5~10 分，自転車エルゴメータ 10~20 Watt)かつ短時間運動(5~10 分程度)の繰り返し(休憩をはさんで 2~3 回繰り返す)から開始する．
- 自覚症状や身体所見を観察しながら徐々に時間と強度を増していく．
- 自覚症状悪化，体重増加傾向，心拍数増加傾向，BNP 上昇

8. 心臓リハビリテーション

a

	安静時	最大負荷	1分後	2分後	3分後
V_1	−0.21 / −0.62	−0.01 / 2.48	−0.10 / −1.86	−0.28 / −0.77	−0.23 / 0.15
V_2	−0.21 / −0.15	0.03 / 2.63	−0.14 / −0.77	−0.29 / 0.31	−0.24 / −0.31
V_3	−0.12 / −0.15	0.05 / 3.25	−0.09 / −0.62	−0.22 / 0.31	−0.16 / 0.00
V_4	−0.13 / −0.31	−0.05 / 1.55	−0.12 / 0.00	−0.23 / 0.15	−0.17 / −0.15

b

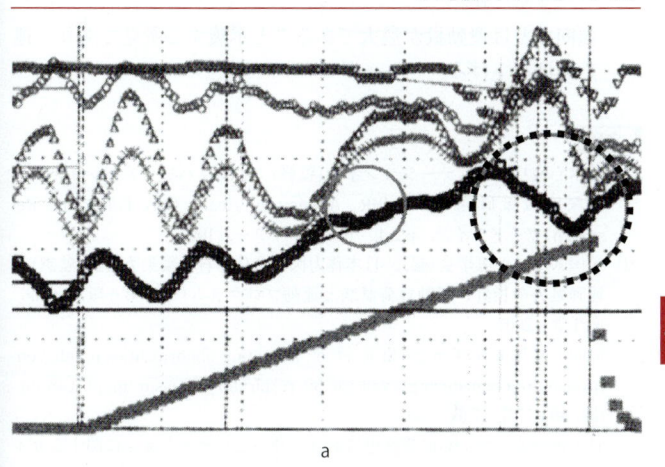

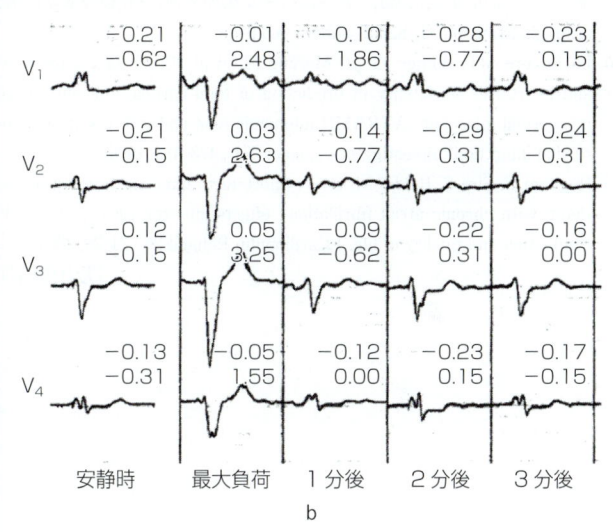

図 4-43　CRT プライミング不良患者における CPX 所見
a. 通常，負荷量（灰色）が直線的に増加すれば，酸素摂取量（黒）も直線的に増加するが，点線円内に示すように，最大負荷付近で CRT の有効性が薄れると，負荷に対する酸素摂取量の増加率は低下する．
b. CRT 患者の最大負荷波形が安静時波形と異なる＝両心室ペーシングが無効．

傾向などは運動量が過大であること示唆する所見であり，運動強度を下げる．

文献

1) 日本心臓リハビリテーション学会(監修)：心臓リハビリテーション．米国医療政策研究局(AHCPR：Agency for Health Care Policy and Research)ガイドライン．p3-4, トーアエイヨー, 1996
2) 米国スポーツ医学会(編), 日本体力医学会体力科学編集委員会(監訳)：運動処方の指針－運動負荷試験と運動プログラム(原著第6版). p166, 南江堂, 2001
3) Koike A, Itoh H, Taniguchi K, et al：Detecting abnormalities in left ventricular function during exercise by respiratory measurement. Circulation 80：1737-1746, 1989
4) 日本循環器学会：心血管疾患におけるリハビリテーションに関するガイドライン(2007年改訂版), ホームページ公開のみ. http://www.j-circ.or.jp/guideline/pdf/JCS2007_nohara_h.pdf
5) La Rovere MT, Bigger JT Jr, Marcus FI, et al：Baroreflex sensitivity and heart-rate variability in prediction of total cardiac mortality after myocardial infarction. ATRAMI(autonomic tone and reflexes after myocardial infarction) Investigators. Lancet 351：478-484, 1998
6) Hegbom F, Sire S, Heldal M, et al：Short-term exercise training in patients with chronic atrial fibrillation：effects on exercise capacity, AV conduction and quality of life. J Cardiopulm Rehabil 26：24-29, 2006

〔及川惠子〕

5章　不整脈の診断と治療

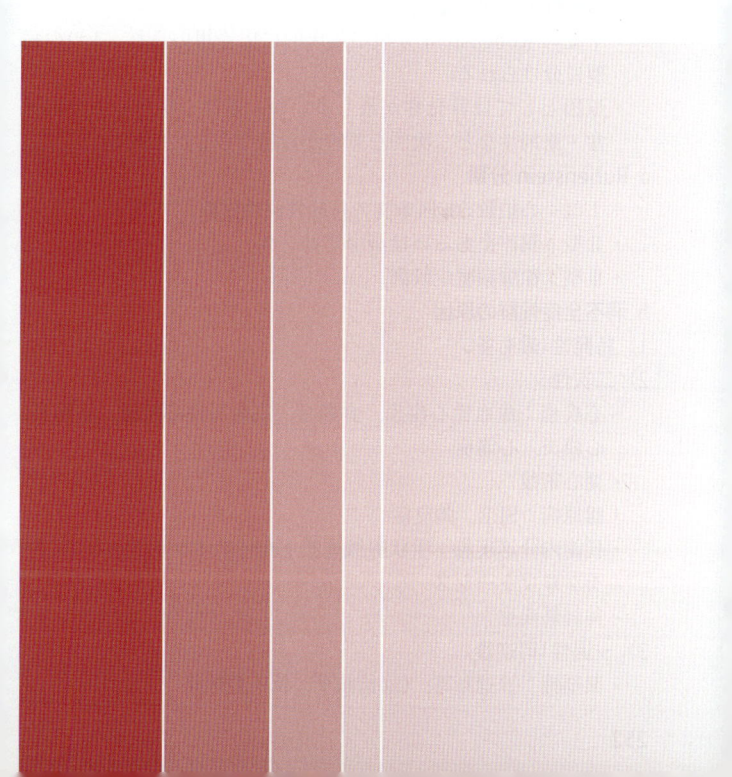

1 洞不全症候群

洞不全症候群の診断のポイントを以下に記す.
- 症状の有無およびその症状と徐脈の関連性を確認する.
- 可逆性の要因があればそれを是正する.
- 房室ブロックや頻拍症の合併に注意をする.

1 分類・原因
- 洞不全症候群(sick sinus syndrome:SSS)は,洞結節とその周囲の心房筋の障害による洞機能の慢性的な機能低下による徐脈性不整脈と定義される.
- 下記のRubenstein分類が臨床的に広く用いられ,3つの病型に分けられる.
- 原因としては特発性が最も多いが,基礎心疾患や内分泌異常・薬剤性など二次的な障害から起こることもある.

a Rubenstein分類
- Ⅰ型:心拍数50/回未満の持続性洞性徐脈
- Ⅱ型:洞停止あるいは洞房ブロック
- Ⅲ型:徐脈頻脈症候群

b 洞不全症候群の原因
1) 特発性(最も多い)
2) 二次性
   - 心疾患:虚血性心疾患,弁膜症,高血圧性心疾患,心筋炎,心膜炎,心筋症
   - 開心術後
   - 膠原病:SLE,強皮症
   - 代謝内分泌疾患:甲状腺機能低下症,アミロイドーシス,ヘモクロマトーシス
   - 神経筋疾患
3) 一過性(可逆性)
   - 薬剤性:β遮断薬,Ca拮抗薬,抗不整脈薬

- 電解質異常：高カリウム血症
- 脳圧亢進

2 症状

徐脈により下記の臨床病態を呈する．徐脈と症状との関連性を確認する．

- 脳虚血（Adams-Stokes 発作）：めまい，眼前暗黒感，失神
- 心不全：呼吸困難，息切れ，動悸
- 低拍出状態：易疲労感，倦怠感，集中力低下

3 検査所見

a 12 誘導心電図

- 発作時の心電図にて確認することが重要であり，日中の診察時のみの心電図だけでは確定困難である．
- 基礎心疾患や虚血の関与などを確認する．

b 頸動脈洞マッサージ

- 頸動脈洞の過敏性は SSS と関連があるとされている．禁忌がなければ 5～10 秒のマッサージにて 3 秒以上の pause が見られれば陽性とされる．

c 薬剤負荷試験

1) アデノシン三リン酸（ATP）投与
   - ATP は直接的に洞結節機能を阻害する．ATP 投与後の洞結節回復時間から SSS の有無を推定できるとされる（洞結節回復時間＞550 msec で SSS の診断が感度 80％，特異度 97％であったと報告がある）．

2) 内因性固有心拍数
   - 硫酸アトロピン（0.04 mg/kg）とプロプラノロール（0.2 mg/kg）の静脈内投与により，自律神経系がほぼ除神経される〔薬理学的自律神経遮断（total pharmacological autonomic blockade：TAB）〕．TAB 後の安静臥位での心拍数を内因性固有心拍数（intrinsic heart rate：IHR）という．

     IHR = 118.1 − (0.57 × 年齢)

   - 上記の測定により，洞機能の低下が自律神経機能異常に起因するのか内因性の洞機能障害に起因するのかが鑑別できる．

d ホルター心電図,携帯型心電計

- 症状と心電図の関連性を評価するのに有用である.特に携帯型心電計は発作時に使用することができ,ホルター心電図を数回施行しても確定診断できない場合には有用である.
- 評価としては1日の総心拍数が75,000回/日以下,洞停止時間が日中では2秒以上,夜間では5秒以上観察される場合に洞機能の低下が示唆される.

e 運動負荷試験

- 洞不全症候群では運動負荷時の心拍数の不十分な増加や運動負荷終了後の急激な心拍数の低下など,いわゆる変時性不全を合併していることがある.変時性不全もペースメーカ植え込みの適応となり,オプションとして運動時の心拍増加をできるように設定することでQOLの向上が期待できる.

4 電気生理学的検査

a 電気生理学的検査の適応

- 心電図やホルター心電図にて洞性徐脈と症状の関連が証明されない場合に必要となる.また,上室不整脈の合併の有無や房室伝導障害の有無,室房逆行伝導の有無を評価することができ,薬剤選択やペーシング治療モード決定の参考となる.表5-1にガイドラインでの洞結節機能に対する電気生理学的検査の適応を示す.

b 実際の洞結節機能検査法

1) 洞自動能の測定

- 心房頻回刺激中止後の洞結節回復時間(sinus node recovery time:SNRT)にて評価する.正常では1,500 msec以内であるが,洞不全症候群では延長を認め,特に徐脈頻脈症候群の患者では顕著である.
- 洞調律より10心拍多い頻度から最大200回/分の心房頻回刺激を30〜90秒行う.最終心房刺激のスパイク波から,最初に出現する体表面心電図のP波あるいは高位右房A波までの時間をSNRTとする.SNRTを刺激前の心房周期長で減じたものを修正洞結節回復時間(corrected sinus node recovery time:cSNRT)という.

1. 洞不全症候群

表 5-1　洞結節機能に対する電気生理学的検査の適応ガイドライン

Class Ⅰ
1. 失神，めまい，眼前暗黒感などの症状を有する洞結節機能不全で，症状との関連が心電図，ホルター心電図などの非侵襲的検査では証明できない患者

Class Ⅱa
1. 失神，めまい，眼前暗黒感などの症状を有する洞結節機能不全で，症状との関連が心電図，ホルター心電図などの非侵襲的検査によって証明されており，ほかに房室伝導障害あるいは頻拍症などを合併する患者
2. 徐脈頻脈症候群で頻脈に対する必要不可欠な薬剤により徐脈の悪化をきたす患者
3. 無症状の洞機能不全で洞機能不全を増悪させるおそれのある薬剤の投与が必要な場合

Class Ⅱb
1. 失神，めまい，眼前暗黒感などの症状を有する洞結節機能不全で，症状との関連が心電図，ホルター心電図などの非侵襲的検査によって証明されており，その原因が他の疾患に対する薬物治療の影響であることが疑われる患者
2. 洞結節機能不全が疑われる患者で，抗不整脈薬の投与により，洞結節機能の低下が顕在化できると考えられるもの

Class Ⅲ
1. 失神，めまい，眼前暗黒感などの症状を有する洞結節機能不全で，症状との関連が心電図，ホルター心電図などの非侵襲的検査によって証明され，ほかに房室伝導障害あるいは頻拍症などを合併していない患者
2. 無症状の洞性徐脈

（文献 1 より引用）

2）洞房伝導時間（sinoatrial conduction time：SACT）の測定
- Strauss 法（心房早期刺激）と Narula 法（心房連続刺激）がある．総洞房伝導時間（total sinoatrial conduction time：TSACT）と修正洞房伝導時間（calculated sinoatrial conduction time：CSACT）を指標とし，洞機能正常例の多数例の報告はないが，TSACT は 210 msec 未満，CSACT は 125 msec 未満を正常とする報告が多い．
- 両者の方法は順行性洞房伝導時間と逆行性洞房伝導時間は等しいという原則に基づいている．心房刺激が逆行性に洞結節を脱分極させることで，洞周期がリセットされて次の興奮が心房に伝わってくる．つまり，そのときの心房刺激時間から次の心房興奮までの時間は洞周期＋洞房伝導時間×2 ということになる．それぞれについて簡単に図 5-1 に示す．

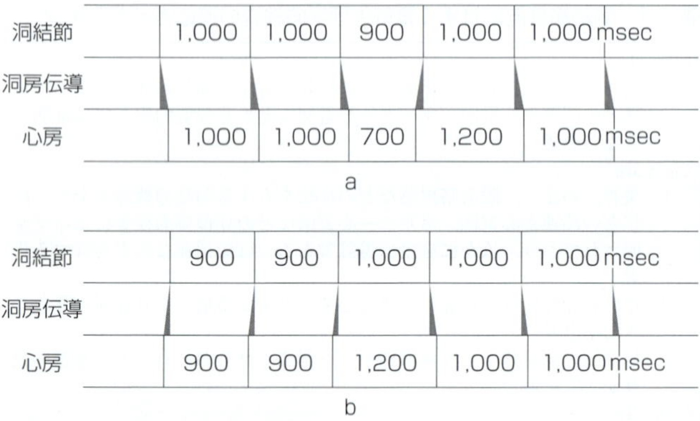

洞結節	1,000	1,000	900	1,000	1,000 msec
洞房伝導					
心房	1,000	1,000	700	1,200	1,000 msec

a

洞結節	900	900	1,000	1,000	1,000 msec
洞房伝導					
心房	900	900	1,200	1,000	1,000 msec

b

図 5-1　洞房伝導時間の測定法
a. Strauss 法(心房早期刺激).
b. Narula 法(心房連続刺激).
両者の方法とも，(1,200 − 1,000 msec) ÷ 2 ＝ 洞房伝導時間(SACT)となる．ただし，Strauss 法では，リセット期となる心房期外刺激のタイミングであることが必要である．

- 自律神経過緊張の影響が疑われる場合には前述の TAB も施行して，再度上記を測定する．

5 治療

治療のポイントを以下に述べる．

- 徐脈となる可逆性の誘因や増悪因子の関与(薬物，迷走神経過緊張，急性心筋梗塞に伴う一過性の徐脈など)がないかを確認する．ある場合には，それの是正につとめながら，必要があれば薬物治療を試みる．高度な徐脈である場合には一時的体外ペーシングも施行する．
- 症状がある慢性の洞機能不全は，薬物治療では不十分であり，恒久的ペースメーカが必要となる．

a 薬物治療

交感神経の亢進や副交感神経の抑制により徐脈の改善を図る．

1) アトロピン(硫酸アトロピン®注) 0.02〜0.04 mg/kg を静注
   - 洞房結節は促進性の交感神経と抑制性の副交感神経の二重支配を受けているため，副交感神経の遮断により交感神経を相

対的に促進することで，迷走神経が関与している病態では効果が期待できる．
2) シロスタゾール(プレタール®) 100〜200 mg/日を経口投与
   - PDE Ⅲ阻害薬であり，PDE を阻害することで細胞内 cAMP を増加させ細胞内 Ca^{2+} を動員することで刺激伝導系を促進させる．Ic_a 依存性である洞結節や房室結節ではその効果が期待できるが，洞結節の陽性変時作用の機序は不明な点が多い．
3) イソプロテレノール(プロタノール L®注) 0.01〜0.03 μg/kg/分持続点滴
   - 洞結節細胞の β 受容体を直接刺激する．
   - 心筋酸素需要を増加させるため，虚血性心疾患では注意が必要
4) テオフィリン(テオドール®，テオロング®)
   - アデノシン A1 受容体遮断薬で，洞房結節の自動能を亢進する．副作用も多く，あまり使用はされない．

＊ただし，これらの内服治療による長期の有用性は確立されていないため，あくまで補助療法であることを認識すること．急性期には恒久ペースメーカ植え込みまでのつなぎとして，慢性期には恒久的ペースメーカが植え込むことができない患者にたいして考慮する．急性期の場合には，薬物療法が効果ない場合には一時的ペーシングを考慮する．

b ペーシング治療
1) 一時的ペーシング
   - 徐脈によって，症状を繰り返したり，血行動態が破綻している場合(原因が可逆性・不可逆性にかかわらず)に考慮する．
   - 待機的に恒久的ペースメーカ植え込みを行う場合には，感染に注意を払う．
2) 恒久的ペースメーカ
   a) 適応(表 5-2)
   - 特発性や二次性であってもそれが不可逆性であり，慢性のものは恒久的ペースメーカの適応となる．
   b) 実際のポイント
   - 洞不全症候群では，基本的に房室伝導が保たれており，心房ペーシングが基本である．しかし，経過中に房室ブロックや

表 5-2 洞不全症候群におけるペースメーカ植え込みの適応

Class Ⅰ
1. 失神，痙攣，眼前暗黒感，めまい，息切れ，易疲労感などの症状あるいは心不全があり，それが洞性徐脈，洞房ブロック，洞停止あるいは運動時の心拍応答不全によるものが確認された場合（長期間の必要不可欠な薬剤投与による場合を含む）

Class Ⅱa
1. 上記症状があるが，徐脈や心室停止との関連が明確でない
2. 徐脈頻脈症候群で，頻脈に対して必要不可欠な薬剤により徐脈をきたす場合

Class Ⅱb
1. 症状のない洞房ブロックや洞停止

Class Ⅲ
1. 症状のない洞性徐脈

（文献2より引用）

心房細動を併発してくることがあり，心房細動が慢性化すると徐脈性心房細動となり，心房ペーシングのみでは対応できなくなる．そのため，欧州心臓病学会では洞不全症候群に対してもデュアルチャンバーペースメーカを植え込むことが推奨されている．
- ただし，右室心尖部からの単独ペーシングは将来的に心機能低下をもたらすため，心室ペーシング率を減少させる努力が必要である．最近のペースメーカには自己の心室波を優先させるため，自動的に AV interval を延長させる機能やペーシングモードを変更する機能（MVP 機能，safe R 機能，VIP 機能）が備わっている．

MEMO・初心者が陥りやすい pit fall

孤立性心房細動と思いきや徐脈頻脈症候群！
- 発作性心房細動に潜在的な洞不全を合併していることがあるため，注意を要する．発作性心房細動に抗不整脈薬を初めて投与する場合には，発作の停止時に洞抑制が認められるか否かの確認が必要である．
- 発作性心房細動には Brugada 症候群が合併することがあり，Ⅰ群抗不整脈薬の使用により，心室不整脈のリスクが高まるため，注意が必要である．

1. 洞不全症候群

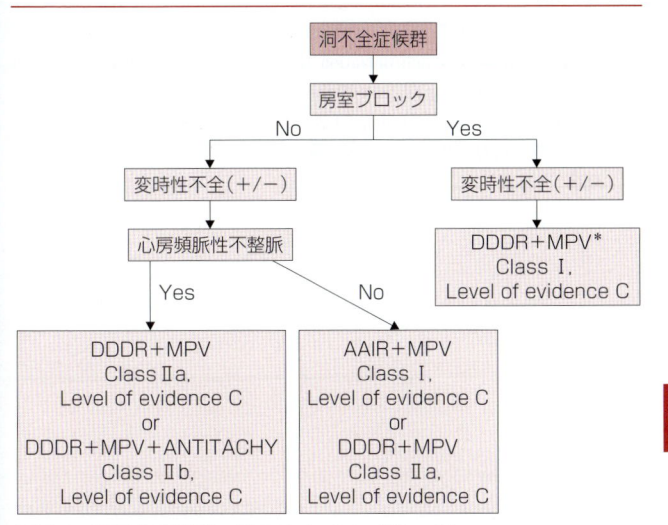

```
                洞不全症候群
                    │
                房室ブロック
          No ┌─────┴─────┐ Yes
            ↓             ↓
     変時性不全(＋/－)   変時性不全(＋/－)
            │             │
     心房頻脈性不整脈    DDDR＋MPV*
       Yes ┌┴┐ No       Class Ⅰ,
          ↓  ↓       Level of evidence C
   DDDR＋MPV     AAIR＋MPV
   Class Ⅱa,    Class Ⅰ,
 Level of evidence C  Level of evidence C
       or             or
DDDR＋MPV＋ANTITACHY  DDDR＋MPV
   Class Ⅱb,    Class Ⅱa,
 Level of evidence C  Level of evidence C
```

図 5-2 洞不全症候群に対するペーシングモード
*MPV：房室伝導温存機能．
(文献 3 より引用・改変)

- ADL が高く（活動量が多く），変時性不全も合併している場合には心拍応答機能も積極的に使用する．
- ペーシングモードの選択のフローチャートを図 5-2 に示す．

c カテーテルアブレーション

- 徐脈性頻脈症候群では，頻脈をカテーテルアブレーションで治療することで，洞結節機能が回復する症例が報告されている．このような場合には，ペースメーカを適応せずに経過観察する選択肢もある．

文献

1) 日本循環器学会：臨床心臓電気生理検査に関するガイドライン．Circ J 70(suppl Ⅳ)：1463, 2006
2) 日本循環器学会：不整脈の非薬物治療ガイドライン．Circ J 65(suppl)：1136, 2001
3) Vardas PE, Auricchio A, Blanc JJ, et al：European Society of Cardiology；European Heart Rhythm Association. Guidelines for cardiac pacing

and cardiac resynchronization therapy : the task force for cardiac pacing and cardiac resynchronization therapy of the European Society of Cardiology. Developed in collaboration with the European Heart Rhythm Association. Eur Heart J 28 : 2256-2295, 2007
4) 井上　博，奥村　謙(編)：臨床心臓電気生理検査．第2版，医学書院，2007

〔飯田剛幸〕

2 房室ブロック

1 定義

洞結節→心房→房室結節→His束→脚枝の刺激伝導系において伝導時間の延長・途絶が生じ、その結果、房室伝導時間（心電図上のPR間隔）の延長や、心房、心室間での伝導が途絶．

2 分類

表5-3のように分類される．

3 診断のコツ

- 房室ブロックは洞結節からの興奮は正常。規則正しいP波をまず確認する．
- そのうえで表5-4のようなPQ間隔の関連を考える．

表5-3 房室ブロックの分類

A. 程度による分類（図5-3）
  1. 第1度房室ブロック（房室時間の延長：PR＞0.2秒）
  2. 第2度房室ブロック（間欠的伝導途絶）
    Ⅰ型：Wenckebach型；漸増性延長の後に房室伝導が途絶
    Ⅱ型：MobitzⅡ型；漸増性のPR間隔延長はみられず突然房室伝導が途絶
    高度房室ブロック（3：1ブロックなど）*
  3. 第3度房室ブロック（まったく伝導のないもの）
  これらは以下の部位により頻度が異なる
B. 部位による分類
  1. A-Hブロック：房室結節でのブロック
  2. BHブロック：His束内でのブロック
  3. H-Vブロック：His-Purkinje系でのブロック
C. 持続による分類
  1. 一過性ブロック：一過性にみられるもの
  2. 恒久性ブロック：持続的に固定されたもの

*房室伝導が1拍ごとにあるものを2：1ブロック、3拍に1拍以上の伝導比の悪化したものを高度房室ブロックという．

表 5-4 ブロックの部位と頻度

部位	第1度	第2度 I型	第2度 II型	第3度
房室結節	+++	+++	−	+++
His 束	+++	+	+++	+++
脚	+++	+	+++	+++

−:実際には認められない,+:稀,++:少ない,+++:普通にみられる.

房室伝導の異常は,房室伝導系(房室結節,His束,脚)のいずれの伝導障害によっても生じる.しかし,房室結節では Mobitz II 型のブロックはみられず,His-Purkinje 系では,Wenckebach 型のブロックは稀である.

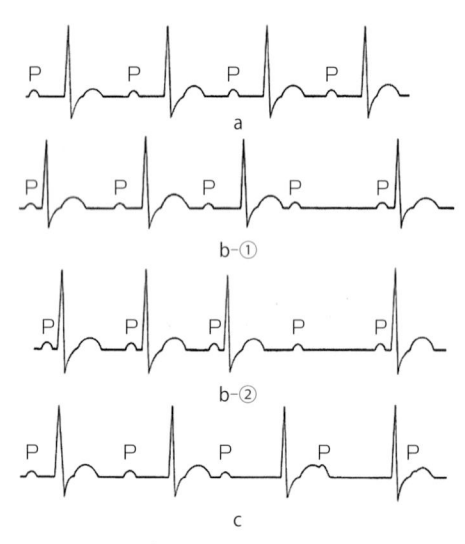

図 5-3 房室ブロックの分類

a. 第1度房室ブロック:PR 時間の延長(PR>0.2秒).
b. 第2度房室ブロック.
 ①Wenckebach 型:PR 間隔が徐々に延長し QRS の脱落,その後の PR の短縮.
 ②Mobitz II 型:一定 PR に続く突然の QRS 脱落.
c. 第3度房室ブロック:一定 PP 間隔と P との関連性がない QRS.

表 5-5 第 1 度房室ブロック：部位による分類

1. 房室結節内伝導遅延：第 1 度 A-H ブロック
2. His 束内伝導遅延：第 1 度 BH ブロック
3. 脚における伝導遅延：第 1 度 H-V ブロック
4. 漸増性心房刺激に対する反応

心房→房室結節→His 束→脚枝のいずれかでの伝導遅延によって生じるが，房室結節での遅延が最も多く，心房や脚のみの伝導遅延での第 1 度房室ブロック例は少ない．

表 5-6 A-H 時間の延長による第 1 度房室ブロックの原因

迷走神経緊張状態：睡眠中，スポーツ選手
急性後壁心筋梗塞
心筋炎
薬剤：ジギタリス製剤，β 遮断薬
非特異的な房室結節の線維症
心房ペーシング：ペーシングレートの増加

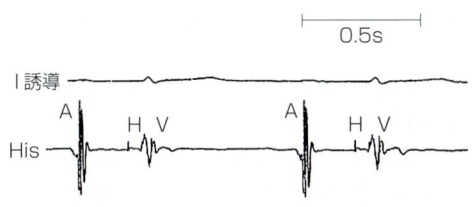

図 5-4 房室結節内伝導遅延による第 1 度房室ブロック

H-V は正常であるが，A-H は 230 msec（正常＜140 msec）と延長．このため PR 間隔が延長し第 1 度房室ブロックを呈している．

4 第 1 度房室ブロック

PR 間隔が 0.20 秒以上に延長している場合をいう（小児では＞0.18 秒）（表 5-5）．

a 房室結節内伝導遅延：第 1 度 A-H ブロック（表 5-6）

- 房室伝導時間のほとんどは房室結節内伝導に要する時間で，His 束電位図上 A-H 時間としてあらわされる．第 1 度房室ブロックの多くはこの A-H 時間の延長による（図 5-4）．特に QRS 幅正常例ではその確率が高い．

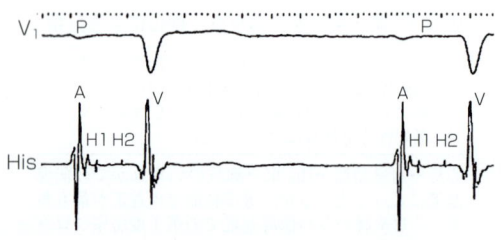

図 5-5　His 束内伝導遅延による第 1 度房室ブロック
分裂した His 束電位（H1, H2）を認め，その伝導時間（H1-H2）は 90 msec と延長．A-H1, H2-V は正常でも，PR 間隔は延長し第 1 度房室ブロックを示す．

- アトロピンによる迷走神経遮断，運動による交感神経の緊張で PR 間隔は短縮し 1 度房室ブロックが消失することも多い．
- A-H 延長例でのジギタリス投与は 2 度以上のブロックを起こすことがあり注意が必要である．

b His 束内伝導遅延：第 1 度 BH ブロック

- His 束波の持続は通常 25 msec 程度で，これ以上は His 束内第 1 度房室ブロックを疑う．
- しかし，房室伝導時間で His 束の占める割合は小さく，PR 間隔が延長することは少ない．
- His 束内伝導遅延の最も著しい形は His 束波の分裂 "split His" 電位で分裂の幅が著しければ，PR 時間延長し，第 1 度の房室ブロックとなる（図 5-5）．

c 脚における伝導遅延：第 1 度 H-V ブロック

- His 束から心室筋に至る脚-Purkinje 系における伝導で心内電位では H-V 部分に反映，伝導時間はごく短時間で第 1 度房室ブロックをきたすことは稀である（図 5-6）．

■ ポイント
- H-V，His 束内ブロックは　A-H ブロックと異なり，伝導系に器質的な病変を有していることが多く，2 度以上のブロックに進展することもあり注意が必要である．

d 漸増性心房刺激に対する反応

- ペースメーカ刺激など心房刺激頻度を増加させた場合，房室伝導時間（A-H 時間）は延長し，ついには Wenckebach 型の房室ブロック（A-H ブロック）を生じる．

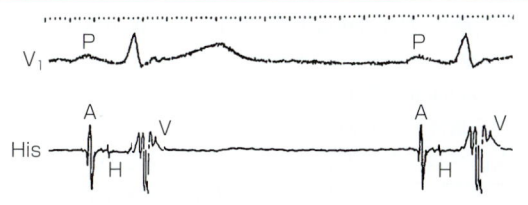

図 5-6　脚-Purkinje 系における伝導遅延
H-V は 90 msec と延長．PR 間隔は 0.20 sec で体表面 ECG 上は正常上限．

表 5-7　第 2 度房室ブロック

1. Wenckebach 型房室ブロック
 1) 房室結節内 Wenckebach 型ブロック：Wenckebach 型 A-H ブロック
 2) His-Purkinje 系における Wenckebach 型ブロック
2. Mobitz Ⅱ型房室ブロック
3. 高度房室ブロック*：房室伝導比が 2：1 以下の房室ブロック

*連続した 2 つの房室伝導がないため I 型，II 型の区別はできず，高度房室ブロックと総称．

- A-H 時間延長例で，130/分以下での心房刺激で A-H ブロックが生じる場合は房室結節伝導障害の可能性がある．

5 第 2 度房室ブロック

一過性に伝導が途絶するもので，I 型：Wenckebach 型，II 型：Mobitz Ⅱ型に分類される(表 5-7)．さらには，2：1 や，3：1 伝導や，稀にしか伝導しないものがある．

a Wenckebach 型房室ブロック

- 房室伝導時間は徐々に延長．しかし，先行収縮に対する延長の程度は逆に減少し，結果的には RR 間隔が短縮することもある．

■ ポイント
- PQ の漸増性延長がはっきりしない場合もあり，(ブロック直前の PR 間隔)＞(直後の PR 間隔)で Mobitz Ⅱ型と区別する．
- 伝導障害はほとんど房室結節内にみられ，His-Purkinje 系では稀(表 5-4)

1) 房室結節内 Wenckebach 型ブロック：Wenckebach 型 A-H ブロック
  - Wenckebach 型ブロックの 70% 以上をしめ，迷走神経緊張に伴う機能的なものが多い．
  - 恒久的ブロックに進展することは稀であるが，小児では一部完全房室ブロックに移行する例もあり注意が必要
  - 急性心筋梗塞やジギタリス中毒などにみられることがある．

b Mobitz Ⅱ型房室ブロック
- PR 間隔は常に一定であり，心室収縮脱落後の PR 間隔にも短縮がない．
  （ブロック直前の PR 間隔）＝（直後の PR 間隔）
- 全 PR 間隔が一定のブロックはすべて His-Purkinje 系での伝導障害を意味する．
- Mobitz Ⅱ型ブロックは His 束に限らず，脚-Purkinje 系でもよく認められる．
- His-Purkinje 系におけるブロックは Wenckebach 型と異なり，突然高度あるいは完全房室ブロックに移行することがある(発作性房室ブロック)．

c 高度房室ブロック
- 2：1 あるいはそれ以下の伝導比のものを高度房室ブロックと呼ぶ．
- Wenckebach 型や Mobitz Ⅱ型から伝導比が悪化して 2：1，3：1 となったものと考えられるが 2 拍以上の連続した房室伝導がないので，いずれに属するのか判断できない．
- ブロック部位は房室結節以下，His 束，脚-Purkinje 系の各部にみられる．
- 心電図上 wide QRS を呈する例は，脚-Purkinje 系における Mobitz Ⅱ型→高度房室ブロックへ移行した場合が多く，正常 QRS 幅例では，His 束内か房室結節内でのブロックが多い．

  ■ ポイント：アトロピンに対する反応
  - 房室結節内ブロックでは投与後 Wenckebach 型あるいは 1：1 伝導に改善する．
  - His 束以下のブロックでは P 波の増加に対して伝導比は低下する．

- 運動負荷でも同様に,房室結節内ブロックでは1:1伝導となることが多い.

6 第3度房室ブロック(心房からの刺激がまったく心室へ伝導されない場合)

- A-H,BH,H-Vのいずれの部位でのブロックでも認められる(表5-4).
- 先天性完全房室ブロックは成人と異なりA-Hブロックが多い.

a 第3度A-H(房室結節内)ブロック

- 房室結節内伝導途絶ではHis束電位図上はA波とH波との間のブロック
- A-Hブロックは先天性・急性心筋梗塞(後・下壁)例に多いが,高齢者の特発性ブロックでもみられる.
- A-Hブロックでの補充収縮にはH波が先行し,QRS波は正常例が多い.
- 心拍数45〜60/分の補充収縮が保たれ,アトロピン・運動負荷で増加するため臨床的には無症候性も多い.
- Adams-Stokes発作を有する例も少ないが存在する.

b 第3度BH(His束内)ブロック

- His束内での伝導途絶により,慢性完全房室ブロック中15〜35%程度にみられる.
- 性別では女性に多く,特に高齢者で多い.
- 通常,QRS幅は正常だが右脚ブロックや左脚ブロックを合併し,見かけ上心室内伝導障害を疑うようなwide QRSを呈する例も少なくない.

■ ポイント

- His束電位図上2つのHis束電位(H1,H2)を認め,通常A-H1伝導は正常に保たれている.しかし,常に同時に明瞭に記録されるとは限らず,一方のHisだけ記録されればA-Hブロックと誤診される可能性があり注意を要する.

c 第3度H-V(脚-Purkinje)ブロック

- 成人の房室ブロックの中で最も多く,右脚・左脚の両脚ブロックの結果生じる.
- H-VブロックではH波はA波に続くが,V波には先行する

H 波がなく，全例 wide QRS を示す．

■ ポイント：二束ブロック
- 二束ブロック「RBBB ＋左(右)軸偏位あるいは LBBB」例では，心室内伝導障害に加え，H-V 時間が延長する例や，心室内伝導障害が進行性の場合には完全房室ブロックへ移行しやすい．

■ 注意：潜在性 H-V ブロック
- 潜在性 H-V ブロックを疑う場合，ごく少量の抗不整脈薬〔プロカインアミド(アミサリン®)など〕の静注を行う．これにより H-V 間隔の延長（$\geqq 90$ msec），H-V ブロックが生じる場合には可能性は高い．
- 潜在性 H-V ブロック症例では，特に左脚ブロック例で右心カテーテル検査を行うと，カテーテルによる右脚の機械的障害によって一過性に完全房室ブロックに移行する例があり注意が必要である．

〔出口喜昭〕

3 神経調節性失神，頸動脈洞症候群など

1 失神の概念

失神は突然発症し，短時間で自然に回復する一過性の意識消失発作，かつ一過性の脳虚血発作と定義される．したがって，てんかん発作や，代謝性障害，中毒症状，椎骨脳底動脈一過性脳虚血発作（transient ischemic attack：TIA）とは別の概念である．しかしながら，脳血管障害による意識障害としばしば混同し，失神に対して過剰な検査を行うこともしばしば認められる．

a 診断へのアプローチ

- 原因疾患は多岐にわたるが，基礎疾患の有無，失神前後の状況，失神の頻度，前兆，随伴症状の有無などから原因を推定できる場合が多い（図 5-7, 8）．心原性については他項を参

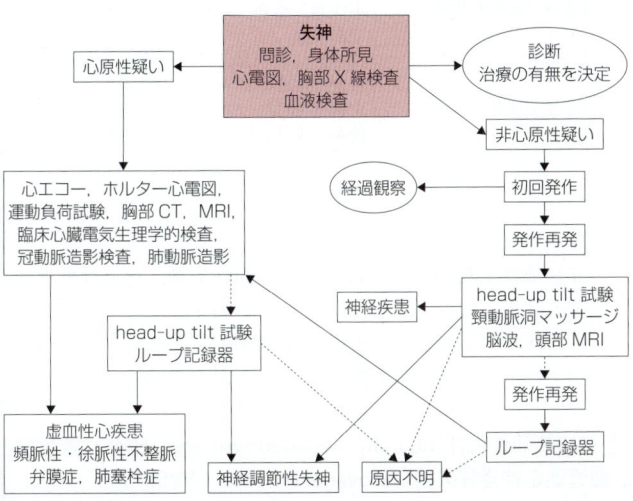

図 5-7 失神の診断アルゴリズム
実線：Yes，点線：No．

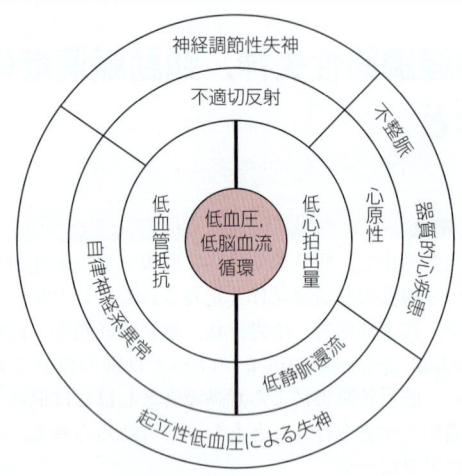

図 5-8 失神の原因と相違点

表 5-8 神経調節性失神の特徴

	誘因	特色
1. 血管迷走神経性失神	不快感, 疼痛, 恐怖感, 立位負荷	前兆を多く認める
2. 状況失神	咳, 消化管刺激, 排尿, 排便, 食後など	特定の条件が契機となる
3. 頸動脈洞失神	頸動脈洞刺激	高齢者に多い
4. 非典型	前兆, 誘因なし	非典型的症状

照.
- 非心原性失神のなかでは, 神経調節性失神, 起立性低血圧, 神経疾患, 代謝疾患などが代表的な原因である. そのなかでも自律神経系異常に由来する神経調節性失神が最も多い. 本項では, 主に神経調節性失神について記載する.

2 神経調節性失神（neurally mediated syncope：NMS）（表 5-8）
a 血管迷走神経性失神（vasovagal syncope：VVS）
1) 概念
- 古典的神経調節性失神は除外診断によっていたが, 現在では

3. 神経調節性失神，頸動脈洞症候群など

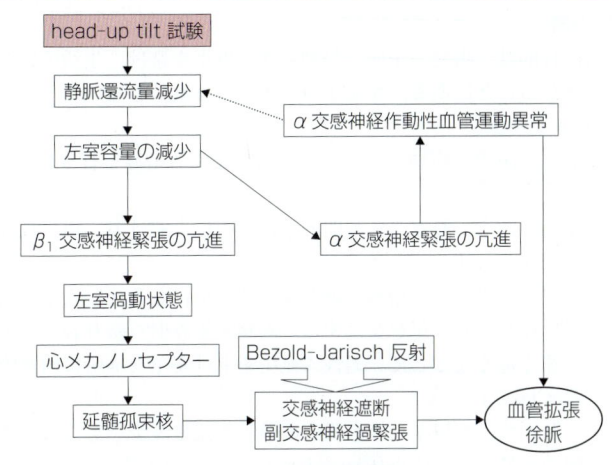

図 5-9 神経調節性失神の推定される機序

head-up tilt 試験(HUT)によって診断される.

2) 機序
- 立位, 座位でさまざまな原因により心臓への静脈還流量が低下し, 心渦動状態となり心メカノレセプターより中枢系を介し, Bezold-Jarisch 反射が出現し交感神経遮断, 副交感神経過緊張が生じる(図 5-9). 結果として, 血圧低下, さらに徐脈, 房室ブロック, 心停止などを認める.

3) 診断

a) 問診
- 失神前に, 立位や座位で気持ち悪さや冷や汗, 動悸, 眼前暗黒感などが出現し, 臥位にて速やかに改善する. 失神が長時間遷延しない場合

b) 検査
- HUT 施行可能な施設ならば HUT にて診断する(HUT の項, 61 頁参照).
- 中高年では, 虚血性心疾患が否定されほかに禁忌がなければ, 薬物負荷 HUT が推奨されている. 特に, ニトログリセリン負荷は安全性も高い.

4）治療

治療目的は，再発の予防，失神に伴う外傷を避け，生活の質を向上させることにある．生命予後の改善には直結しない．

a）非薬物療法

- 病態の説明：病態を理解させ，適切な生活指導を行う（Class I）．
- 原因の除去：脱水，長時間の立位・座位を避ける．塩分投与など（Class I）．
- 発作時対処方法の指導：前兆を察知し横になるか，安全な場所に移動する．足を交差する，両腕を組み引っ張り合う，手を強く握るなどして一過性に血圧を上げ安全な場所に回避する（Class I）．
- α遮断薬，利尿薬など心臓への静脈還流量減少をもたらす薬剤の減量または中止（Class I）
- 自律神経訓練法：両足を壁の前方15〜20 cmに出し，背中を壁に寄りかかる姿勢を30分継続する．ただし，訓練中下肢を動かしてはいけない．これを1日1,2回繰り返す．30分継続可能になっても1日1回継続して行う．しかし，訓練の継続にばらつきがあり，現在有力な根拠はない（Class IIa，欧州ではIIb）．
- 上半身を高くした睡眠（傾斜角10度），弾性ストッキング（Class IIa）

b）薬物療法

神経調節性失神に対する保険適用を有する薬剤はない．しかしながら，さまざまな薬剤が本態性低血圧や頻脈性不整脈の診断のもとで治療に用いられ，VVSに認められる低血圧や失神前に認められるβ交感神経緊張を緩和する薬剤が用いられる．

HUTによる薬効評価はわが国ではClass IIbだが，欧州心臓病学会ではClass IIIとしており推奨できないことに注意する．

- 鉱質コルチコイド：循環血液量の増大に貢献する，フルドロコルチゾン（フロリネフ® 0.1〜0.3 mg/日）（Class IIa）
- α交感神経作動薬（起立性低血圧には保険適用）：日常より低血圧の症例では，静脈還流量の増大や反射性血管拡張に有効とされる．塩酸ミドドリン（メトリジン® 4 mgから開始8 mg/日），塩酸エチレフリン（エホチール® 15〜30 mg/日）

(Class Ⅱa,欧州ではⅡb)
- β交感神経遮断薬(頻脈性不整脈で保険適用):心抑制型では禁忌.発作前に動悸など過剰なβ交感神経活動の亢進が示唆される症例など.プロプラノロール(インデラル®30〜60 mg/日),メトプロロール(ロプレソール®60〜120 mg/日)(Class Ⅱb,欧州心臓病学会2009年ガイドラインがNMSに関して最も新しい.結局,β遮断薬はNMS発症機序から考えれば合理性はあるが,臨床では結局有益性が証明されなかった事実は真摯に受け止めなければならない.したがってClass Ⅲとなる)
- ジソピラミド(リスモダン®200〜300 mg/日)が有する陰性変力作用と適度な副交感神経抑制作用が有効と考えられている.ピルメノール(ピメノール®)はジソピラミドより抗コリン作用が心臓により選択的に作用し,かつ陰性変力作用も有するため期待されるが,大規模試験の報告がいまだない(Class Ⅱb,欧州ではすでに記載がなく Class level もない).

c) ペースメーカ治療(Class Ⅱb,欧州ではⅡa)
- 心抑制型の再発例には有用という報告もある.rate drop 機能,search response 機能などを有している機種がよいとされている.

b 状況失神(situational syncope)

1) 概念
- ある特定の状況または日常動作で誘発される失神

2) 機序
- 急激な迷走神経活動の亢進,交感神経活動の低下および心臓の前負荷減少により徐脈,血圧低下などをきたす.

3) 分類

①排尿(micturition),②排便(defecation),③嚥下(swallowing),④咳嗽(cough),⑤息こらえ,⑥嘔吐(vomiting).

4) 診断

a) 問診
- ほぼ失神時の状況や同様な動作で繰り返し生じることにより診断される.基礎疾患を有する場合が多い.

b) 検査
- HUT では誘発されにくい場合が多く,HUT 検査にて陰性

であっても問診から診断する．バルサルバ手技によって再現できる場合もある．

5）治療
- 「血管迷走神経性失神」に準じる．原因の除去が必須だが，実現困難な場合，脱水の予防，動作を緩徐に行うことも有益である．
- 心抑制型，重症例ではペースメーカ治療（Class Ⅱa）
- 抗コリン薬（Class Ⅲ）

6）予後
- 器質的心疾患が否定されている場合は，予後良好である．自然治癒する場合もあるが，再発性の失神の場合，長時間の心停止を認める "malignant vasovagal syncope" や外傷を伴う場合は危険である．ペーシングを植え込んでいても血圧低下を必ずしも予防できない．

c 頸動脈洞症候群（carotid sinus syndrome）

1）概念
- 頸動脈洞の圧受容体刺激に対する反応異常によって誘発される失神

2）機序
- 機械的な頸動脈洞の圧迫刺激に伴う血管壁の伸展により生じる例は稀と考えられ，多くは明らかな機械的刺激がなくとも生じる．
- 急激な頸動脈洞刺激により延髄，迷走神経背側核を介して洞機能，房室伝導に対して抑制的に働き，洞停止や房室ブロック，心停止をきたす．

3）診断

a）問診
- 着替えや車の運転など頸部の回旋や伸展，ネクタイなどによる頸部の圧迫などで生じることより診断される．男性，高齢者，基礎疾患を有する場合が多い．

b）検査
- 頸動脈エコー：頸動脈の動脈硬化，狭窄の有無，血管を圧迫する腫瘍の有無など確認する．
- 頸動脈洞マッサージ

4) 治療
- 原因の除去,生活指導
- 原疾患により病態が増悪している場合がある.
- 失神を伴う心抑制型,徐脈性不整脈が確認されている場合ペースメーカ(DDD タイプ)の適応(Class Ⅰ,欧州ではⅡa).しかし,徐脈を伴わない血圧低下型に有効性は確認されていない.

d 起立性低血圧(orthostatic hypotension:OH)

1) 概念
- 圧受容器反射系のいずれかの部分に異常をきたすか循環血液量が異常に低下した状態では,起立時に高度の血圧低下をきたす.

2) 機序
- 臥位から立位になると通常心臓への還流血液量は約 30% 減少する.心拍出量を維持するため圧受容器,交感神経活性,血管の収縮,心拍数増加によって補われる.これらの系のどこかに異常をきたすと正常な循環動態を維持できない.
  - 脱水など静脈還流量の減少
  - 自律神経障害

3) 診断
- 起立負荷試験

4) 治療
- 急な起立,脱水,前立腺疾患治療用 α 遮断薬などの中止
- 「血管迷走神経性失神」の治療に準じる.

5) 予後
- 加齢に伴い出現する場合の予後は不良だが,特発性の自律神経の場合は自然軽快もありうる.

e 体位性起立性頻拍症候群(postural orthostatic tachycardia syndrome:POTS)

1) 概念
- 失神は認めないものの,起立時に疲労,運動耐性,心悸亢進などを伴う症候群.女性に多い.

2) 機序
- POTS 発症に先行しウイルス感染がみられ,下肢のみで交感神経機能異常が認められ,下肢に重力依存性血液貯留が認め

られる(partial dysautonomia).
- β受容体感受性亢進(β-receptor hypersensitivity)
- ほかに中枢性神経障害や遺伝などさまざまな原因が考えられるがいまだ十分解明されていない.

3) 診断

HUT にて行う.
- 5 分以内に心拍数増加≧30/分
- 5 分以内に心拍数≧120/分
- 起立不耐症状が持続

4) 治療
- 起立性低血圧に準じた生活指導,増悪因子の除去
- いまだ無作為二重盲検試験で有効な薬剤は認めていない.しかしながら,起立性低血圧に準じて行う報告もある.交感神経活動の抑制を目的に中枢性交感神経抑制薬やβ遮断薬の報告がある.

5) 予後
- 一般に生命予後は良好であり,自然軽快もある.

> **MEMO・経験か診断法か**
>
> 状況失神,頸動脈洞過敏症候群も広義の神経調節性失神には含まれるが,前者は検査で誘発されることは稀で,後者は頸動脈洞マッサージの巧緻性によって診断率が左右される.

文献

1) 日本循環器学会:循環器病と治療に関するガイドライン(2005〜2006 年度合同研究報告). Circ J 71(suppl Ⅳ):1049-1101, 2007
2) The Task Force for the Diagnosis and Management of Syncope of the European Society of Cardiology(ESC). Eur Heart J 30:2631-2671, 2009

〔小野卓哉〕

4 期外収縮

1 発生部位からの分類
(1) 心房期外収縮(APC)
(2) 接合部期外収縮(JPC)
(3) 心室期外収縮(VPC)
- (1)と(2)をあわせて上室期外収縮と呼ばれる.

2 上室期外収縮(SVPC)
a 好発部位と心電図波形
1) 左心房
   - 肺静脈,左心房後壁,心房中隔,冠状静脈洞などが好発部位である.
   - 特に肺静脈袖状心筋を起源とする期外収縮は連発することが多く,心房細動の誘因となる.
   - 左右上下各肺静脈起源のAPCのP波波形の特徴を図5-10に示す.左房起源APCはV_1誘導ではP波が陽性成分のみとなることが特徴.aV_L誘導では陰性となるが,右下肺静脈起源のAPCは例外である.
2) 右心房
   - 上大静脈,分界稜,心房中隔,冠状静脈洞入口部などが好発部位である.
   - 上大静脈や分界稜起源のAPCは,洞調律時のP波と近似するが,前者は下方誘導(Ⅱ,Ⅲ,aV_F誘導)でP波の振幅が高く,後者ではやや低いことが多い.
3) 房室接合部
   - P波出現のタイミングがさまざまで,QRS波の前後に認める.QRS波に隠れることもある.
   - Ⅱ,Ⅲ,aV_F誘導で陰性P波を示すことが多い.

b 変行伝導
- 連結期の比較的長い心房期外収縮では,洞調律時のQRS波

5章 不整脈の診断と治療

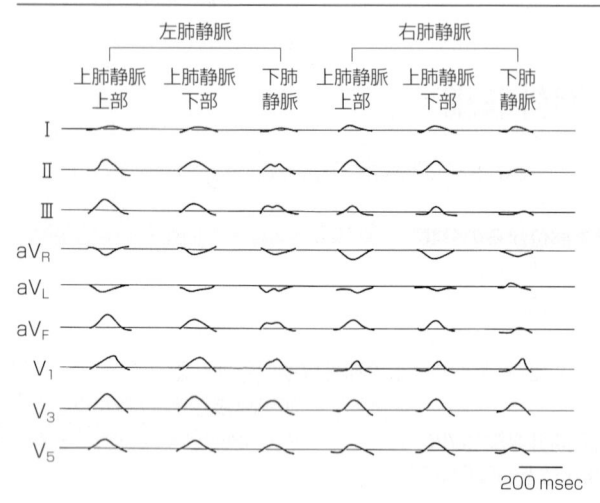

	左肺静脈			右肺静脈		
	上肺静脈上部	上肺静脈下部	下肺静脈	上肺静脈上部	上肺静脈下部	下肺静脈

図 5-10 肺静脈起源期外収縮の標準 12 誘導心電図の P 波形
(文献 3 より引用・改変)

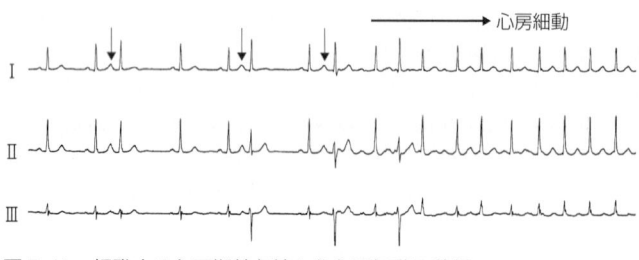

図 5-11 頻発する心房期外収縮から心房細動に移行

矢印で示す心拍は心房期外収縮(APC)であり,3 拍目の APC の後に心房細動に移行している.2,3 拍目の APC に対応する QRS 波形は洞調律のものと振幅,極性が異なっており,変行伝導を示している.

形とほぼ同じ波形を示すが,連結期の短いものでは,wide QRS 波形を呈する.その程度はさまざまで,波形や電気軸が軽度変化するにとどまるものから(図 5-11),QRS 幅が延長し,心室期外収縮との鑑別が困難なケースも存在する.

c 治療

- 薬物治療:第 1 選択薬は β 遮断薬である.これが無効の場

表 5-9 Lown 分類：心筋梗塞における VPC の重症度分類

Lown 分類	VPC の特徴
0	なし
1	稀（≦30 個/時間）
2	頻回（＞30 個/時間）
3	多形性
4a	2 連発
4b	3 連発以上
5	R on T 現象あり

合，Vaughan-Williams 分類の Ia 群か Ic 群抗不整脈薬が有効である．ただし，虚血性心疾患や心筋症など基礎心疾患が存在するときは副作用に注意し，長期投与を避ける（3 章の「3. その他の上室不整脈に対する抗不整脈薬治療」，107 頁参照）．
- APC が誘因となり心房細動や粗動を繰り返す場合はカテーテルアブレーションも適応される．

3 心室期外収縮（VPC）

a VPC 出現の臨床的意義

- 心筋梗塞など虚血性心疾患や拡張型心筋症など低心機能例では，頻回の VPC やその連発が予後不良の徴候とされているので，これをみたときは心室頻拍・心室細動や心臓突然死のリスク評価を行い，治療方針を立てる〔Lown 分類：心筋梗塞に認められる VPC の重症度分類（表 5-9）〕．
- 明らかな基礎心疾患を認めないものでも VPC が頻発することがある（特発性 VPC）．多くは流出路起源の VPC で心電図では左脚ブロック，下方軸型の QRS 波形を示す．
- 特発性 VPC の多くは良性の不整脈で，自覚症状がなければ放置してもよい．稀に心室細動や多形性心室頻拍を引き起こす悪性の VPC（特発性心室細動，図 5-12）があり，このような例では重篤な不整脈基質を見極めることが重要である[1]．
- 良性の特発性 VPC でも頻度の多い例（＞20,000 個/日）では，運動耐容能の低下，BNP の軽度上昇などが認められることがあり，この場合は治療の対象となる．

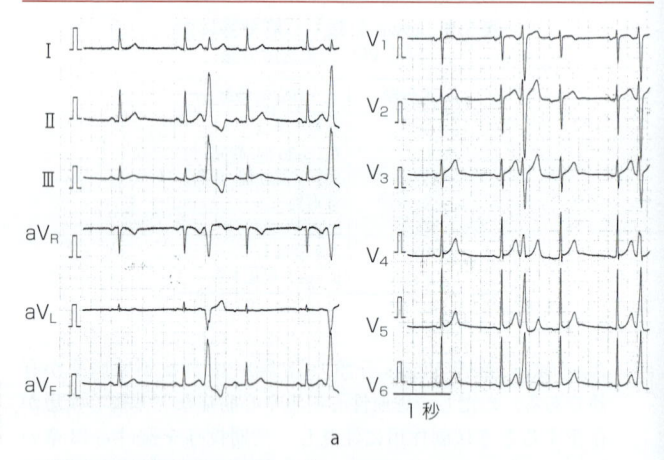

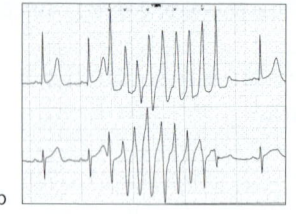

図 5-12 流出路起源 VPC が誘引となる多形性心室頻拍(a)とホルター心電図記録(b)

54 歳,女性.主訴:めまい,意識消失.家族歴:叔母が突然死(54 歳時).
b はホルター心電図記録(期外収縮を契機として多形性 VT が出現している).

b 特発性 VPC の発生部位診断

- 特発性 VPC の好発部位は心室流出路であり,特に右室流出路中隔側が最も頻度が高い(図 5-13).次いで右室自由壁が起源となることが多い.
- 左室流出路を起源とする VPC もあり,大動脈弁下部や,バルサルバ洞からの通電により,根治することもある.
- その他:肺動脈心筋,僧帽弁輪部,三尖弁輪部,His 束領域,左側中隔の刺激伝導系組織が特発性 VPC の起源となることが報告されている.
- 流出路起源特発性 VPC の心電図による発生部位診断アルゴリズムを図 5-14 に示す[2].

c 治療

- 基礎に虚血性心疾患や心筋症などがあり,心機能が低下している者に対しては I 群抗不整脈薬の長期投与は避ける.

4. 期外収縮

● 左室流出路起源
● 右室流出路起源

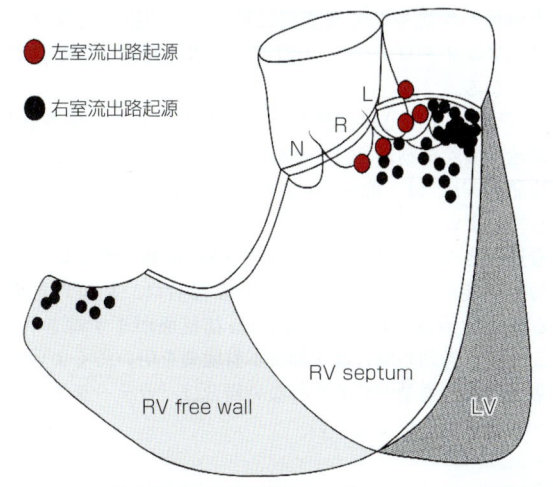

RV septum
RV free wall
LV

図 5-13 流出路起源心室不整脈のアブレーション成功部位
L：左冠尖，R：右冠尖，N：無冠尖．

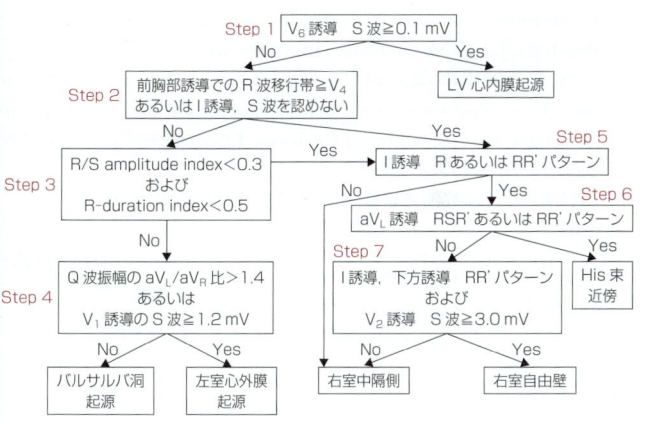

```
Step 1  V6誘導 S波≧0.1 mV
         No ─┐      └─ Yes → LV 心内膜起源
Step 2  前胸部誘導でのR波移行帯≧V4
         あるいはⅠ誘導，S波を認めない
         No ─┐      └─ Yes ─┐
Step 3  R/S amplitude index＜0.3      │
         および                          │
         R-duration index＜0.5          │
         No ─┐      └─ Yes ────────────┤
Step 4  Q波振幅のaVL/aVR比＞1.4        Step 5  Ⅰ誘導 RあるいはRR'パターン
         あるいは                            No ─┐      └─ Yes
         V1誘導のS波≧1.2 mV                    │   Step 6  aVL誘導 RSR'あるいはRR'パターン
         No ─┐      └─ Yes                    │            No ─┐      └─ Yes
      バルサルバ洞  左室心外膜         Step 7  Ⅰ誘導，下方誘導 RR'パターン    His束近傍
        起源         起源                      および
                                              V2誘導 S波≧3.0 mV
                                              No ─┐      └─ Yes
                                           右室中隔側    右室自由壁
```

図 5-14 流出路起源心室不整脈の起源特定のための心電図アルゴリズム

(文献 2 より引用)

- 虚血性心疾患や低心機能例に対しては治療の必要性があれば，アミオダロン(アンカロン®)，β遮断薬などが第1選択薬となる．
- VT/VF発生，心臓突然死のリスクが高いと評価されれば，植込み型除細動器(ICD)を適応する．
- 特発性VPCは，臨床的に問題がなければ無治療で経過観察してもよい．
- 看過できない症状があり，またVPCの頻度が高いために運動耐容能の低下などが認められる場合は，治療の対象となる．薬物治療ではβ遮断薬，Ca拮抗薬がまず試されるが，これらが無効の場合はI群抗不整脈薬を用いてもよい．
- 薬物治療に効果が認められない場合は，カテーテルアブレーションを適応してもよい．

文献

1) Noda T, Shimizu W, Taguchi A, et al : Malignant entity of idiopathic ventricular fibrillation and polymorphic ventricular tachycardia initiated by premature extrasystoles originating from the right ventricular outflow tract. J Am Coll Cardiol 46 : 1288-1294, 2005
2) Ito S, Tada H, Naito S, et al : Development and validation of an ECG algorithm for identifying the optimal ablation site for idiopathic ventricular outflow tract tachycardia. J Cardiovasc Electrophysiol 14 : 1280-1286, 2003
3) 高田重男：上室性期外収縮—P波から何が分かるか．p40，中山書店，2003

〔小林義典〕

5 上室頻拍（心房頻拍を含む）

1 分類・頻度
(1) 房室回帰性頻拍（次項の「6. WPW症候群」など参照）：40％
(2) 房室結節リエントリー性頻拍：40～50％
(3) 心房頻拍（洞房リエントリー性頻拍を含む）：10～15％
(4) 接合部頻拍：稀

3章の「3. その他の上室不整脈に対する抗不整脈薬治療」，107頁，表3-4，110頁も参照．

2 房室結節リエントリー性頻拍（AVNRT）

a 房室結節の解剖とAVNRTの機序
- 房室結節は解剖学的には右房前～中中隔に位置し，Todaro索，三尖弁，冠状静脈洞入口部（CSos）に囲まれたコッホ三角内に存在する（図5-15）．
- 房室結節は下位共通路から上前方に速伝導路（FP）が，下後方に遅伝導路（SP）が伸びている．この二重伝導路の存在と，各伝導路の伝導速度や不応期の差により，房室結節共通路，FP，SP，一部心房筋を回路に含むリエントリーが形成される．

b 分類（図5-15）

1) 通常型AVNRT（slow-fast型）
- SPを順行性に，FPを逆行性に旋回する．
- AVNRTで最も頻度が高い（70～80％）．
- 心電図では逆行性の心房興奮と心室興奮のタイミングがほぼ一致するため，明らかなP波を同定できない．洞調律と比較するとⅡ，Ⅲ，aV_F誘導でS波がやや深くなる．また，V_1誘導でS波の後に小さなR'波を認めることがある（偽性R'波）（図5-16）．
- EPSでは頻拍中の心房最早期興奮部位はHis束領域である．

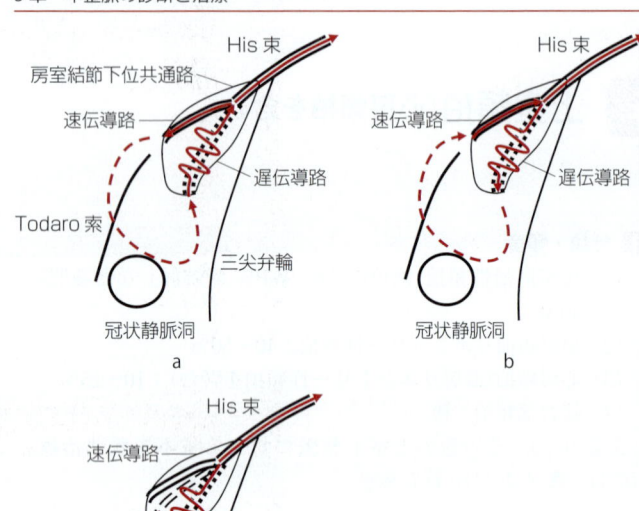

図 5-15 コッホ三角の解剖と想定される AVNRT 頻拍回路
a. 通常型 AVNRT(slow-fast 型).
b. 稀有型 AVNRT(fast-slow 型).
c. 稀有型 AVNRT(slow-slow 型).

2) 稀有型(非通常型) AVNRT(fast-slow 型, slow-slow 型)
 a) fast-slow 型
 ・FP を順行性に,SP を逆行性に旋回する.
 ・AVNRT の 20% 前後を占める.通常型と合併する例もある.
 ・心電図では long RP' 頻拍となり,下方誘導で深い陰性 P 波を認める(図 5-17).
 ・EPS では頻拍中の心房最早期興奮部位は CSos である(稀に CS 内に偏移する例もある).
 b) slow-slow 型
 ・順行,逆行ともに SP を用いていると考えられるが,SP に縦解離があるのか,あるいは SP に類似したもう 1 本の伝導路(intermediate pathway)が存在するのかなど,解剖学的背

5. 上室頻拍（心房頻拍を含む）

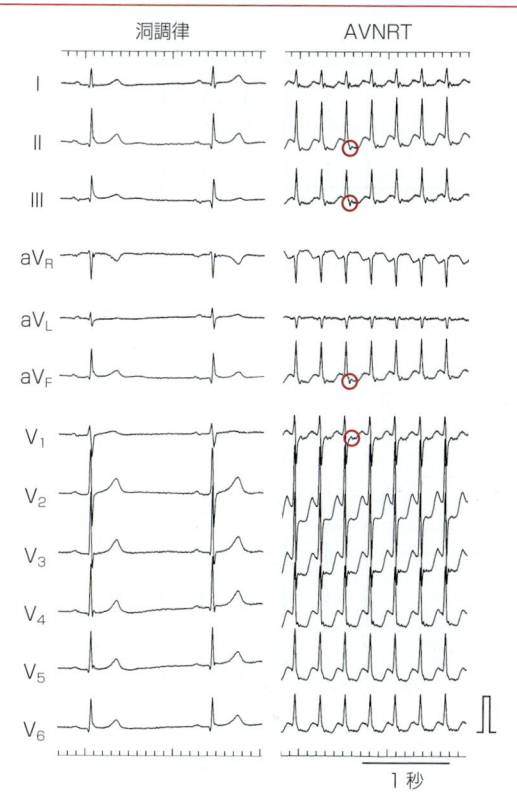

| 洞調律 | AVNRT |

I
II
III
aV$_R$
aV$_L$
aV$_F$
V$_1$
V$_2$
V$_3$
V$_4$
V$_5$
V$_6$

1秒

図5-16 通常型AVNRTに認められる下方誘導のS波（色丸）とV$_1$誘導の偽性R'波（色丸）

景は明らかではない．
- 頻拍中の心電図では下方誘導で深い陰性P波を認めるが，通常はshort RP'頻拍となる（図5-18）．
- EPSでは心房最早期興奮部位はCSosにあり，AH時間とHA時間が同様な値を示す．

c 診断

1) 房室二重伝導路の診断
- EPSで心房からの期外刺激法により，AH時間のjump-up現象を証明する（「MEMO ①」参照）．一方，逆行伝導でも

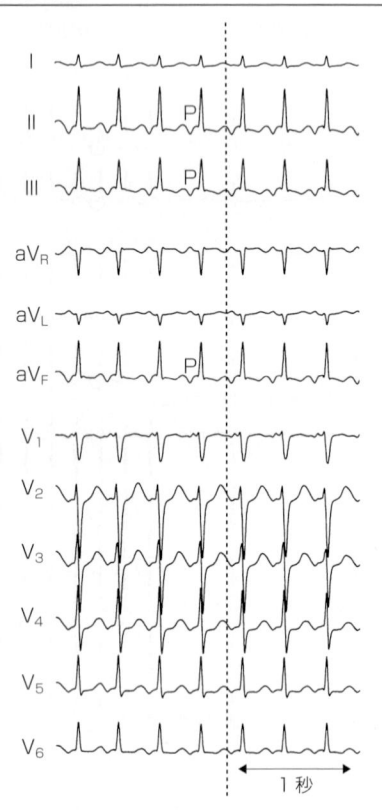

図 5-17 稀有型 AVNRT(fast-slow 型)の 12 誘導心電図

下方誘導で深い陰性 P 波を認める．RP＞PR．

二重伝導路が証明されることがある．心室からの単一早期刺激間隔を短縮させていく過程で，当初は FP を逆伝導（心房最早期興奮部位は His 束領域）していたものが，突然の VA 間隔の延長とともに，心房最早期興奮部位が CSos に変化する（SP への乗り換え）．その後，稀有型 AVNRT が誘発されることがある．稀有型は心室刺激により誘発されやすい．

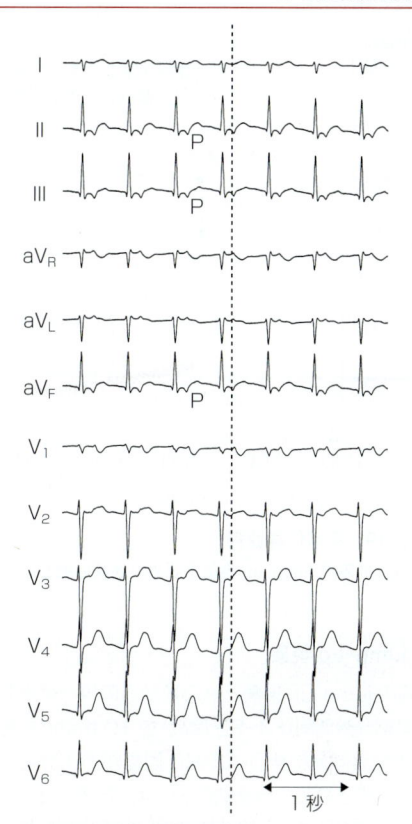

図 5-18 稀有型 AVNRT（slow-slow 型）の
12 誘導心電図

下方誘導で深い陰性 P 波を認める．RP＜PR．

d 薬物療法

3 章の「3．その他の上室不整脈に対する抗不整脈薬治療」，107 頁参照．

e カテーテルアブレーション

1) アブレーションの標的
 ・房室結節遅伝導路（SP）

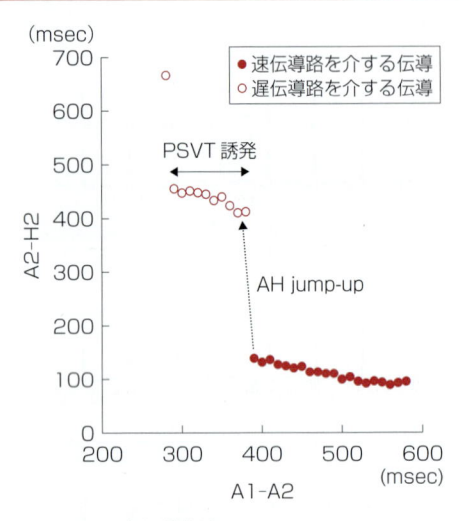

図 5-19 房室伝導曲線
A2-H2 間隔の jump-up 現象を認め不連続曲線となる.

> **MEMO ①・jump-up 現象**
>
> AH 時間の jump-up 現象とは心房からの単一早期刺激法の際に, その早期刺激間隔(S1-S2 間隔)を 10 msec 短縮させたときに, その期外刺激に伴う A2-H2 間隔が 50 msec 以上延長する現象と定義される. 房室結節 FP は, 伝導速度は速いが不応期が長い. 一方 SP は, 伝導速度は遅いが不応期が短いという正反対の性質をもっている. jump-up は順行伝導路を FP から SP に乗り換えたときに起こり, これにより房室伝導曲線が, 不連続曲線となる(図 5-19). 典型例では jump-up に引き続き, 通常型 AVNRT が誘発される.

2) アブレーションの方法
 ・解剖学的アプローチ：SP はコッホ三角の後方, CSos 近傍の三尖弁輪部に起点があるので, 透視ガイドで CSos の高さでその局所電位の心房波高/心室波高が 1/2 以下の領域に通電する. 効果が確認できないときは, 通電部位を徐々に上方に

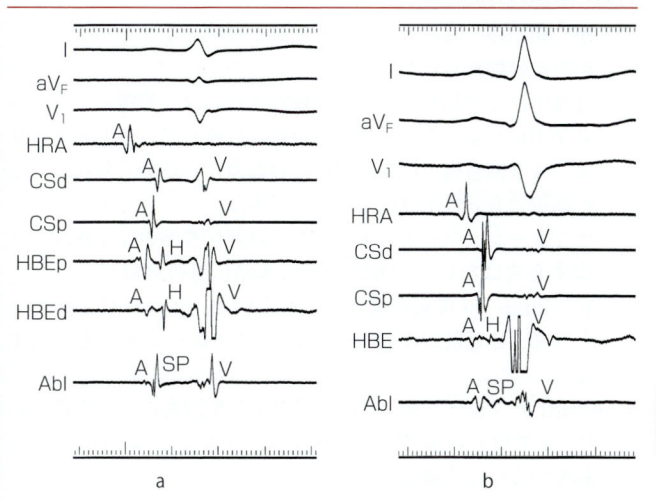

図 5-20　遅伝導路電位の特徴
a. Jackman 電位（Asp）．
b. Haissaguerre 電位（SP）．

上げていく．ただし，His 束電位記録部位から少なくとも 1 cm 以上離れている必要がある．
- 電位ガイドのアブレーション（図 5-20）：CSos 近傍の三尖弁輪部で記録される Asp 電位（Jackman 電位），あるいは三尖弁輪部でもやや上前方（His 束にやや近い）レベルで記録される slow potential（Haissaguerre 電位）を指標に通電部位を決定する．後者は SP 自体，あるいは心房筋から SP に至る移行帯組織の電位を反映すると考えられているが，前者の成因は明らかではない．

　一般的には，解剖学的情報に加えて，これら局所電位を見ながら通電部位を決定している．
- 下位コッホ三角に対する線状アブレーション：上記アブレーション法は point-by-point で行うが，不成功の場合は CS レベルの高さで三尖弁輪部から，CSos 漏斗部の前壁までを線状焼灼する方法がある．

3）有効通電の指標とアブレーションのエンドポイント
- 頻拍中に通電を行い頻拍が停止すれば効果ありと判断される

が，頻拍停止時にカテーテル位置が移動することがあり，この方法は勧められない．
- 通電中に接合部頻拍（調律）が観察されれば，通電による温熱効果が房室結節あるいは移行帯組織に及んでいると考えられる．より高密度で周期の短い接合部調律が認められれば，その通電の有効性が高いとの報告がある．
- アブレーションのエンドポイントは遅伝導路の完全離断を目指す必要はない．一般的に遅伝導路伝導の修飾でよしとされ，jump-up 現象が残存してもよいが，エコーは1個までとする．2連続以上持続すれば，アブレーションを追加する．

4) AVNRT アブレーションで房室ブロックを回避するための方策
- His 束電位が記録される領域より，少なくとも 1 cm 以上離れていることを確認する．
- short Koch（コッホ三角が短いケース）では CSos レベルでも His 束から近い場合があり，この際は CSos よりもさらに低いレベルを標的とする．
- コッホ三角の中部（His 束と CSos の中間のレベル：M zone）に通電するときは，房室結節本体（共通路）への影響を避けるため，できるだけ弁輪部に近い領域（A/V 比＜1/2 で His 束電位を認めない）を標的とする．
- CS 漏斗部天蓋部あるいは CSos 上方（天蓋部）の焼灼は回避する．
- 通電中に出現する接合部頻拍（調律）の室房伝導ブロック（逆

MEMO ②・ 左房側 CS に心房最早期興奮部位を認める稀有型 AVNRT

稀に頻拍中に CS 入口部より 2〜5 cm 遠位 CS で，心房最早期興奮部位を認める fast-slow 型あるいは slow-slow 型 AVNRT を経験することがある．この頻拍回路の詳細，特に SP の存在部位は明らかではない．しかし，アブレーションは通常の AVNRT 標的部位（遅伝導路），すなわち CSos レベルの三尖弁輪部での通電により成功することが多い．CS 内の焼灼により成功したとの報告もある．

行性 A 波の欠如)が観察されれば，即座に通電を中止する．
- 接合部調律と洞調律が等頻度で逆行伝導の評価が難しいときは，より速いレートの心房ペーシングを行い，房室伝導をモニターしながら行う．PQ 間隔(AH 時間)が延長すれば，即座に通電を中止する．

3 心房頻拍(AT)

a 原因
- 特発性
- 二次性(ジギタリスなど薬剤起因性，心筋梗塞，弁膜症や先天性心疾患に対する開心術後など)

b 分類
1) 興奮，伝導パターンによる分類
   - 異所性 AT，マクロリエントリー性 AT など．
2) 機序による分類
   - リエントリー，自動能亢進，撃発活動
3) 特殊な機序，特定の部位，薬物反応性などによる分類
   - 開心術後の切開線周囲を回旋する AT(incisional reentry)，分界稜を起源とする AT(cristal AT)，アデノシン感受性 AT など．

c 異所性 AT(巣状 AT)
- 頻拍のメカニズムは自動能亢進，マイクロリエントリーなど．
- 異所性 AT の好発部位が存在する．
  - 右房起源：上大静脈，洞結節近傍，分界稜，心房中隔，冠状静脈洞入口部，三尖弁輪部など．
  - 左房起源：肺静脈およびその前庭部，心房中隔，左心耳，僧帽弁輪部
- 右房起源か左房起源かの 12 誘導心電図による簡易鑑別法(4 章，図 4-26，207 頁参照)
  - V_1 誘導：右房起源は ±2 相性，左房起源は陽性(+)P 波を呈する．
  - aV_L 誘導：右房起源は陽性(+)，左房起源は陰性(−)P 波を呈しやすい．
- マッピング法(従来法，CARTO，Ensite など三次元システ

最早期興奮部位

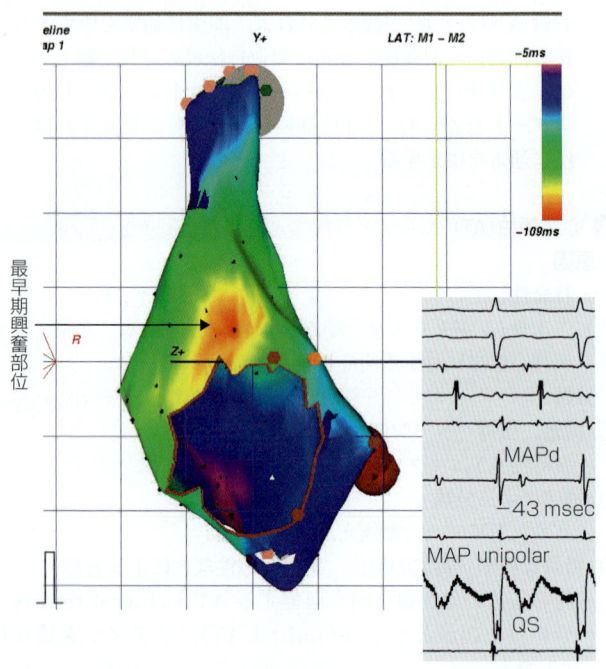

図 5-21 異所性 AT(三尖弁輪部起源の) activation map 所見
通電成功部位(MAPd)の電位は P 波より 43 msec 先行しており,単極電位(MAP unipolar)では QS パターンを示している.

ムを用いる方法がある)
- activation mapping:興奮の先行度(図 5-21)
- paced activation sequence mapping:ペーシング時の心房興奮順序,時間を頻拍中のものと比較する.
- pace mapping:ペーシング時と頻拍時の体表面心電図 P 波形の比較
- unipolar electrogram:QS パターンになる部位を探す.
- mechanical interruption:カテーテル押しつけによる頻拍の停止
- 治療
  - 薬物治療: β 遮断薬,Ca 拮抗薬などが有効(3 章の「3. その他の上室不整脈に対する抗不整脈薬治療」,107 頁参

照)
- カテーテルアブレーション：マッピングがアブレーション手技の重要な部分を占める．点状焼灼で根治できる可能性が高いが，肺静脈や上大静脈に起源がある場合は静脈-心房間の電気的隔離が必要な場合もある．

d マクロリエントリー性 AT

- 開心術後の切開線周囲を旋回する incisional AT と心房筋の広範な変性，線維化(心房心筋症)に伴うマクロリエントリーがある．
- incisional AT は弁膜症，心房中隔欠損症などの心房切開術後に出現するが，術後 10 年以上経った晩期に出現することが多い．
- EPS では早期刺激による頻拍の誘発，停止が可能で，entrainment 現象が確認される．
- マッピングとカテーテルアブレーション標的部位の同定
  - マッピングは CARTO や Ensite システムなどの三次元マッピングシステムを用いる．
  - リエントリー回路は，右房，左房両心房にまたがることもある．
  - アブレーションはリエントリーの回路内と同定できる領域で，局所電位を認めない瘢痕領域や切開線と解剖学的障壁(三尖弁や下大静脈など)との間の峡部をターゲットとする．
  - 峡部はその中でもできるだけ狭い部分を標的とする．
  - このような領域では線状焼灼を必要としないことも多く，1 点焼灼で根治することもある．
- 薬物治療：3 章の「3．その他の上室不整脈に対する抗不整脈薬治療」，107 頁参照

4 接合部頻拍

a 異所性接合部頻拍 (ectopic junctional tachycardia)

- 先天性に出現し小児期から心不全症状をきたすもの，心臓手術後に一過性にあらわれるもの，その他成人に出現する特発性のものがある．
- 心拍数は 150 bpm 以上のことが多く，速い．

> **MEMO ③** 洞房リエントリー性頻拍，非適切洞性頻拍
>
> 洞房リエントリー性頻拍は広義のリエントリー性 AT に含まれ，体表心電図では洞調律時の P 波と酷似している．心房ペーシングにより誘発，停止が可能である．非適切洞性頻拍(inappropriate sinus tachycardia)は女性に多い原因不明の頻拍で，洞結節あるいはその近傍の異常自動能，自律神経の異常が原因とされる．特に後者は β 遮断薬や Ca 拮抗薬が奏効しないことも多く，アブレーションの適応となる．この際，洞結節近傍の最早期興奮部位を焼灼すると，その起源が上下にシフトすることが観察される．広範囲に焼灼すると洞機能不全を残すことがあるので注意を要する．

- EPS：頻拍中は His 束電位が先行し，HV 間隔は洞調律時と等しい．ペーシングにより頻拍は誘発されない．
- 治療：ジギタリス，β 遮断薬など．薬物が無効の場合はアブレーションも適応される．

b 非発作性接合部頻拍(non-paroxysmal junctional tachycardia)

- ジギタリス中毒，急性心筋梗塞，心筋炎，房室結節遅伝導路焼灼時に出現する．
- レートは 120 bpm 以下のことが多く，あまり問題にならない．

〔小林義典〕

6 WPW(Wolff-Parkinson-White)症候群 など

1 心室早期興奮症候群の分類（図5-22）

- 副伝導路の心房，心室や刺激伝導系組織などの付着部位により分類される．
- 通常の房室副伝導路（Kent束，図5-22①）の頻度が最も高く，心電図検診では0.1～0.3%に顕性WPWパターンを認める．
- Mahaim束は稀ではあるが，その中でも図5-22②，③に示す遅伝導領域を伴った心房-束枝，あるいは心房-心室副伝導路の頻度が多いとされる．
- 以前注目された房室結節-心室（図5-22⑤），束枝-心室副伝導路（図5-22④）（従来型Mahaim束）はMahaim束の一部（10%）にすぎない．
- LGL症候群の実態は明らかではないが．心房-束枝副伝導路（図5-22⑥）の存在を示唆する．

2 WPW症候群の心電図診断基準

①デルタ（⊿）波の存在，②PQ間隔の短縮＜120 msec，③QRS幅の延長＞100 msec．

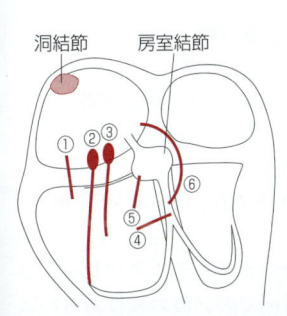

①房室副伝導路（Kent束）＝WPW症候群
②心房-束枝副伝導路（遅伝導領域を含む：Mahaim束）
③心房-心室副伝導路（遅伝導領域を含む：Mahaim束）
④束枝-心室副伝導路（広義のMahaim束）
⑤房室結節-心室副伝導路（広義のMahaim束）
⑥心房-束枝副伝導路（LGL症候群）

図5-22 心室早期興奮症候群における副伝導路の分類

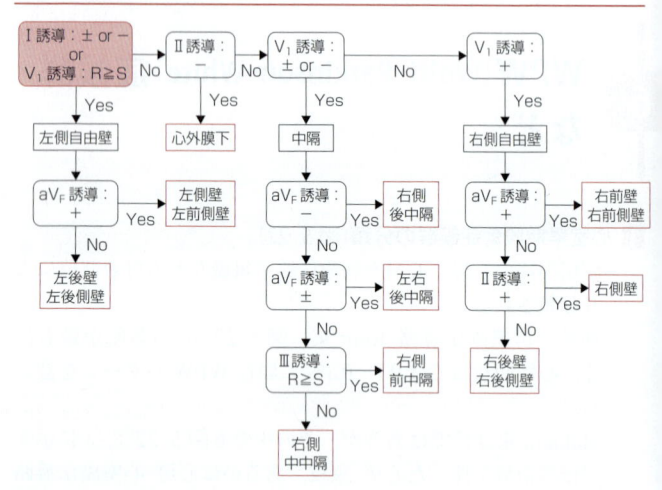

図 5-23　体表面 12 誘導心電図による Kent 束局在診断のアルゴリズム
(文献 1 より引用)

3 WPW 症候群の分類

a 順行伝導機能による分類
- 顕性 WPW 症候群：順行伝導あり(⊿波陽性)，逆行伝導は不明
- 間欠性 WPW 症候群：順行伝導あるが間欠的，逆行伝導は不明
- 潜在性 WPW 症候群：順行伝導なし(⊿波陰性)，逆行伝導あり

b 心電図⊿波の極性と Kent 束局在による分類
- A 型：V_1 誘導で陽性⊿波──→左側副伝導路
- B 型：V_1 誘導で±2 相性⊿波──→右側自由壁副伝導路
- C 型：V_1 誘導で陰性⊿波──→右側中隔側副伝導路

4 Kent 束の詳細な局在診断アルゴリズム(Arruda の分類[1]，図 5-23)

- Arruda のアルゴリズムは，実際のカテーテルアブレーションの成功部位と標準 12 誘導心電図での⊿波の極性あるいは QRS 振幅比の関係から，多数例を用いて構築された Kent 束

6. WPW症候群など

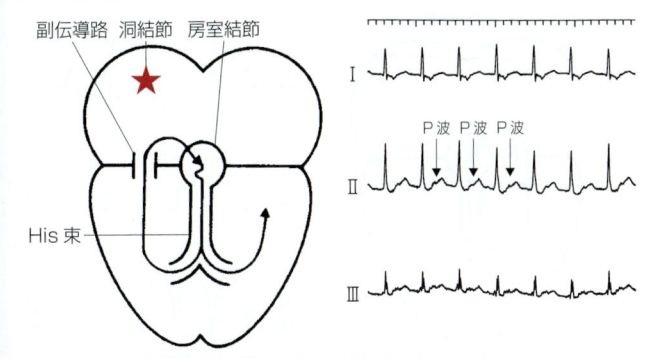

図 5-24 正方向性房室回帰性頻拍の興奮旋回路と心電図
正常伝導系を房室伝導路,副伝導路を室房伝導路とするリエントリー回路を形成する.narrow QRS 頻拍であり,逆行性 P 波のタイミングは R-R サイクルの前半に認められる(short-RP 頻拍).

局在診断アルゴリズムである.
- このアルゴリズムを活用するためには,⊿波の開始点を正確に判断することが重要で,そのためには 12 誘導心電図すべての⊿波を評価することが必要となる.
- 術前からアブレーション用カテーテルの選択やアプローチ方法の検討が可能となる.
- 特に右側あるいは中隔側副伝導路で,Ⅱ誘導で陰性⊿波が確認されれば,心外膜側に局在する Kent 束の可能性が高いので,その離断のために冠状静脈洞(CS),あるいはその枝である中心臓静脈(mid-cardiac vein)からの高周波通電が必要となることがある.稀に,静脈憩室を合併することがあるので,造影検査の準備もしておく.

5 出現する頻拍のメカニズム
- 正方向性房室回帰性頻拍(orthodromic AVRT,図 5-24)
- 逆方向性房室回帰性頻拍(antidromic AVRT,図 5-25)
- 発作性心房細動:偽性心室頻拍(pseudo VT,図 5-26)

5 章 不整脈の診断と治療

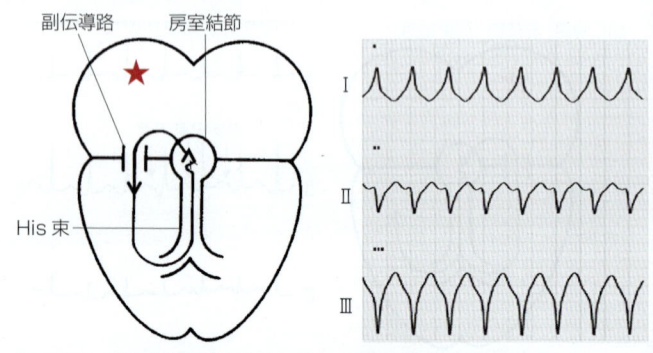

図 5-25 逆方向性房室回帰性頻拍の興奮旋回路と心電図

副伝導路を房室伝導路,正常伝導系を室房伝導路とするリエントリー回路を形成する.wide QRS 頻拍であり,心電図各誘導の QRS 波の極性は⊿波と一致するのが特徴である.

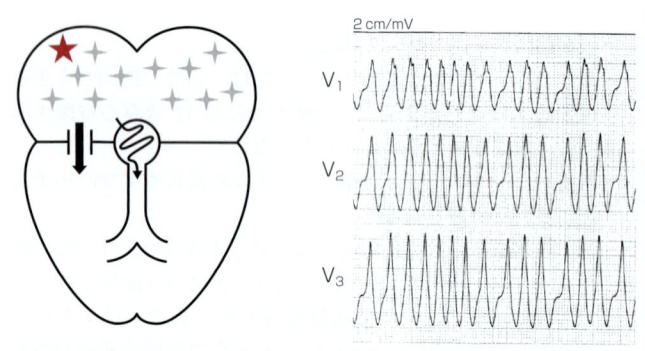

図 5-26 偽性心室頻拍(WPW＋心房細動)のシェーマと心電図

・wide QRS 頻拍で一見,心室頻拍に見える(偽性心室頻拍).
・P 波は同定できないが,著明な頻拍のため f 波も同定できないことが多い.
・よく見ると R-R 間隔が不整である.
・最短 R-R 間隔が副伝導路の不応期を反映するといわれる.
・最短 R-R 間隔が 220 msec 以下のものはハイリスクとされる.

6 頻拍の停止,予防のための薬物療法

3章の「3. その他の上室不整脈に対する抗不整脈薬治療」, 107頁参照.

7 発作性心房細動:偽性心室頻拍に対する治療方針

- 血圧の低下やショック状態をきたしている場合は迷わず直流除細動を行う.
- 血圧が保たれ心不全症状を認めない場合は,Ⅰ群抗不整脈薬,その中でもⅠa群〔ジソピラミド(リスモダン®)やシベンゾリン(シベノール®)〕,Ⅰc群〔ピルシカイニド(サンリズム®)やフレカイニド(タンボコール®)〕の静脈内注射を行う.
〔例〕サンリズム1.5 mg/kgを10分間かけてゆっくりと静注する.
- これにより心房細動が停止すればよいが,停止せず,かつ心拍数コントロールができなければ,直流除細動を行う.
- 心房細動が持続しているが,⊿波が消失し,心拍数がコントロールできれば,その後同じ抗不整脈薬を持続注入するか,経口薬に切り換えてもよい.
- ジギタリス,ベラパミル(ワソラン®)などの非ジヒドロピリジン系Ca拮抗薬は原則禁忌である.
- 心房細動発症後時間が経過している症例では,抗凝固療法やヘパリンの投与を考慮する.

8 Kent束のマッピングおよびアブレーションのコツ

a 左側Kent束

- 冠状静脈洞(CS)に留置した多電極カテーテルを用いて,顕性WPW症候群では洞調律あるいは心房ペーシング時の心室最早期興奮部位を同定する.
- 潜在性Kent束に対しては心室ペーシング時の心房最早期興奮部位をみる.
- 次にアブレーション用カテーテルを用いて,CSの最早期興奮部位をメルクマールに,通電標的部位を探索する.
- カテーテルは経動脈的に逆行性にアプローチするか,Brock-enbrough手技を用いて,左房側からアプローチする方法がある.後者では,Kent束の局在別にデザインされたロング

5章 不整脈の診断と治療

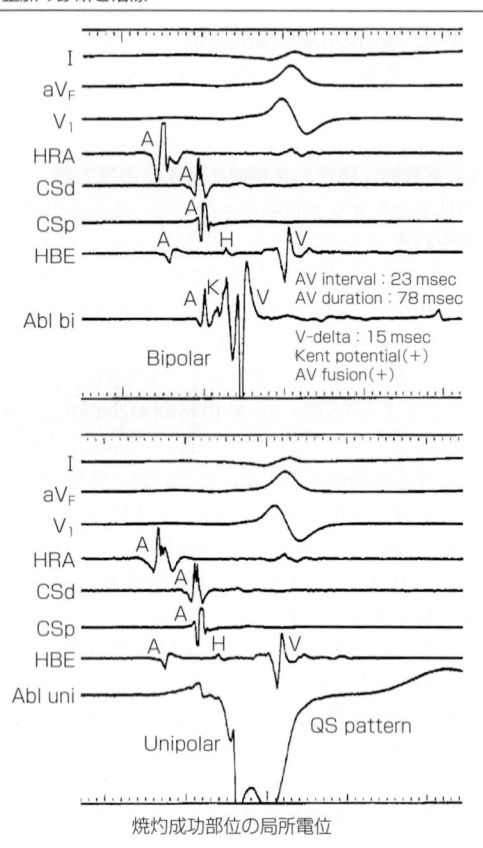

図 5-27 左側 Kent 束の通常マッピング法とアブレーション至適部位の局所電位

HRA：高位右房，CS：冠状静脈洞(d：遠位，p：近位)，HBE：His 束電位図，Abl：マッピング電位，Abl bi：双極電位，Abl uni：単極電位．

シース(Daig 社製)を用いるとアプローチが容易になる．
- 顕性 Kent 束では体表面心電図 ⊿波に対する局所電位の先行度(V-delta の間隔：10 msec 以上が好ましい)，Kent 電位の検出，単極電位での QS パターン(R 波の消失)(図 5-27 参照)がよい指標である．

- 僧帽弁弁下から焼灼する方法と，弁上から焼灼する方法があるが，良好な電位が得られれば，どちらからでも離断可能である．
- 潜在性 WPW 症候群では Kent 束-心房連結部の情報しかないので，弁上部からの焼灼がより効率的である．

b 右側 Kent 束

- 右側自由壁に存在する Kent 束は筋束が太いもの，複数副伝導路，さらに枝分かれなどの multi-component な性質をもつものが多い．したがって，マッピングは局所心室興奮の⊿波に対する先行度（右側では 20 msec 以上が望ましい）よりも，Kent 束電位の検出が重要である．
- 右室は左室に比べると筋壁が薄い．そのため，Kent 束の心室筋付着部位近傍では比較的広範囲にわたって，単極電位で QS パターン示すことが多いので，これも標的部位探索には有用度が低い．
- 右側 Kent 束は左側に比べると，上記のような Kent 束の解剖学的特性，マッピングの困難さから比較的成功度が低い．確実にアブレーションを行うためにカルトシステムなどの三次元マッピングシステムが有用である．
- 原則的に三尖弁上からのマッピングや通電を行うが，弁下部からアプローチしてもよい．ただし，カテーテル操作がかなり困難となる．
- 三尖弁輪部では電極がすべりやすく，安定しない．アブレーション標的部位にカテーテルを安定して留置したいときは，副伝導路部位に応じたロングシースを使用する．

c 右側中隔 Kent 束

1) 前中隔 Kent 束

- 房室刺激伝導系と隣接する領域であるので，高周波通電により房室ブロックを引き起こすリスクが高い．これを回避するコツとして，頸静脈アプローチにより，弁上部側をマッピングする方法がある．
- 局所電位では心房波高≧心室波高でかつ Kent 束電位が同定できる部位で，His 束電位が認められないことが，通電指摘部位の条件となる．
- 明らかな His 束電位が認められる部位や，上記条件を満足し

ない部位を焼灼すべきではない.

2) 中中隔 Kent 束
- 房室結節に隣接した領域であるため,カテーテルはできるだけ心室側に落とすことが肝要である.
- 局所電位は心房波高＜心室波高の部位で焼灼する.稀に左側中隔側からの通電を要する例が存在する.

3) 後中隔 Kent 束
- CS 入口部レベルでの三尖弁輪部(弁上)をマッピングする.アブレーション成功には Kent 束電位の検出が重要である.
- この領域は比較的刺激伝導系から離れているので,ストレスなく高周波を通電できる.ただし,CS 漏斗部の天井側の焼灼は刺激伝導系に影響することがあるので,注意を要する.
- またこの領域の副伝導路で,体表面Ⅱ誘導で深い陰性⊿波を呈するものがある.これは心外膜側 Kent 束を示唆する所見である.

9 特殊な副伝導路に関連する頻拍の症例

a 心外膜側 Kent 束

〔症例1〕32歳,女性.幼少時より数分間持続する動悸発作を自覚しており,また10歳時に WPW 症候群と診断されている.今回,カテーテルアブレーション目的にて紹介,入院となった.

器質的心疾患(−).図 5-28 に入院時の 12 誘導心電図を示した.心電図では明らかな⊿波が認められるが,V_1 では陰性を呈しており,R 波を認めない.さらにⅡ誘導で深い陰性⊿波を示しており,Arruda の診断アルゴリズム(図 5-23)によると,心外膜下に存在する副伝導路が最も疑わしい.

本例では,事前に CS 遠位部からの血管造影を行い,図 5-29a に示すような,2×1.5×3 cm 大の巨大な CS 憩室を認めた.このように CS やその枝である中心臓静脈の憩室を合併した例では,その頸部に副伝導路が隣接しているか,あるいはその筋層そのものが副伝導路の役割を果たしている可能性がある.本例でも図 5-29b に示すように頸部局所電位で Kent 束電位が認められ,同部からの高周波通電でアブレーションに成功した.なお,血管内からの通電は合併症を避けるために 5〜10 W といった低出力から開始すべきである.

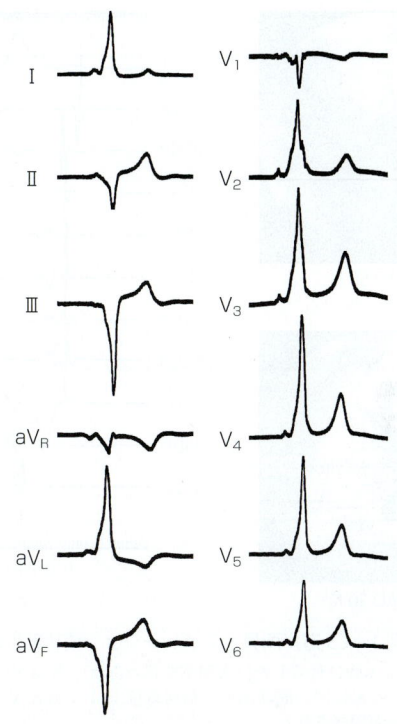

図 5-28　症例 1：アブレーション前の 12 誘導心電図

b 斜走 Kent 束

〔症例 2〕24 歳，男性．発作性上室頻拍（PSVT）に対するカテーテルアブレーション目的で入院．EPS では左側潜在性副伝導路の存在が明らかとなり，房室回帰性頻拍と判明した．

本例では僧帽弁下部アプローチにて，心室ペーシング時の心房最早期興奮部位の近傍で高周波を通電したが，Kent 束は離断できなかった．副伝導路の斜走を疑い，図 5-30 に示すように右室後中隔からのペーシング時と，右室流出路からのペーシング時の CS 電位のパターンを比較した．図 5-30a では，僧帽弁下の心室筋の興奮順序が，CS 近位から遠位のほうへ向かっている．CS_4 では V 波と A 波が融合しており，その領域が A 波の最早期興奮

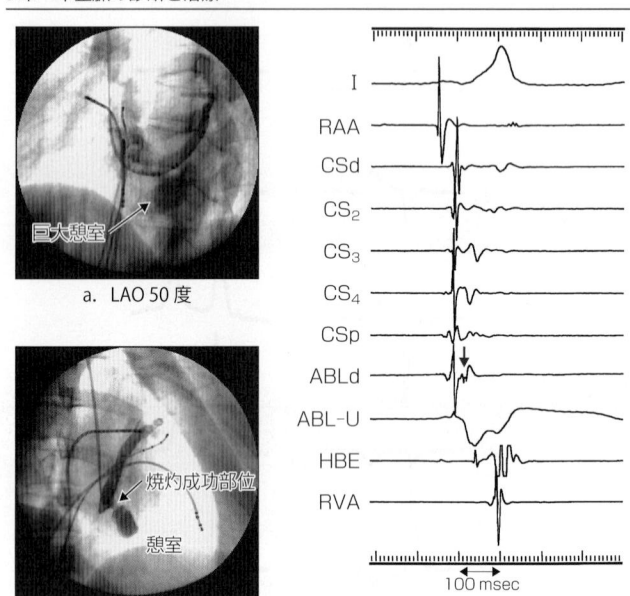

図 5-29 症例1：CS造影所見とアブレーション成功部位局所電位

CS造影ではCS本幹に付着した巨大憩室を認める(a). bはアブレーション成功部位. cは心内電位図. 成功部位の局所電位ではA波とV波の間にKent束電位(色矢印)が観察される.
RAA：右心耳, ABLd：通電局所電位, ABL-U：単極電位, RVA：右室心尖部.

部位となっている. 一方, 図5-30bでは, 心室筋の興奮順序がCS遠位から近位と逆になっており, 心房最早期興奮部位はCS_4ではあるが, V波とA波の間隔が広く融合することはない. この現象を説明するには図5-30cに提示したシェーマ, すなわちKent束が斜走していれば説明可能である. このように左側副伝導路では心房端がCS遠位側, 心室端がCS近位側に斜走しているケースが多いことが報告されている. 本例では弁上部からのCS_4レベルの通電により離断に成功した.

c Mahaim束

〔症例3〕16歳, 男性. 幼少時より認めた動悸発作の精査加療目的で入院した. 器質的心疾患(−). 入院時心電図では, 左脚ブ

6. WPW症候群など

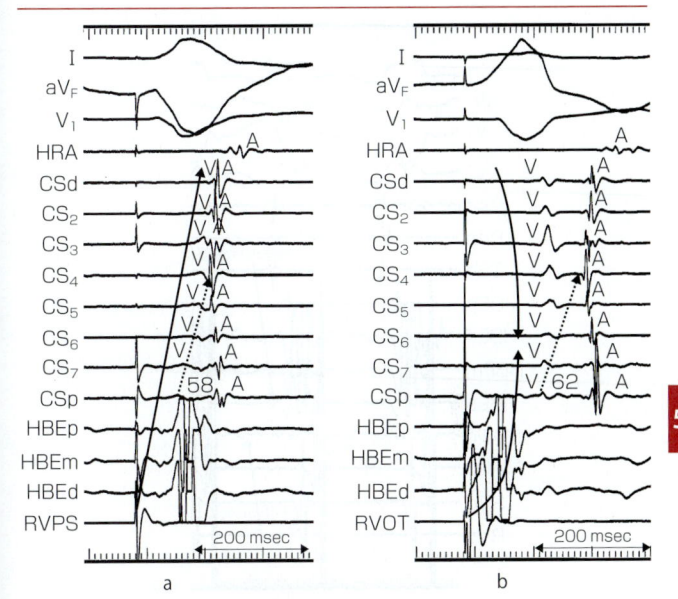

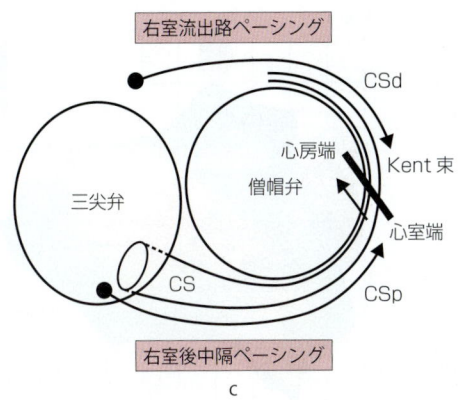

図 5-30 症例2：斜走副伝導路を認めた潜在性 WPW 症候群
a. 右室後中隔からのペーシング．
b. 右室流出路（前中隔）からのペーシング．
c. 斜走 Kent 束診断のシェーマ．
HRA：高位右房，CS：冠状静脈洞，CSd：遠位 CS，CSp：近位 CS，HBE：His 束電位図，RVPS：右室後中隔，RVOT：右室流出路．

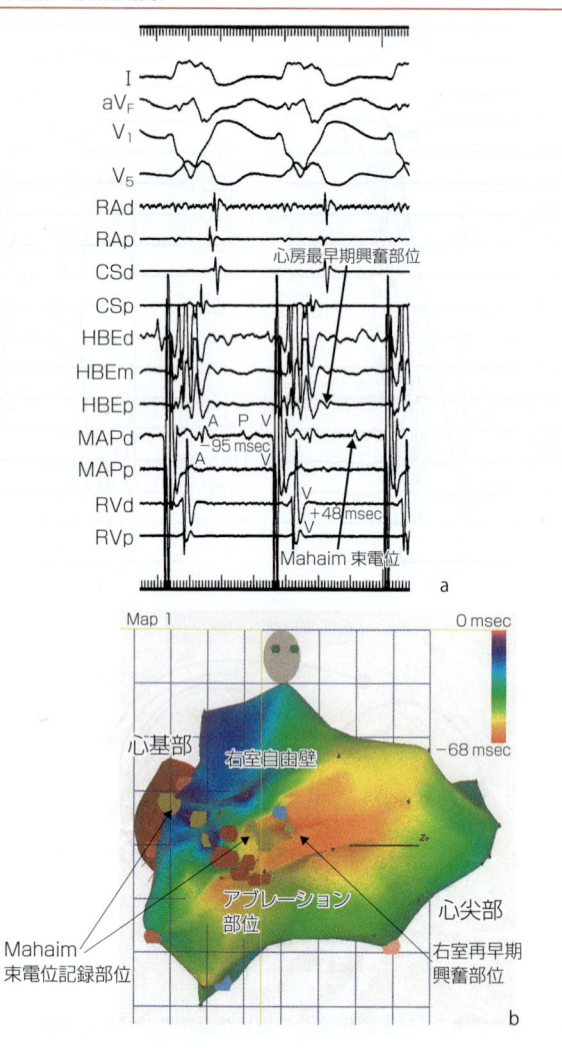

図 5-31　Mahaim 束症例で誘発された逆方向性房室回帰性頻拍(a)とカルトシステムを用いた右室 activation map 所見(b)

RA：右房，CS：冠状静脈洞，HBE：His 束電位図，MAP：右室自由壁マッピング電位，RV：右室心尖部(d：遠位，p：近位，m：中位)．

ロック型 QRS 形態を示したが側胸部誘導で⊿波が観察された．PQ 間隔が 130 msec と正常範囲．

EPS では AH 間隔 90 msec, HV 間隔 30 msec. 右房および右室からの単一早期刺激時ではそれぞれ減衰伝導特性を示し，室房伝導最早期興奮は His 束に認められた．ペーシングにより図 5-31a に示す周期 280 msec の wide QRS 頻拍が容易に誘発され，頻拍時の心房最早期興奮部位は His 束領域であった．カルトシステムを用いて右室内のマッピングを行うと右室側壁の心尖部よりに最早期興奮部位を認め(図 5-31b)，その領域から側壁心基部にかけて Mahaim 束の興奮と考えられる電位が観察され(枯草色の点で示す)，その興奮は心基部から心尖部方向に向かっていた．すなわち，本頻拍は Mahaim 束を房室伝導路，正常伝導系を室房伝導路とする房室回帰性頻拍(AVRT)であることがわかる．

このように Mahaim 束では逆方向性 AVRT が一般的で，正方向性 AVRT の報告はない．Mahaim 束は減衰伝導特性を示す特殊な副伝導路であり，右側自由壁，特に後壁から側壁にかけて認められることが多い．このことから，心臓発生時に形成された副刺激伝導系の遺残であるとする説がある．

文献

1) Arruda MS, et al : Development and validation of an ECG algorithm for identifying accessory pathway ablation site in Wolff-Parkinson-White syndrome. J Cardiovasc Electrophysiol 9 : 2-12, 1998

〔小林義典〕

7 心房粗動

　心房粗動（AFL）とは心房内を240〜350回/分で規則正しく旋回する回路を有するリエントリー性不整脈である．男性と女性の罹患率において男性が約2倍高い．心房内が高頻度で興奮する不整脈であり，心房細動同様の血栓症発症のリスクを有する不整脈であることも認識しておくことが重要である．リエントリー性の心房頻拍と心房粗動とは，そのメカニズムとして多少のオーバーラップを含んでいる．

1 心電図学的特徴と分類
　心房内を旋回することにより形成される心房興奮波は一般的にF波と呼ばれ，規則正しく出現する同波はQRS波形の間で認識される．
a 古典的分類
1) 通常型心房粗動
   - 心房粗動の12誘導心電図の特徴は，下壁誘導（Ⅱ，Ⅲ，aV_F）での陰性鋸歯状（saw-tooth）波とV_1誘導での等電位線で挟まれた陽性波を認める（図5-32a）．これらの特徴を有する粗動波がQRS波と重なり認識しにくい場合にはアデノシン三リン酸（ATP：アデホス®10 mgをボーラス静脈内投与）などを使用すると一過性の房室ブロックによりQRS波の出現を妨げて，心房波を明瞭に認識しやすくする．
   - 本心電図の特徴を有する心房粗動は右房の三尖弁輪と下大静脈で挟まれた右房解剖学的峡部を伝導し，三尖弁輪に対して右房を半時計方向に回転する心房粗動である．最近は「通常型」とは呼ばず「峡部依存性心房粗動」と称される．
2) 非通常型心房粗動
   - 1)以外の心電図特徴を有するものを指す．
   - 12誘導心電図の特徴は，誘導（Ⅱ，Ⅲ，aV_F）での陽性鋸歯状波とV_1誘導での陰性波は通常型心房粗動とは逆方向に回

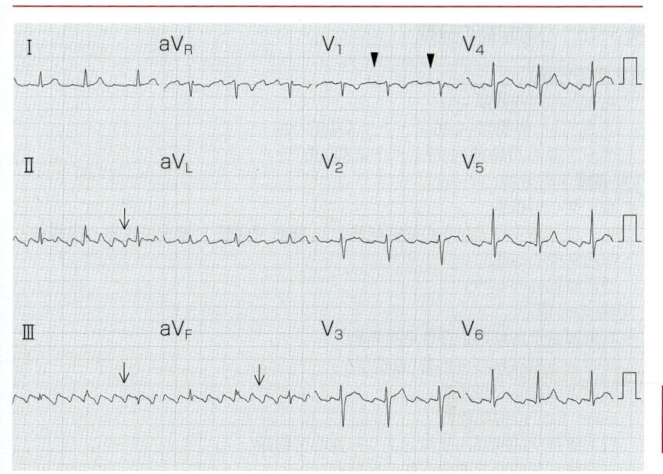

7. 心房粗動

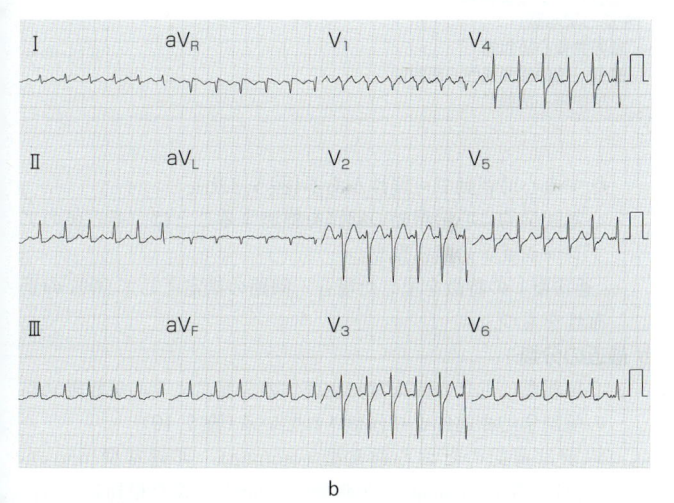

図 5-32 心房粗動
a. 反時計方向回転峡部依存性（通常型）心房粗動の 12 誘導心電図：Ⅱ, Ⅲ, aV_F 誘導での下向きの鋸歯状波（矢印）と V_1 誘導での上向きの粗動波（矢尻）が特徴である．
b. 非通常型心房粗動の 12 誘導心電図：Ⅱ, Ⅲ, aV_F 誘導では下向きの鋸歯状波が認められない．

表 5-10　心房粗動の分類

〔古典的分類〕
・レートによる分類
　タイプ I 心房粗動（心房レート＜330 拍/分）
　タイプ II 心房粗動（心房レート≧330 拍/分）
〔心電図学的分類〕
・通常型心房粗動
　II，III，aV_F の下向きの鋸歯状波，V_1 誘導で陽性 F 波を呈する心房粗動
・非通常型心房粗動
　通常型以外のもの
〔現在の分類〕
・右房解剖学的峡部依存性心房粗動
　反時計方向回転心房粗動（通常型）
　時計方向回転心房粗動
　lower loop 心房粗動
　右房解剖学的峡部内リエントリー性心房粗動
・右房解剖学的峡部非依存性心房粗動
　瘢痕関連性心房粗動
　upper loop 心房粗動
〔左房心房粗動〕
　僧帽弁輪心房粗動
　瘢痕，肺静脈関連性心房粗動
　左房中隔心房粗動

転する心房粗動で可能性がある（図 5-32b）．
- 心電図学的に心房粗動の回路を推測することは，その後のアブレーションの際に役立つ．
- 「通常型」の特徴を呈した場合，回路の推定として 90% の正確性をもつ．

b 最近の分類

- 心房粗動は近年の臨床電気生理学の発展により心房粗動回路の解剖学的相違により分類されている（表 5-10）．
- 以前は前記のとおり通常型（common），非通常型（uncommon），典型（typical），非典型（atypical），また粗動レートによりタイプ I（心房レートが 330 拍/分未満），II（心房レートが 330 拍/分以上）などの分類がなされていたが，粗動のメカニズム解明により現在では表 5-10 のように分類される．

7. 心房粗動

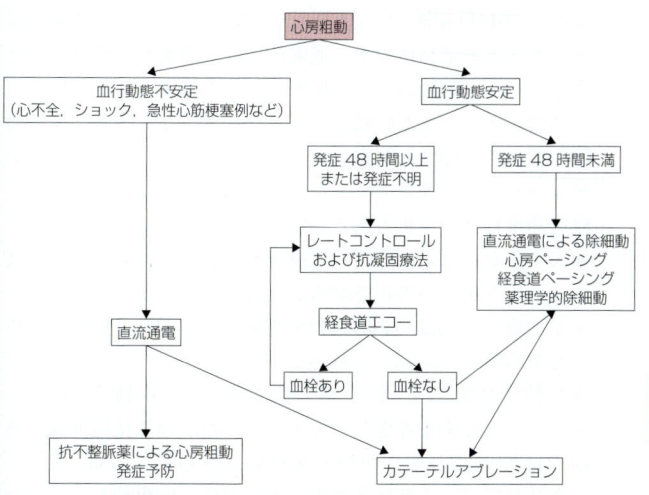

```
                    心房粗動
           ┌─────────┴─────────┐
    血行動態不安定              血行動態安定
 (心不全, ショック,        ┌────────┴────────┐
  急性心筋梗塞例など)  発症 48 時間以上    発症 48 時間未満
                    または発症不明
                          │                    │
                   レートコントロール      直流通電による除細動
                   および抗凝固療法         心房ペーシング
                          │              経食道ペーシング
                      経食道エコー          薬理学的除細動
       │              ┌───┴───┐
    直流通電        血栓あり  血栓なし
       │              │        │
 抗不整脈薬による心房粗動   カテーテルアブレーション
      発症予防
```

図 5-33　心房粗動の管理・治療のアルゴリズム
(文献 1 より引用・改変)

2 診断

- 心房粗動は房室結節組織をそのリエントリー回路に含まないことから，前述のとおりアデノシン(わが国ではアデノシン三リン酸)の投与によって房室ブロックは生じるものの，頻拍は停止せず，明瞭な F 波と呼ばれる規則正しい心房興奮波が認識される．

3 治療・管理

- 心房粗動の治療アプローチに関しては心房細動のそれとほぼ同様といえる．まずは血行動態が破綻している，または心不全症状がある場合は早期の適切治療を行わなければならない．また，心房細動と同様に心房内血栓を引き起こす不整脈であるため，持続時間が 48 時間以上のものや，発症不明の場合には抗凝固療法を行わなければならない．図 5-33 に基本的な治療の進め方を示す[1]．
- 血行動態が不安定な場合には直ちに心電図(QRS 波)同期した直流通電を考慮するが，通電エネルギー量は心房細動より

少ない50J(単相性)からはじめ，停止しない場合には漸次通電エネルギー量を増やす．通電前には経静脈的麻酔を必要とするので，心電図および血圧モニターが整備された環境で行う必要がある．また呼吸が微弱となりさらなる呼吸，循環動態の悪化の可能性も配慮し人工呼吸がすぐできるようにアンビューバッグ，挿管セットなどの準備も怠ってはならない．

- 直流通電以外の停止方法として，心房内に電極カテーテルを挿入するか，食道に専用の電極カテーテルを挿入して高頻度ペーシングを行い停止させることもできる．ただし，ペーシング治療の欠点は，心房細動を誘発してしまう可能性があることである．
- 血行動態が保たれ，発症48時間未満の心房粗動では抗不整脈薬による停止を考慮してもよいが，わが国で使用可能な薬剤では停止はあまり期待できない．さらに，Ia群，Ic群，およびⅢ群の抗不整脈薬使用により逆に心房粗動を持続させやすくする可能性がある．これらの薬剤は心房細動の抑制，停止にも使用されるが，その使用により心房細動が粗動化することも知っておく必要がある．
- 発症時期が不明，または発症後48時間以上経過しているものであれば，心房細動と同様にまず，心内血栓形成の可能性を考慮して，停止を考えるのではなく，ワルファリンによる抗血栓療法と心室レート管理のためにβ遮断薬〔ビソプロロール(メインテート®)2.5 mg/日など〕やカルシウム拮抗薬〔ベラパミル(ワソラン®)120 mg/日〕などでレートの管理を優先させる．抗凝固療法が確立された後，経食道エコーで血栓がないことを確認のうえで，停止を考慮する．

1) 薬物治療
- 心房粗動に対する薬物治療は，主に不応期延長を目的としたカリウムチャネルが有効である．日本循環器学会による安定した心房粗動に対する薬物治療の方針を示す(図5-34)[2]．
- 抗コリン作用を有するIa群抗不整脈薬〔ジソピラミド(リスモダン®)，シベンゾリン(シベノール®)〕を選択した場合は，抗不整脈薬使用による心房レートが低下することと，抗コリン作用による房室伝導性が高まることで，2対1の房室伝導の心房粗動が1対1伝導の心房粗動に移行し，急激な心拍数

7. 心房粗動

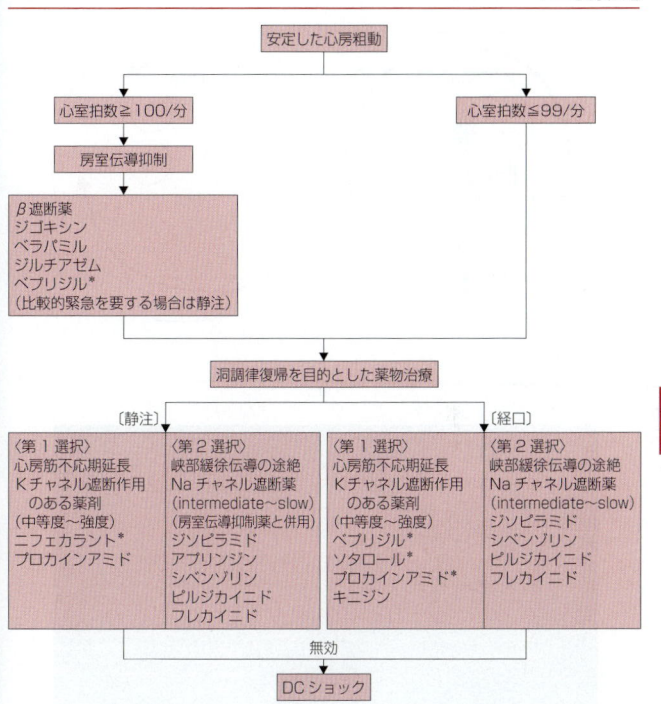

```
                    安定した心房粗動
                    ┌──────┴──────┐
        心室拍数≧100/分              心室拍数≦99/分
              │
         房室伝導抑制
              │
   ┌──────────────────┐
   │ β遮断薬           │
   │ ジゴキシン        │
   │ ベラパミル        │
   │ ジルチアゼム      │
   │ ベプリジル*       │
   │（比較的緊急を要する │
   │  場合は静注）     │
   └──────────────────┘
              │
     洞調律復帰を目的とした薬物治療
   ┌──────┴──────┬──────┴──────┐
      〔静注〕                    〔経口〕
   〈第1選択〉    〈第2選択〉    〈第1選択〉   〈第2選択〉
```

〈第1選択〉(静注)
心房筋不応期延長
Kチャネル遮断作用
のある薬剤
(中等度〜強度)
ニフェカラント*
プロカインアミド

〈第2選択〉(静注)
峡部緩徐伝導の途絶
Naチャネル遮断薬
(intermediate〜slow)
(房室伝導抑制薬と併用)
ジソピラミド
アプリンジン
シベンゾリン
ピルジカイニド
フレカイニド

〈第1選択〉(経口)
心房筋不応期延長
Kチャネル遮断作用
のある薬剤
(中等度〜強度)
ベプリジル*
ソタロール*
プロカインアミド*
キニジン

〈第2選択〉(経口)
峡部緩徐伝導の途絶
Naチャネル遮断薬
(intermediate〜slow)
ジソピラミド
シベンゾリン
ピルジカイニド
フレカイニド

無効 → DCショック

図5-34 血行動態の安定した心房粗動に対する洞調律復帰を目的とした薬物治療
*保険適用外．
(文献2より引用)

の上昇をきたし，血圧低下など血行動態の破綻をきたすことがある．このような事態を予防するために，上記のレートコントロールする薬剤を併用する配慮も必要である．

- わが国ではその使用が認可されていないが，ニフェカラント（シンビット®）に粗動の停止に高い有効性を示すデータがある．

4 各心房粗動のメカニズムと治療

a 通常型心房粗動（反時計方向回転心房粗動）

- 反時計方向回転心房粗動回路を図5-35aに示す．左前斜位

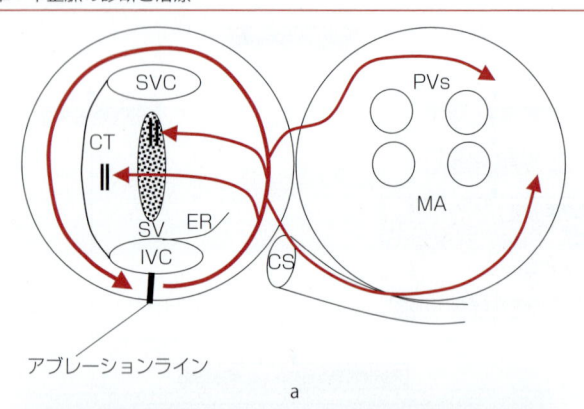

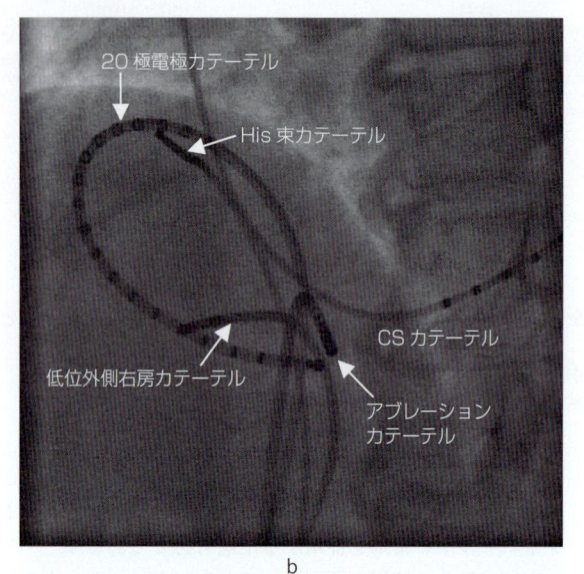

図 5-35 反時計方向回転峡部依存性（通常型）心房粗動のリエントリー回路

a. 三尖弁輪を反時計方向回転に興奮伝播する．三尖弁-下大静脈間の線状焼灼で本粗動は根治される．
b. アブレーション時のカテーテル配置．
ER：Eustachian ridge, CT：右房分界稜, IVC：下大静脈, MA：僧帽弁輪, PVs：肺静脈, SV：sinus venosus, SVC：上大静脈, CS：冠状静脈洞.

方向から見て三尖弁輪を反時計方向に興奮する．興奮波は右房下壁，中隔を上方(頭側)へ伝播し，右房前壁，側壁を下方(尾側)へ伝播，三尖弁輪と下大静脈入口部および Eustachian ridge で挟まれた右房解剖学的峡部を伝播する．
- 右房後壁および，後側壁には sinus venosus および右房分界稜(crista terminalis)があり粗動中の横方向の伝導は機能的にブロックされる．

1) アブレーション時のカテーテル配置(図 5-35b)
- 三尖弁輪周囲に 20 極電極カテーテルを留置し，カテーテル先端を右房解剖学的峡部に留置する．ほかに His 束カテーテル，低位外側右房カテーテル，冠状静脈洞(CS)カテーテルを配置する．
- アブレーションは AFL 中であれば，そのまま AFL 中に行ってもよいが，アブレーション前に右房解剖学的峡部から粗動周期より 10〜20 msec 速い刺激周期でエントレインメントペーシングを行い，最終刺激から次の興奮までの間隔〔post-pacing interval(PPI)〕と粗動周期(CL)とがほぼ同一間隔であることを確認し，右房解剖学的峡部が粗動回路であることを電気生理学的に認識すべきである．

2) アブレーション[3]
- 上記のとおり，AFL 中であれば AFL 中に，また洞調律であれば CS 入口部からのペーシング中にアブレーションを行う．まず，アブレーションカテーテルを右室に挿入し，左前斜位で三尖弁輪の 5 時 30 分〜6 時ぐらいの間の範囲での線状焼灼ができるように配置する．
- 遠位(先端)電極で小さい心房波が認識できる場所までカテーテルを引き戻し，同部から通電を行う．アブレーション電極カテーテルは先端が 8 mm 電極のものを使用すると 1 回に焼灼できる範囲が広く効率がよい．
- 1 回の通電は 90〜120 秒程度(50W，60℃)で，心房波の減高を確認しながら行う．減高が十分でない場合は追加通電を行ってもよい．AFL 中にアブレーションした場合，粗動が停止してもアブレーションは十分ではなく，CS 入口部からの刺激を行うと右房解剖学的峡部の伝導ブロックが未完成であることがほとんどである．

- 引き続き，CS入口部からのペーシング中に下大静脈方向へ線状焼灼を追加して行う．CS入口部からのペーシング中の右房の興奮順序がHis束電極で記録される心房興奮→20極電極近位の心房興奮→遠位の興奮となる伝播順序となって，右房解剖学的峡部の伝導ブロックが確認されれば，さらなる通電は必要ない．

3) 両方向性ブロックの確認(1)
   - 低位外側右房からのペーシングを行い，興奮伝播順序が低位外側右房→高位右房→His束領域の心房興奮→CS入口部の心房興奮の興奮順序となり，右房解剖学的峡部の伝導途絶を確認する．
   - 前記のとおり，CS入口部ペーシングでは20極電極カテーテルの興奮順序が近位→遠位となることが伝導ブロックである．

4) 両方向性ブロックの確認(2)
   - 右房解剖学的峡部の伝導ブロックを確認する方法として，ブロックライン近位部とそれより少し離れた遠位部からの同じ刺激周期でのペーシングを行う方法がある(図5-36)．

5) 時計方向伝導ブロックの確認
   - 完全に峡部伝導がブロックされた場合(図5-36a)，ブロックライン近位部の図中Aからペーシングした場合のブロックライン反対側の20極電極カテーテル遠位電極までの伝導時間(図中実線色矢印のC点までの伝導時間)は，ブロックライン遠位部の図中Bからペーシング行った場合の20極電極カテーテル遠位電極までの伝導時間(図中点線色矢印)よりも長い(differential pacing)．
   - 不完全なブロックである場合(図5-36b)には，近位ペーシング時(図中Aからのペーシング)のブロックライン反対側までの伝導時間は，遠位ペーシング時(図中Bからのペーシング)と比べて短い．

6) 反時計方向伝導ブロックの確認
   - 低位外側右房からのペーシングで興奮順序が高位右房，His束，CS入口部の順の興奮順序であることを確認する．次にブロックライン近位と遠位でペーシングを行い，同様の現象が得られれば，完全伝導ブロックができている．

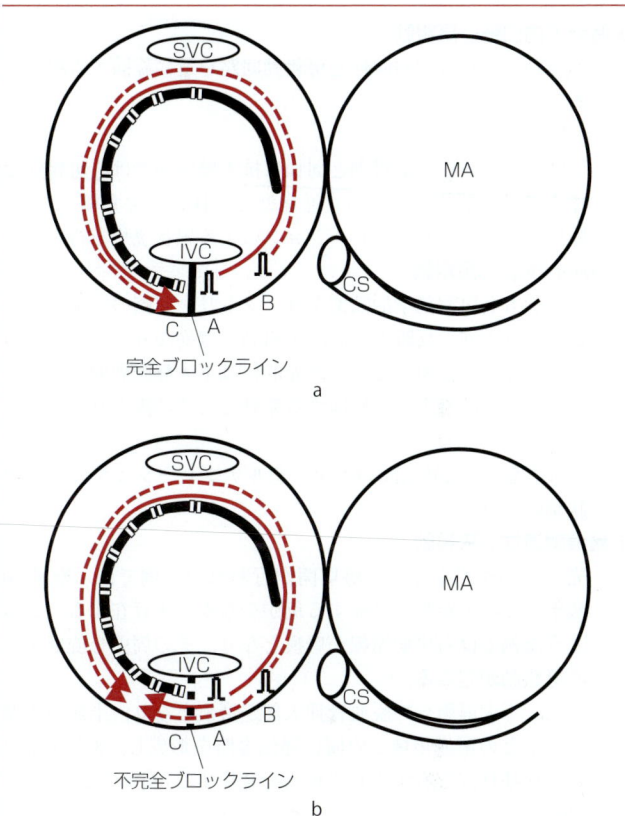

図 5-36 ペーシングによるブロックラインの確認
a. AC 伝導時間＞BC 伝導時間．
b. BC 伝導時間＞AC 伝導時間．
CS：冠状静脈洞，IVC：下大静脈，MA：僧帽弁輪，SVC：上大静脈．

7) 薬物治療
   - 停止にはⅠ群薬を考慮してもよいが，効果が乏しいため，アブレーション，直流通電を考慮する．
8) 非薬物治療
   - 三尖弁輪-下大静脈間のカテーテルアブレーションによる線状焼灼でほぼ100％の症例で根治される．

b 時計方向回転心房粗動
- 本粗動は反時計方向回転心房粗動回路を逆に旋回する粗動である.

1) 治療
- 反時計方向回転心房粗動と同様に抗不整脈薬では心房粗動の停止はほぼ期待できない. 通常型と同様に三尖弁輪-下大静脈間のカテーテルアブレーションによる線状焼灼を行う.

c lower loop 心房粗動
- 本粗動も右房解剖学的峡部をリエントリー回路の一部に含むが, 時計方向, 反時計方向心房粗動とは異なり, 右房後壁の機能的障壁を伝導する. 三次元的には下大静脈周囲を時計方向または反時計方向に旋回する粗動として認識される.

1) 治療
- 三尖弁輪-下大静脈間のカテーテルアブレーションによる線状焼灼を行う.

d 瘢痕関連性心房粗動
- 先天性心疾患などで右房切開が行われた症例では, 術後10数年して心房粗動を発症する例が少なからず存在する. このような例では右房切開線が瘢痕となり, その周囲を旋回する心房粗動が起こる.
- また, 下大静脈への脱血管挿入部が瘢痕となり, 上記の切開線のあとの瘢痕領域との間に遅伝導路を形成し, 8の字型の興奮伝播様式を有する心房粗動を発症する(図 5-37a).

1) 治療
- 右房切開線後の瘢痕-下大静脈間のカテーテルアブレーションによる線状焼灼を行う. 8の字型の興奮伝播様式を呈した場合には, 上記に加えて右房切開線後の瘢痕-下大静脈への脱血管挿入部の瘢痕間の伝導チャネルの焼灼を行う.

e upper loop 心房粗動
- 右房後壁にある機能的横断伝導障壁の sinus venosus や後側壁にある右房分界稜を横伝導し, 右房上部を旋回する心房粗動である(図 5-37b).

1) 治療
- 機能的横断伝導部のアブレーションを行う.

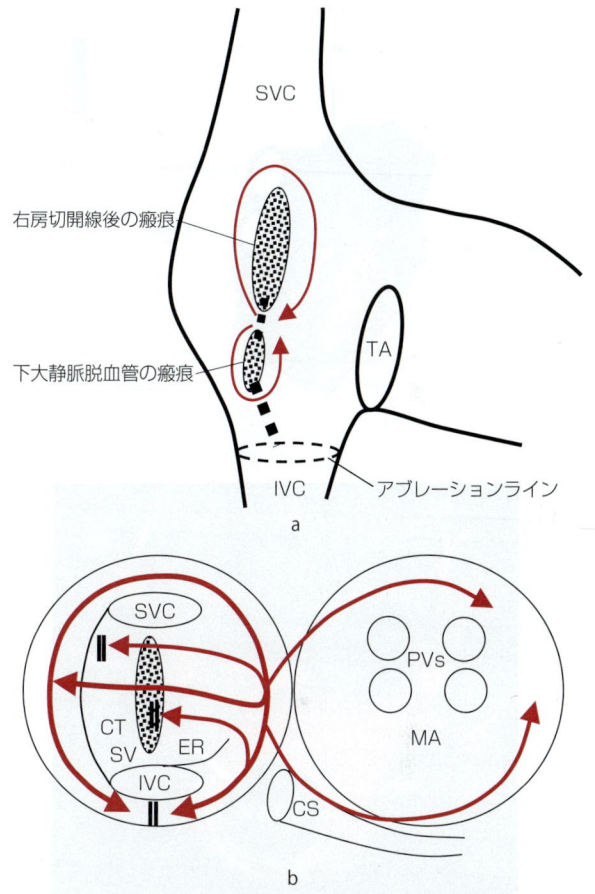

図 5-37 瘢痕関連性心房粗動(a)と upper loop 心房粗動(b)のリエントリー回路

CT：右房分界稜, CS：冠状静脈洞, ER：Eustachian ridge, IVC：下大静脈, MA：僧帽弁輪, PVs：肺静脈, SV：sinus venosus, SVC：上大静脈, TA：三尖弁輪.

f 左房内リエントリーによる心房粗動

- 左房内の何らかの原因による瘢痕の周囲を旋回する心房粗動である．旋回する回路は個々の症例で異なり，かつ複雑であ

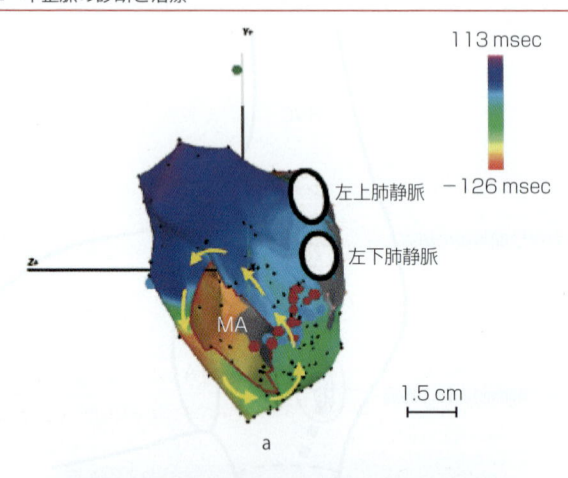

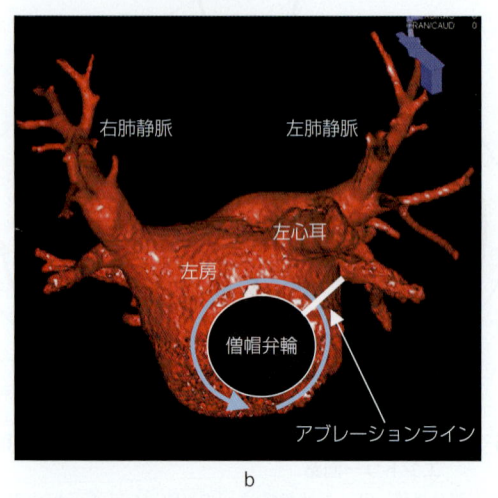

図 5-38 左房僧帽弁輪周囲の心房粗動

a. activation map.
b. アブレーションライン.
本例は僧帽弁置換術後の症例である．左下肺静脈周囲と僧帽弁輪周囲の瘢痕（無電位領域）を伝導峡部として僧帽弁輪を反時計方向に回転する心房粗動である．三尖弁輪と左下肺静脈近傍の瘢痕領域までの線状焼灼にて根治した．
MA：僧帽弁輪.
（文献 6 より引用）

るため回路の同定には三次元マッピングシステムを必要とする(図5-38).

1) 治療
- 旋回中心を形成する瘢痕領域と肺静脈間または僧帽弁輪までの線状焼灼を行う. 僧帽弁輪近傍のアブレーションでは, 左房の心房筋が厚くアブレーションによって完全に伝導途絶できない症例もある.

5 心房粗動の抗凝固療法
- 心房細動と同様に心房が高頻度で興奮するため, 心房の有効収縮が失われ, 心房内血栓のリスクがある. 心房粗動の抗凝

表5-11 心房細動の血栓塞栓症のリスク評価と抗血栓治療

a. $CHADS_2$ 脳梗塞リスク評価

$CHADS_2$	リスクスコア(ポイント)
脳梗塞/一過性脳虚血発作の既往(S)	2
75歳以上(A)	1
高血圧(H)	1
糖尿病(D)	1
心不全, 左心機能低下(C)	1

b. 心房細動患者のリスク因子

低リスク因子	中リスク因子	高リスク因子
女性 65〜74歳 冠動脈疾患 甲状腺機能亢進症	75歳以上 高血圧 心不全 左室駆出率35%未満 糖尿病	脳梗塞 一過性脳虚血発作 全身性の血栓, 塞栓症の既往

c. 非弁膜症性心房細動患者の抗血栓治療

リスク度	推奨される薬物治療
リスク因子なし	アスピリン 81〜325 mg/日
1つの中等度リスク因子	アスピリン 81〜325 mg/日または ワルファリン(INR 2.0〜3.0)
高リスク因子または 1つ以上の中リスク因子	ワルファリン(INR 2.0〜3.0)

(文献4より引用・改変)

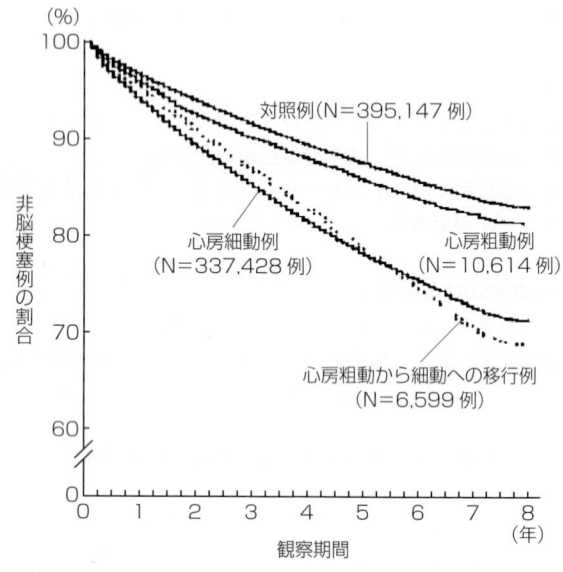

図 5-39 心房粗動,心房細動の血栓塞栓症の発症頻度
(文献 7 より引用)

固療法は ACC/AHA/ESC のガイドラインでも心房細動と同様に行う指針である[4]. ワルファリンによる抗凝固療法は INR を 2〜3 でコントロールすることが推奨される. 日本人の場合には 70 歳以上であれば INR は 1.6〜2.6 でよいとされる[5]. 心房細動で用いられているリスク因子の CHADS$_2$ スコア(表 5-11)をもとに行う.

- うっ血性心不全(cardiac failure:C), 高血圧(hypertension:H), 75 歳以上(age:A), 糖尿病(diabetes:D), 脳梗塞(stroke:S)の既往例などは, 心房粗動例における血栓塞栓症のリスク因子である. 図 5-39 に心房粗動, 心房細動の血栓塞栓症の発症率を示す.
- また, カテーテルアブレーションを行うために抗凝固療法を中止し, ヘパリン置換する際の注意点はアブレーションによる心房粗動の停止により心房筋収縮の回復が遅れるため, 術後に血栓形成が起こりやすいことが知られている. 術後のワ

ルファリン再導入にあたり INR が十分に上昇するまではヘパリンによる十分な(APTT を 1.5〜2.0 倍に延長)抗凝固療法をすることを怠らないように注意する.

文献

1) Blomström-Lundqvist C, Scheinman MM, Aliot EM, et al : ACC/AHA/ESC guidelines for the management of patients with supraventricular arrhythmias-executive summary : a report of the American College of Cardiology/American Heart Association task force on practice guidelines and the European Society of Cardiology committee for practice guidelines(writing committee to develop guidelines for the management of patients with supraventricular arrhythmias)developed in collaboration with NASPE-Heart Rhythm Society. J Am Coll Cardiol 42 : 1493-1531, 2003
2) 日本循環器学会:循環器病の診断と治療に関するガイドライン(2008 年度合同研究班報告),不整脈薬物治療に関するガイドライン(2009 年改訂版)
3) Tai CT, Chen SA : Cavotricuspid isthmus : anatomy, electrophysiology, and long-term outcome of radiofrequency ablation. PACE 32 : 1951-1595, 2009
4) Estes NA 3rd, Halperin JL, Calkins H, et al : ACC/AHA/Physician Consortium 2008 clinical performance measures for adults with nonvalvular atrial fibrillation or atrial flutter : a report of the American College of Cardiology/American Heart Association task force on performance measures and the physician consortium for performance improvement (writing committee to develop clinical performance measures for atrial fibrillation) developed in collaboration with the Heart Rhythm Society. J Am Coll Cardiol 51 : 865-884, 2008
5) 循環器病の診断と治療に関するガイドライン(2006-2007 年度合同研究班報告):心房細動治療(薬物)ガイドライン(2008 年改訂版). Circ J 72 (suppl Ⅳ):1581-1638, 2008
6) Ouyang F, et al : Characterization of reentrant circuits in left atrial macroreentrant tachycardia : critical isthmus block can prevent atrial tachycardia recurrence. Circulation 105 : 1934-1942, 2002
7) Biblo LA, et al : Risk of stroke in patients with atrial flutter. Am J Cardiol 87 : 346-349, 2001

〔森田典成〕

8 心房細動

1 病態・問題点

心房細動(AF)は心房内が速く不規則に興奮し,無秩序に高頻度で収縮する不整脈で,心房内各所の興奮頻度は400〜600回/分に達する.高頻度の心房興奮の一部が心室に達し,絶対的に不規則な心室収縮,拍動をもたらす.その結果,心電図では不規則な基線のゆれ(f波)と,不規則なRR間隔のQRS波となる(図5-40).

心房細動は肺静脈などを起源とする期外収縮により開始することが知られている.高血圧性心疾患,肥大型心筋症などの器質的心疾患があると,長期にわたる心房負荷によって心房の拡大,心房筋の線維化が進行し,伝導ブロックの発生,伝導速度の低下,リエントリー回路の増大をきたし,期外収縮が出現した際にリエントリーが成立しやすくなる.いったん心房細動が持続すると心房筋の不応期が短縮し(電気的リモデリング),さらにリエントリーが成立・維持しやすくなる.さらに長期間持続すると,心房筋のアポトーシス,心房の線維化,拡大をきたし(構造的リモデリング),心房細動はますます持続しやすくなり洞調律化がだんだんと困難になる.

心房細動により,動悸,胸部不快感,胸痛などの症状が生じるとQOLが低下する.また,左室機能障害例など心房収縮が左室拡張に大きく寄与する症例では,心房細動による心房収縮の消

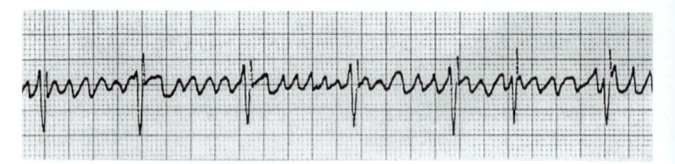

図5-40 心房細動の心電図
基線の不規則なゆれ(f波)を認め,RR間隔は不定である.

失，頻脈による左室拡張時間の短縮によって拡張能が著明に低下し，しばしば心不全に陥る．もともとの心機能が正常であっても頻脈の持続によって心機能が低下し，頻脈誘発性心筋症に陥ることもある．さらに，左室拡張末期圧の上昇・心拍出量低下により心房血流がうっ滞し，血栓も生じやすくなる．

2 疫学

- 有病率：わが国では0.56%（71.6万人），米国では0.89%（223万人）
- 年齢ごとの有病率：加齢とともに上昇する．
  - 日本：40歳代；0.1～0.5%，50歳代；0.4～0.9%，60歳代；1～1.9%，70歳代；2.1～3.8%，80歳代；2.7～3.2%
  - 欧米：40歳代；0.1～0.5%，50歳代；0.5～1.1%，60歳代；1.2～4.6%，70歳代；3.3～13.7%，80歳代；7.3～13.7%
- 性差：各年齢層で男性の有病率＞女性の有病率

3 分類

a 持続時間による分類
- 発作性心房細動：発作開始7日以内に自然停止する．
- 持続性心房細動：7日以上持続する，あるいは持続が7日以内であっても薬理学的または電気的除細動による停止を必要とする．
- 長期持続性心房細動：1年以上持続する．
- 永続性心房細動（慢性心房細動）：電気的除細動で停止しない，あるいは心房細動持続を許容した状態

b 合併疾患の有無による分類
- 孤立性心房細動：器質的心疾患がない心房細動

4 発症の危険因子（カッコ内はオッズ比）

- 年齢（10歳の加齢ごとに1.8～2.5），糖尿病（1.4～1.6），高血圧（1.4～1.5），心筋梗塞（1.2～3.4），心不全（4.5～5.9），弁膜症（1.8～13.1），飲酒（1.9），肥満，甲状腺機能亢進症

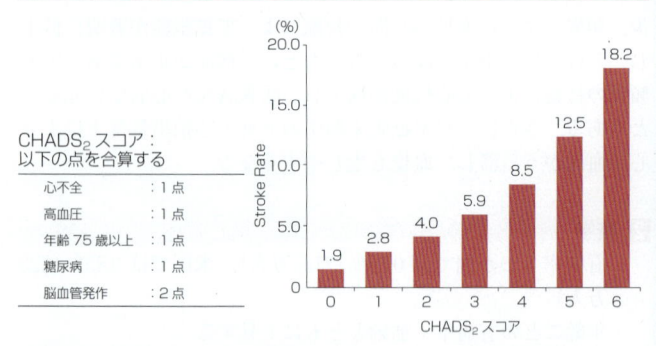

図 5-41　CHADS$_2$ スコアの算出法とスコアごとの脳梗塞発症率

CHADS$_2$ スコア：以下の点を合算する	
心不全	：1 点
高血圧	：1 点
年齢 75 歳以上	：1 点
糖尿病	：1 点
脳血管発作	：2 点

5 発症要因

- 左房の機械的負荷（僧帽弁狭窄症，高血圧，心不全），自律神経活動，心房筋のイオンチャネルの変化

6 症状

a 頻拍・脈拍不整による症状
- 動悸，胸痛，胸部違和感，胸部圧迫感

b 心不全による症状
- 呼吸困難，浮腫，易疲労感

c 血栓塞栓症による症状
- 麻痺など．

7 合併症

a 血栓塞栓症
血栓塞栓症のリスク評価および塞栓症発生率．
- CHADS$_2$ スコア（図 5-41）
- CHA$_2$DS$_2$-VASc スコア（表 5-12）

b 心不全
- 要因：①心房収縮の消失，②頻脈による左室拡張時間の短縮，③頻脈の持続による左室収縮能の低下（頻脈誘発性心筋症）

表 5-12 CHA$_2$DS$_2$-VASc スコアと脳塞栓症発生率

CHA$_2$DS$_2$-VASc スコア	Adjusted stroke rate (% year)
0	0
1	1.3
2	2.2
3	3.2
4	4.0
5	6.7
6	9.8
7	9.6
8	6.7
9	15.2

リスクファクター	スコア
うっ血性心不全,左室機能障害	1
高血圧	1
年齢 75 歳以上	2
糖尿病	1
脳血管発作 /TIA/ 血栓塞栓症	2
血管疾患	1
年齢 65〜74 歳	1
性別(女性)	1
Maximum score	9

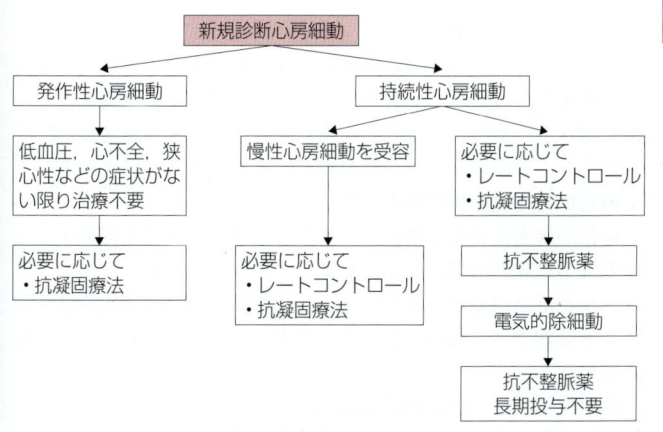

図 5-42 新規診断心房細動の治療の流れ
(文献 1 より引用)

8 治療の流れ

a 新規に診断された心房細動の治療(図 5-42)

初発の心房細動は再発するとは限らない.よって発作性心房細動であり自然停止した場合には,発作時に症状がない限り治療は不要である.ただし,抗凝固療法は必要に応じて行う.自然停止しない持続性心房細動の場合,症状がなく高齢などの理由で慢性化を受容する場合には必要に応じたレートコントロールと抗凝固

```
                発作性心房細動を繰り返す
                         │
           ┌─────────────┴─────────────┐
           ▼                           ▼
      症状がほとんどない              症状が強い
           │                           │
           ▼                           ▼
      必要に応じて                 必要に応じて
       ・レートコントロール          ・レートコントロール
       ・抗凝固療法                  ・抗凝固療法
           │                           │
           ▼                           ▼
      心房細動予防薬不要             抗不整脈薬
                                       │
                                       ▼
                                  カテーテルアブレーション
```

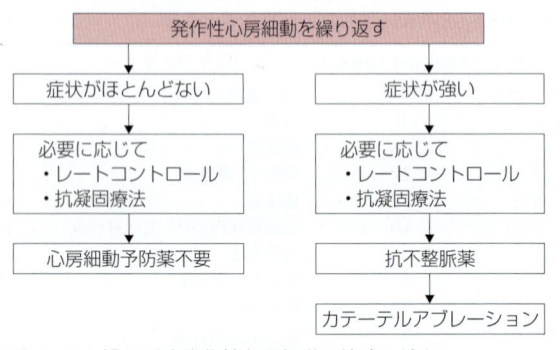

図 5-43　繰り返す発作性心房細動の治療の流れ
(文献 1 より引用)

療法のみを行う．そうでない場合には，レートコントロールと抗凝固療法を必要に応じて行ったうえで，まず抗不整脈薬による停止を試み，無効時には電気的除細動を行う．洞調律復帰後は，リモデリングが回復する数か月をめどに抗不整脈薬を中止する．

b 再発性発作性心房細動の治療(図 5-43)

症状がほとんどない場合は，基本的には発作自体を抑制するための抗不整脈薬は用いなくてもよく，必要に応じてレートコントロールと抗凝固療法のみを行う．症状が強い場合には抗不整脈薬による発作予防を行い，無効時にはカテーテルアブレーションを考慮する．

c 再発性持続性心房細動の治療(図 5-44)

症状がない場合，慢性化を受容できれば抗凝固療法とレートコントロールを必要に応じて行う．症状が強い場合には抗不整脈薬を投与し待機的に電気的除細動を行い洞調律化し，予防のための抗不整脈薬投与を続ける．それでも再発する場合には，カテーテルアブレーションを行う．

9 抗血栓療法の方法

- 血栓塞栓症のリスクに応じて抗凝固療法・抗血小板薬を用いる．
- ワルファリンによる抗凝固療法ではプロトロンビン時間 INR2.0～3.0 となるよう用量を調節する．ただしわが国では，

8. 心房細動

```
┌─────────────────────────┐        ┌──────────────┐
│   再発性持続性心房細動    │        │  慢性心房細動 │
└─────────────────────────┘        └──────────────┘
      │           │                        │
      ▼           ▼                        ▼
┌───────────┐ ┌──────────┐          ┌──────────────┐
│症状がほとんどない│ │ 症状が強い │          │必要に応じて    │
└───────────┘ └──────────┘          │・レートコントロール│
      │           │                  │・抗凝固療法    │
      ▼           ▼                  └──────────────┘
┌──────────────┐ ┌──────────────┐
│必要に応じて    │ │・レートコントロール│
│・レートコントロール│ │・抗凝固療法    │
│・抗凝固療法    │ └──────────────┘
└──────────────┘        │
                        ▼
                  ┌──────────┐
                  │ 抗不整脈薬 │
                  └──────────┘
                        │
                        ▼
            ┌─────────────────┐   ┌──────────────────┐
            │待機的な電気的除細動│──▶│必要に応じて抗凝固療 │
            └─────────────────┘   │法を継続し，洞調律維 │
                                  │持の治療            │
                                  └──────────────────┘
                                           │
                                           ▼
                                  ┌──────────────────┐
                                  │１種以上の抗不整脈薬 │
                                  │が無効の症状の強い再 │
                                  │発性心房細動にはカテ │
                                  │ーテルアブレーション │
                                  │を考慮              │
                                  └──────────────────┘
```

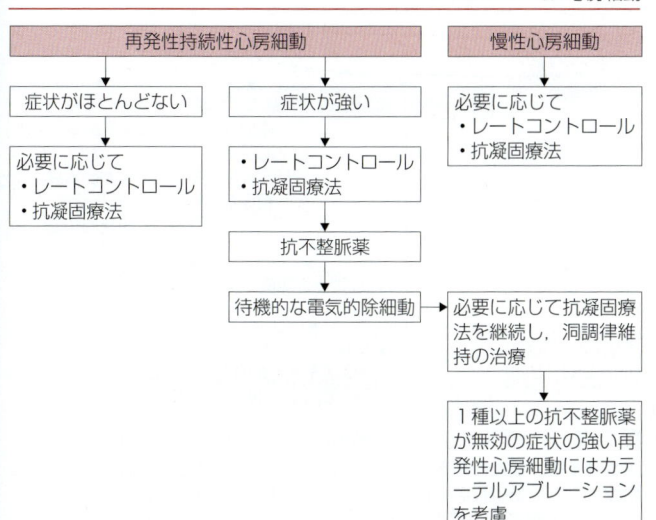

図 5-44　再発性持続性心房細動・慢性心房細動の治療の流れ
(文献 1 より引用)

　　高齢者で INR が 2.6 以上となると出血性合併症の頻度が上昇するため 70 歳以上では INR1.6〜2.6 でのコントロールが推奨されている．
- 日欧のガイドライン(図 5-45, 46)において，僧帽弁狭窄症，機械弁症例はワルファリンの適応とされ，また非弁膜症症例では $CHADS_2$ スコア 2 点以上の症例が抗凝固療法の適応とされている．
- $CHADS_2$ スコア 0〜1 点の症例の扱いはガイドライン間で若干異なっているが，minor risk factor を含めた評価法である CHA_2DS_2-VASc スコアが 2 点以上であれば抗凝固療法が必須，1 点では抗凝固療法もしくは抗血小板薬，0 点では抗血小板薬または無治療でほぼ一致している．
- わが国のガイドラインでは，抗血小板薬の使用は推奨されていない．
- 最近わが国で発売されたダビガトラン(プラザキサ®)をワルファリンの代わりに使用できる．出血性リスクの低い症例では高用量(150 mg を 1 日 2 回)，出血性リスクの高い症例あ

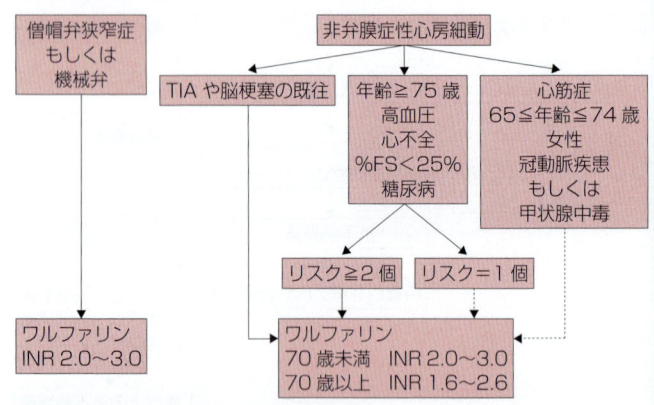

図 5-45 わが国における心房細動に対する抗血栓療法アルゴリズム

```
僧帽弁狭窄症            非弁膜症性心房細動
もしくは          ┌─────────┼─────────┐
機械弁         TIAや脳梗塞の既往  年齢≧75歳    心筋症
                              高血圧    65≦年齢≦74歳
                              心不全       女性
                              %FS＜25%  冠動脈疾患
                              糖尿病      もしくは
                                        甲状腺中毒

                         リスク≧2個  リスク=1個

ワルファリン              ワルファリン
INR 2.0〜3.0           70歳未満  INR 2.0〜3.0
                       70歳以上  INR 1.6〜2.6
```

実線は推奨，破線は考慮可を指す．心房粗動や発作性心房細動例でも同様に治療する．単独の抗血小板療法はワルファリン禁忌時に考慮してもよい．ワルファリン療法への抗血小板薬の追加は以下の場合に考慮してもよい．①INR2.0〜3.0でのコントロール中に血栓・塞栓症を発症した場合．②非塞栓性脳梗塞やTIA（一過性脳虚血発作）の既往があり抗血小板薬が必要な場合．③虚血性心疾患を合併している場合．④ステント療法後．
※平成23年8月に掲載された緊急ステートメントの図を必ず参照すること．
（文献2より引用）

るいは血栓塞栓症の弱い危険因子を1つのみ有する症例では低用量（110 mg 1日2回）が欧州のガイドラインで推奨されている．

10 リズムコントロール

a 概要

合併する心疾患ごとの治療の流れを図5-47に示した．抗不整脈薬による治療が基本であるが，無効時にはカテーテルアブレーションを考慮する．

b 抗不整脈薬

抗不整脈薬は器質的心疾患により使用可能な薬剤が限定される．Naチャネル遮断薬は冠動脈疾患や心不全症例・低心機能症例に対する使用により予後を短縮することが示されており，器質的心疾患のない症例に限定される．有意な器質的心疾患を有する症例では心抑制作用の少ないアミオダロン（アンカロン®）が予後

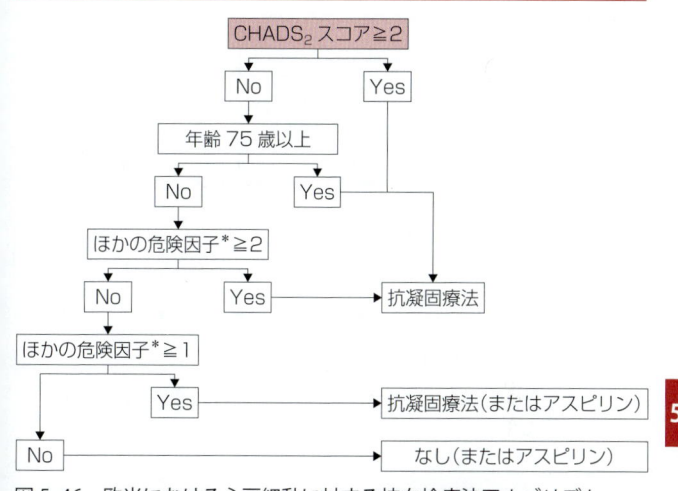

図 5-46 欧米における心房細動に対する抗血栓療法アルゴリズム
*ほかの危険因子:①年齢 65〜74 歳,②女性,③血管疾患.
(文献 3 より引用)

を悪化させない抗不整脈薬として有用であるが,間質性肺炎,甲状腺機能異常,肝機能障害などの心外性副作用に注意する必要がある.欧米では心外性副作用の少ないドロネダロンが使用可能であり第 1 選択薬に挙げられているが,わが国では使用できない.

わが国のガイドラインでは孤立性発作性 AF に対してフレカイニド(タンボコール®),プロパフェノン(プロノン®)のほかにピルジカイニド(サンリズム®),シベンゾリン(シベノール®),ジソピラミドが挙げられている.また,持続性心房細動に対する抗不整脈薬としてほかにアプリンジン(アスペノン®),ベプリジル(ベプリコール®)が挙げられている.

c カテーテルアブレーション(詳細は,4 章の 6-B,184 頁参照)

心房細動を誘発する期外収縮の起源が肺静脈内にある頻度が高く,その焼灼により治癒可能である.現在では肺静脈とその近傍の左房(前庭部)を含めて円周状に隔離する拡大肺静脈隔離(図 5-48)が広く行われ,発作性心房細動では 80% 以上の洞調律維持率が期待できる.持続性心房細動や器質的心疾患のある症例では心房のリモデリングが進行しており,心房内でのリエントリーを

5章 不整脈の診断と治療

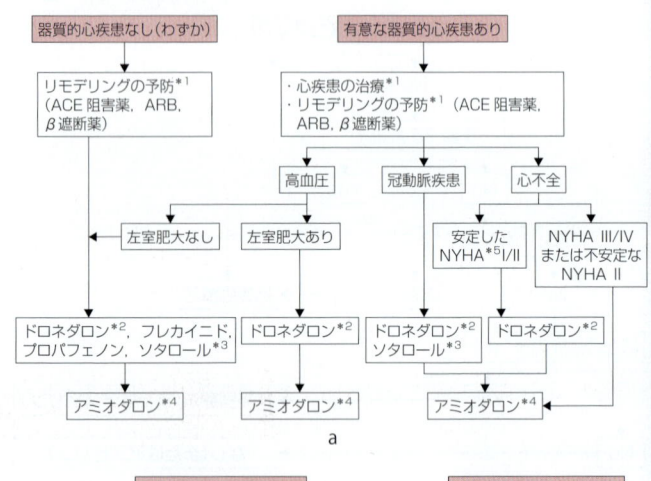

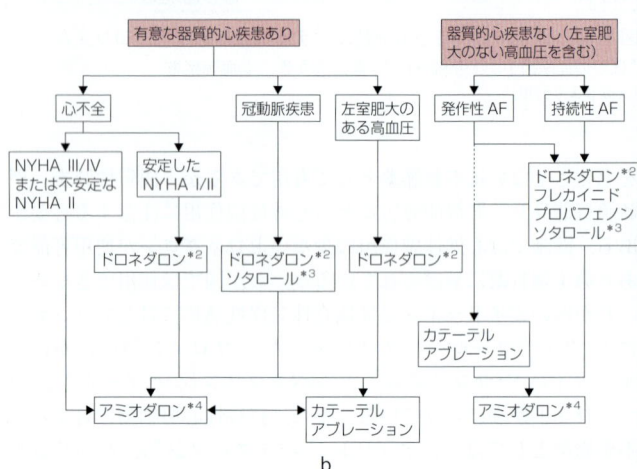

図 5-47 薬物でのリズムコントロールの概要
a. AHA ガイドラインによる心房細動リズムコントロールのアルゴリズム.
b. ESC ガイドラインによる心房細動リズムコントロールのアルゴリズム.
点線：考慮してもよい.
*1 リモデリング予防治療のエビデンスは依然として controversial.
*2 ドロネダロンはわが国では使用できない.
*3 ソタロールの心房細動への使用はわが国では保険適用外.
*4 アミオダロンの心房細動への使用はわが国では肥大型心筋症または心不全（低心機能）例に限定されている.
*5 ニューヨーク心臓協会.

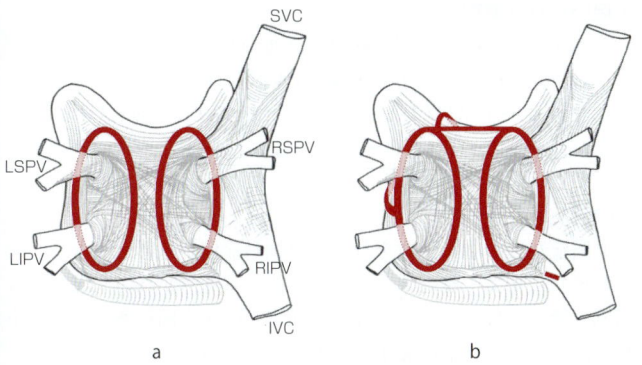

図 5-48 心房細動に対するカテーテル心筋焼灼術
a. 発作性心房細動に対して行われる一般的な焼灼.
b. 持続性心房細動や器質的心疾患を有する症例で行われる焼灼.
焼灼部位を色線で示す.
LSPV:左上肺静脈,LIPV:左下肺静脈,SVC:上大静脈,RSPV:右上肺静脈,RIPV:右下肺静脈,IVC:下大静脈.
(文献4より引用・改変)

抑制するため左房の線状焼灼(図5-48)を加えることにより洞調律維持率が上昇する.

d リモデリング予防(アップストリーム治療)

リモデリングの予防にアンジオテンシン受容体遮断薬(ARB)の有用性が報告されているが,器質的心疾患の軽い症例や,すでにリモデリングが進行してしまった症例に対する効果は期待できず,一定の見解が得られていない.

11 レートコントロール

a 心拍数の目標値

かつては安静時心拍数60〜80/分,中等度労作時の心拍数90〜115/分が目標心拍数として推奨されていたが,最近の大規模研究でこのような厳格なレートコントロールを行った群と安静時心拍数110/分を目標とした群で心不全による入院,自覚症状,NYHA機能クラスなどに差がなかったことが報告され,ほとんどの症例で心拍数コントロールは厳格に行わず110以下程度でよいことが示された.

b 用いられる薬剤

ジギタリス,Ca 拮抗薬〔ベラパミル(ワソラン®),ジルチアゼム(ヘルベッサー®)〕,β遮断薬〔カルベジロール(アーチスト®),メトプロロール(ロプレソール®),ビソプロロール(メインテート®),アテノロール(テノーミン®)など〕.

12 手術

弁膜症などの心臓手術を行う心房細動症例が適応となる.心房を短冊状に切開・縫合する maze 手術の有効性が高い.現在では切開・縫合の代わりとして高周波通電・冷凍凝固を多用し,手術時間が短縮し合併症の発生率が低下している.

文献

1) Rydén FV, et al : ACC/AHA/ESC 2006 guidelines for the management of patients with atrial fibrillation. Circulation 114 : e257-e354, 2006
2) 小川 聡,ほか:心房細動治療(薬物)ガイドライン(2008 年改訂版).Circ J 72 : 1581-1638, 2008
3) Camm AJ, et al : Guidelines for the management of atrial fibrillation. Europace 12 : 1360-1420, 2010
4) Calkins H, et al : HRS/EHRA/ECAS expert consensus statement on catheter and surgical ablation of atrial fibrillation. Europace 9 : 335-379, 2007

〔宮内靖史〕

9 心室頻拍

心室頻拍(ventricular tachycardia : VT)は，His 束分岐部より遠位に存在する脚・Purkinje system・心室筋からの異所性興奮またはリエントリーにより生じる．心電図上は 100/分以上の心拍数で 3 発以上連続して心室期外収縮が発生した場合を心室頻拍とする定義が一般的である．通常 wide QRS を示すが(図 5-49)，心室頻拍の起源によっては QRS 幅が 120 msec に満たない場合もあり，narrow QRS 頻拍は心室頻拍を否定するものではないことに留意する．

1 分類

a 心電図波形による分類

a) QRS 波形が単一のもの：単形性心室頻拍(monomorphic VT)

monomorphic VT において，V_1 誘導の QRS 波形の陰性成分が強いもの(QS, rS, qRS など)を左脚ブロック型，陽性成分が強いもの(rsR', qR, R, Rs など)を右脚ブロック型と呼ぶ．

b) QRS 波形が頻拍中に変化するもの：多形性心室頻拍(polymorphic VT)

特殊な polymorphic VT として，QRS 波形が基線を軸として捻れるように変化するものを torsades de pointes，1 拍ごとに QRS 軸が交代するものを bidirectional VT と呼んで区別する．

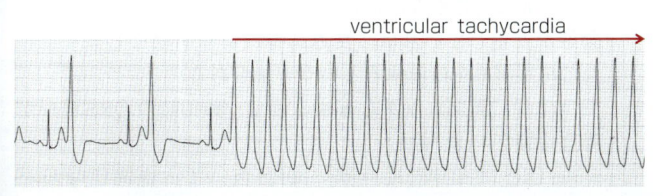

図 5-49 心室頻拍

c) 同一患者で複数の種類の monomorphic VT が見られるもの：pleomorphic VT

b 頻拍持続時間による分類

a) 30 秒未満のもの：非持続性（non-sustained VT）

b) 30 秒以上もしくは 30 秒未満でも血行動態の破綻を伴うもの：持続性（sustained VT）

なお，心室頻拍が再発を繰り返す場合 incessant VT と呼ぶ．

c 基礎心疾患による分類

心室頻拍は原因となる背景疾患により治療へのアプローチが大きく異なるため，上記の分類を踏まえたうえで基礎心疾患により個別に理解するとわかりやすい．したがって，以下の治療の項では基礎心疾患別の分類を用いた．

2 診断

a 体表面心電図による診断

ほとんどの心室頻拍は wide QRS 頻拍を示すが，変行伝導を伴った上室頻拍との鑑別がポイント．心室頻拍を示唆する所見として，下記がある．

- より wide な QRS 幅（＞160 msec）〔元々脚ブロックのある例や早期興奮のある例，抗不整脈薬（Ⅰ群など）使用例を除く．脚ブロック例で洞調律時より頻拍時の QRS 幅が狭いときはむしろ心室頻拍を示唆〕
- 右脚ブロック型 VT で QRS 軸が＜ー30 度，左脚ブロック型 VT で QRS 軸が＞90 度
- 胸部誘導（V_1〜V_6）の極性がすべて陽性または陰性（precordial QRS concordance）
- 房室解離（本所見が見られれば VT 診断はほぼ確定的だが，P 波は VT 波形に重なって認識しにくい場合が多く，P 波によって歪んだ僅かな波形の変化を見逃さない．頻拍中の血行動態が安定していれば，食道誘導により明瞭な P 波を記録して房室解離を確認するという方法もある）
- 洞調律時に脚ブロックを有する例で，頻拍時の QRS 波形が異なる脚ブロック型
- wide QRS 頻拍中に時々狭い QRS 波（VT と洞調律時 QRS 波の融合波形もしくは正常 QRS 波形）が見られることがあ

り，これは心房からの興奮が房室結節を通過して心室を捕捉した場合に起き，心室頻拍に診断的である．しかし融合波形の場合は，変行伝導を伴う上室頻拍中に心室期外収縮が起きた場合にも生じることがあり注意

- 変行伝導は機能的な脚ブロックにより起こるため，脚ブロックで説明できない QRS 波形を有する wide QRS 頻拍は心室頻拍の可能性が高い．例として，
  ①V_6 誘導で R/S 比＜1
  ②aV_R 誘導で initial R wave(＋)
  ③V_1 誘導で単相性 R，qR，Rr'，Rs 波形
- 心室頻拍では変行伝導を伴った上室頻拍より初期の興奮成分が遅いことを利用した指標として RS interval や Vi/Vt ratio があり，これらを加えた心室頻拍診断のアルゴリズムが報告されている[1,2]．

b 心臓電気生理学的検査(EPS)による診断

心室頻拍の確実な診断には EPS が必要．心室頻拍の EPS 所見として，下記がある．

- 心室頻拍中に His 束電位が記録される場合，頻拍中の HV 間隔が洞調律時の HV 間隔より短いか，もしくは V 波が His 束電位に先行する〔本所見は順行性副伝導路がないことが前提．頻拍中の HV 間隔のほうが洞調律時の HV 間隔より長い場合は，変行伝導を伴う上室頻拍以外に一部の心室頻拍（脚間リエントリーなど）の可能性あり．その際には多電極カテーテルにより複数の His 束電位を記録すると，心室頻拍では逆行性の His 束伝導を確認でき有用〕．
- 房室解離：EPS ではより明確に A 波と V 波の関係が解析可能．心室頻拍でも逆行性の 1：1 室房伝導を示す場合があるため本所見は心室頻拍に必須ではない．非常に稀であるが，上室頻拍でも房室解離をきたすことはある（接合部頻拍や上部共通路のブロックを伴う AVNRT など）．
- 頻拍中の心房 overdrive pacing：頻拍が entrain された際，QRS 波形が洞調律時の波形に移行すれば心室頻拍と診断できる（QRS 波形が不変の際は変行伝導を伴う上室頻拍を考えるが，脚間リエントリーでも QRS 波形が変わらない場合があり，その際には右室心尖部からの entrain で post-pacing

interval<30 msec であれば上室頻拍は除外可能[3]）．心房 overdrive pacing で頻拍が影響を受けず房室解離となる場合は，前述したようにきわめて稀な例を除いて心室頻拍と診断可能である．

3 治療
a 特発性心室頻拍

臨床的に基礎心疾患を認めないものを特発性心室頻拍と呼ぶ．特発性心室頻拍としてアデノシン感受性の心室流出路を起源とする outflow VT と，ベラパミル感受性の左室 fascicular VT の頻度が高い．そのほか，房室弁輪部や乳頭筋から発生するものもある．

1) outflow VT
- cyclic AMP-mediated delayed after depolarization(DAD)に伴う撃発活動が機序と考えられており，発生様式としては non-sustained VT が反復性に起きる場合や運動誘発性に sustained VT が起きる場合が多い．
- 心電図では下壁誘導で陽性の QRS 波を示す．
- 基本的に予後は良好であり，強い症状を伴う場合のみ治療の適応となるが，きわめて稀に tachycardia-induced cardiomyopathy や突然死の原因となることもある．
- 治療は β 遮断薬やベラパミル（ワソラン®）などが有効だが，心機能が良好なため I 群抗不整脈薬も安全に使用可能である．
- 薬物治療が十分に有効でない場合や，根治を希望する場合にはカテーテルアブレーションが有効である．
- outflow 領域から発生する VT は最も頻度の高い右室流出路のほか，左室流出路，大動脈冠尖，肺動脈，心外膜側心筋から起きるものがあり，VT 中の QRS 波形から発生部位がある程度予測可能なためマッピングの際に有用である（4 章の図 4-28，211 頁参照）．
  ①胸部誘導の移行帯（R/S>1 を示す最初の誘導）が V_1 または V_2：左室側起源，V_3：右室側または左室側起源，V_4 以降：右室側起源
  ②I 誘導で S 波なし，または rsr' 型：右室側起源

③右室側起源の場合,下壁誘導の R 波が高く,aV_L 誘導の Q 波が深いときは肺動脈起源を,下壁誘導の R 波が低く,aV_L 誘導で R 波が存在するか I 誘導の R 波が高いときは His 束近傍起源を示唆

④左室側起源の場合,V_5 または V_6 誘導で 0.1 mV 以上の S 波あり:左室流出路起源(大動脈弁下),S 波なし:大動脈冠尖起源

⑤V_1 または V_2 誘導での R 波の幅(QRS 幅の 50% 以上)と高さ(S 波の 30% 以上)が大きい場合も大動脈冠尖起源を示唆

⑥デルタ波様の立ち上がりの遅い R 波(最も立ち上がりが速い誘導でも QRS 開始から R 波ピークまでの幅が QRS 幅の 55% 以上):心外膜側心筋起源

- カテーテルアブレーションでは頻拍中または同一起源の心室期外収縮時の最早期興奮部位,もしくはペースマップで 12 誘導の QRS 波形が一致する部位をターゲットとする.大動脈冠尖起源の VT では,preferential pathway の存在により真の起源とペースマップ一致部位が離れている場合があり注意が必要である.

2) 左室 fascicular VT

- この心室頻拍はリエントリー回路が左脚後枝領域または前枝領域,稀には左脚近位部領域に存在していることより fascicular VT と呼ばれる.
- ベラパミル感受性の左室起源特発性心室頻拍の機序はリエントリーで,プログラム電気刺激により誘発・停止が可能
- リエントリー回路からの興奮は脚・Purkinje 線維に接続して迅速に心室全体に広がるため,fascicular VT は比較的 narrow な QRS 波形を示し,頻拍中の逆行性 His 束電位はより早いタイミングで観察されるのが特徴
- 高位中隔 fascicular VT では narrow QRS を示すことが報告されており,上室頻拍との鑑別が必要
- 左脚後枝領域 fascicular VT の頻度が最も高く,心電図では右脚ブロック型で左軸偏位もしくは北西軸を示す.
- 左脚前枝領域 fascicular VT では右脚ブロック型・下方軸の QRS 波形を呈する.

- 治療はベラパミルが頻拍の停止に有効だが,頻拍の発生予防にはベラパミルは無効な場合も多く,カテーテルアブレーションが有効
- fascicular VT では脚・Purkinje 線維を介して心室興奮が起きるため,心室の初期興奮は比較的広い範囲にわたり,ペースマップは有効でない.
- 頻拍回路が存在する左脚領域で洞調律中に脚・Purkinje 電位が記録される部位を中心に,心室頻拍中にマッピングを行う.
- 心室波に先行する最早期の pre-systolic potential(P2)が記録される部位,またはさらに先行する late diastolic potential(P1)の記録部位,P1 と P2 電位が接続する部位などがターゲット(図 5-50)
- fascicular VT はカテーテル先端による機械的刺激で容易に停止し,時に頻拍誘発が一時的に困難になることがあるので,頻拍回路近傍でのカテーテル操作は慎重に行う.もし頻拍が誘発できない場合は,左脚後枝領域 fascicular VT では左脚後枝を横断するように解剖学的線状アブレーションを行うと根治できることがある.

b 心筋梗塞後に伴う心室頻拍

- 心筋梗塞巣の陳旧性瘢痕の中に存在する残存心筋がリエントリー回路を形成し,monomorphic VT をきたす例がほとんどである.
- 複数のリエントリー回路が存在し,pleomorphic VT を示す例も少なくない.
- sustained VT に対する治療は,血行動態が不安定ならば電気的に同期下直流 cardioversion を行い,安定していればアミオダロン(アンカロン®)やニフェカラント(シンビット®)などのⅢ群抗不整脈薬やリドカインやプロカインアミド(アミサリン®)などのⅠ群薬の静注を試みる.再発を繰り返す incessant VT(electrical storm)には β 遮断薬が有効の場合がある.
- 心筋梗塞急性期以降に sustained VT をきたした場合は,再発,突然死のリスクが高く,植込み型除細動器(implantable cardioverter defibrillator:ICD)の適応である.ICD は心室

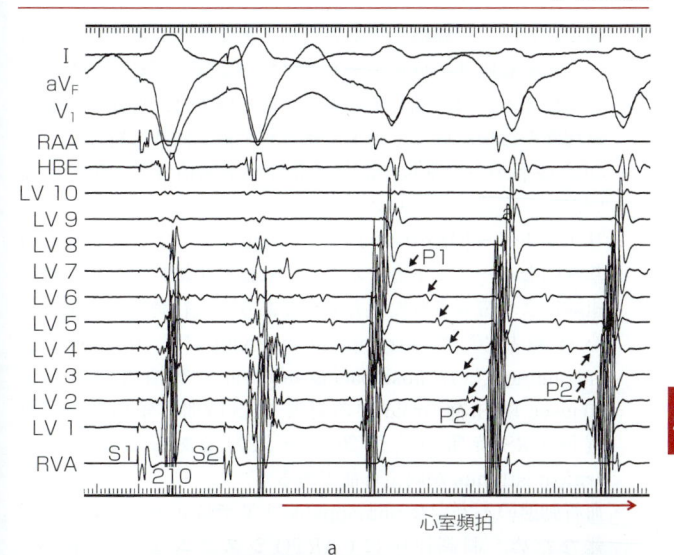

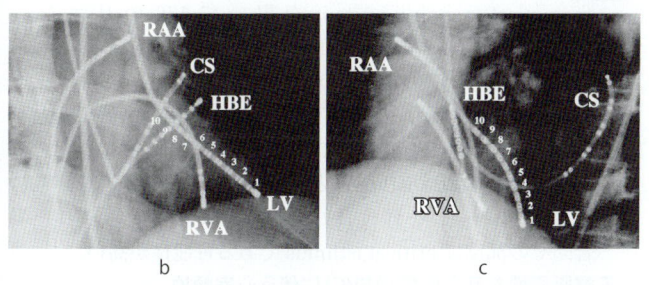

図 5-50 右室早期刺激による頻拍の誘発

a. 頻拍誘発時の心内記録：拡張期全体に鈍な P1 電位を認める．頻拍中，全拡張期にわたって鈍な P1 電位を認め，LV2〜4 では P1 に引き続き，先鋭な P2 電位を認める．
b. カテーテル透視画像(RAO 30 度)　　左室内多電極カテーテルは左室後中隔
c. カテーテル透視画像(LAO 50 度)　　の心尖部から心基部に沿って留置されている．

RAA：右心耳，CS：冠状静脈洞，HBE：His 束電位図，RVA：右室心尖部，LV：マッピング電位.
(文献 4 より引用)

頻拍に対する対症療法であるため,再発性の心室頻拍の予防には抗不整脈薬やカテーテルアブレーションが必要となる.
- 心室瘤やそのほか開心術の適応がある例では,可能なら心内膜切除や冷凍凝固などの不整脈外科手術を同時に行う.
- QRS 波形からの部位予測は特発性心室頻拍ほど有用ではないが,一定のアルゴリズムが報告されている[5].
- リエントリー回路中の critical isthmus がアブレーションの基本的なターゲットとなるが,これは頻拍維持に必須の瘢痕組織により境界された残存心筋であり,血行動態の安定した心室頻拍では entrainment mapping により concealed entrainment(+),post-pacing interval と頻拍周期の差が 30 msec 以内,entrain 中の刺激-QRS 時間と頻拍中の局所電位-QRS 時間の差が 20 msec 以内であることにより critical isthmus が同定可能である.
- 血行動態の不安定な unmappable VT では entrainment は困難なため,洞調律中に CARTO システムなどの electroanatomical mapping system を用いて VT のリエントリー回路を形成する基質(substrate)の分布を調べる.瘢痕組織は局所電位波高が <0.5 mV であり,さらに 10 mA,2 msec の出力でペーシング捕捉できなければ瘢痕組織と判断できる.2つの瘢痕組織の間や,瘢痕組織と弁輪などの解剖学的障壁の間は isthmus となりうるが,刺激-QRS 時間の延長(>40 msec)を伴う良好なペースマップが得られた場合,その部位は critical isthmus である可能性が高い.

c 不整脈原性右室心筋症(ARVC)に伴う心室頻拍

- ARVC は構造蛋白の一種であるデスモソームの異常により発生し,主に右室心筋が島状に fibrofatty tissue に置換されリエントリー回路を形成する.
- sustained VT を伴う ARVC 患者は突然死のリスクが高く ICD の適応である.
- 薬物治療としては,β遮断薬,アミオダロン,ソタロール(ソタコール®)などが有効である.
- カテーテルアブレーションも有効だが,ARVC は進行性疾患のため,結果が成功しても後に再発してくる例も多く,根治術というよりは発作頻度をコントロールするための手段と

とらえるべきである．アブレーションのターゲットは心筋梗塞後の心室頻拍と同様だが，Nogami らは洞調律中に病変部位で見られるすべての isolated delayed component(IDC) をターゲットに焼灼を行うと IDC の変化したものはその後の再発が少ないと報告している[6]．

d 脚間・脚枝間リエントリーによる心室頻拍

- 右脚・左脚を回路に含むマクロリエントリー性 VT を bundle branch reentrant VT，左脚の前枝・後枝を回路に含むものを interfascicular reentrant VT と呼ぶ．
- 器質的心疾患に伴う場合が多いが，筋緊張性ジストロフィーなど刺激伝導系に病変を有する場合にも比較的高頻度に見られる．
- 通常の心室筋由来 VT を同時に伴うことも少なくないが，アブレーションを行う場合，脚間・脚枝間リエントリー治療のターゲットは右脚もしくは左脚分枝となるため，鑑別は重要である．
- アブレーション成功例では再発は少ないが，心室筋 VT の合併率が高いことや，房室ブロックの発症リスクもあり，基本的には ICD 植え込みを考慮すべきである．

e 拡張型心筋症(DCM)に伴う心室頻拍

- DCM に伴う心室頻拍はリエントリー性のもの以外にも刺激生成の異常(focal mechanism)によるものが多い．
- 心室頻拍の回路や起源が心内膜の深層や心外膜側に位置している場合があり，カテーテルアブレーションによる根治は困難な場合が多いが，DCM には上述の脚間リエントリーを伴うこともあり，その場合はアブレーションによるリズムコントロールは有効性が高い．
- sustained VT を伴う場合は ICD の適応であり，薬物療法は低心機能例が多いためアミオダロンなどが中心になる．

f カテコラミン誘発性多形性心室頻拍(CPVT)

- 心筋リアノジン受容体遺伝子(*RyR2*)もしくは心筋小胞体内 Ca 結合蛋白の calsequestrin 遺伝子(*CASQ2*)の変異により Ca ハンドリングの異常が生じ，主に運動中などの交感神経緊張時に DAD による撃発活動を機序として polymorphic VT や特徴的な bidirectional VT が誘発される．

- 若年者に多く，家族性に発生するが散発性にも見られる．
- 心臓に形態異常はなく安静時の心電図も正常だが，運動時の心電図で QT 延長や虚血性変化を伴わず，polymorphic VT が見られたら本疾患を疑う．
- 治療は β 遮断薬の投与が基本で，心停止の既往例や，β 遮断薬内服下でも失神や sustained VT を認める例は突然死のハイリスク例であり ICD 植え込みを行う．

g QT 延長症候群に伴う心室頻拍

- 先天性および後天性に心電図上 QT 時間の延長をきたし，torsades de pointes と呼ばれる特徴的な心室頻拍から突然死の原因となる．詳細は「11. QT 延長症候群」(351 頁)を参照されたい．

h その他，特殊な原因によるもの

- 心臓手術後(Fallot 四徴症の根治術後など)の心室頻拍は心室の切開線やパッチなどの周囲を旋回するリエントリーなどにより生じ，カテーテルアブレーションが有効
- 急性心筋虚血に伴う polymorphic VT では原疾患の治療が原則である．

文献

1) Brugada P, et al : A new approach to the differential diagnosis of a regular tachycardia with a wide QRS complex. Circulation 83 : 1649-1659, 1991
2) Vereckei A, et al : A new algorithm using only lead aV_R for the differential diagnosis of wide QRS complex tachycardia. Heart Rhythm 5 : 89-98, 2008
3) Merino JL, et al : Bundle-branch reentry and the postpacing interval after entrainment by right ventricular apex stimulation : a new approach to elucidate the mechanism of wide-QRS-complex tachycardia with atrioventricular dissociation. Circulation 103 : 1102-1108, 2001
4) Maruyama M, Tadera T, Miyamoto S, et al : Demonstration of the reentrant circuit of verapamil-sensitive idiopathic left ventricular tachycardia : direct evidence for macroreentry as the underlying mechanism. J Cardiovasc Electrophysiol 12 : 968-972, 2001
5) Segal OR, et al : A novel algorithm for determining endocardial VT exit site from 12-lead surface ECG characteristics in human, infarct-related

ventricular tachycardia. J Cardiovasc Electrophysiol 18 : 161-168, 2007
6) Nogami A, et al : Changes in the isolated delayed component as an endpoint of catheter ablation in arrhythmogenic right ventricular cardiomyopathy : predictor of long-term success. J Cardiovasc Electrophysiol 19 : 681-688, 2008

〔丸山光紀〕

10 心室細動

　心室細動(ventricular fibrillation：VF)は心電図上，QRS波とT波の区別ができず不規則で連続的な振動波を示す致死性不整脈である(図5-51)．心室細動中は複数の小さな興奮波(wavelet)が心室内をさまようように伝播しており，waveletの維持機構に関しては諸説存在するが，心室細動の基本的な機序はリエントリーと考えられている．心室細動は突然死の最も重要な原因で，治療が可能であることから，迅速な診断が求められる．

1 原因
- 心室細動の原因は，急性心筋梗塞を含む冠動脈疾患によるものが最多
- 心室細動は種々の心筋症，弁膜疾患，先天性心疾患，心筋炎など器質的心疾患を背景として生じることが多い．
- その他，電解質異常や薬剤性など機能的要因に伴う可逆的な原因や，QT延長症候群，Brugada症候群，カテコラミン誘発性多形心室頻拍などのelectrical disease，稀にはWPW症候群も心室細動の原因となる．
- 外因性の心室細動の原因として胸部への衝撃によるものがある(commotio cordis)．
- 現在の臨床検査で明らかな原因を見いだせないものは，特発性心室細動と呼ばれる．

2 診断
- 心室細動の診断は心電図でその特徴的な波形(図5-51)を確

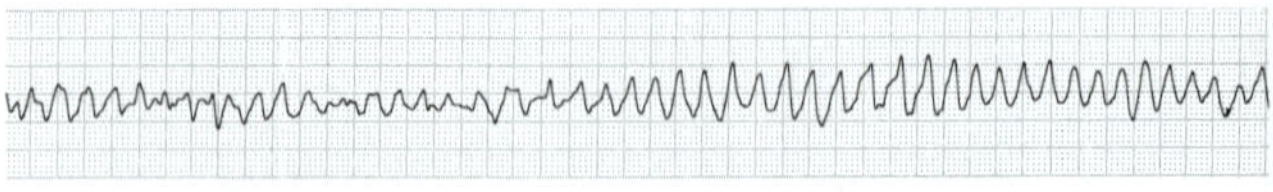

図5-51　心室細動

認することである．心電図波形のパターン認識による診断となるため，時にアーチファクトが心室細動様に見えて惑わされることもある．そのような場合はよく観察すると一定間隔でQRS波が心室細動様のアーチファクトに埋もれて存在していたり，患者を観察すれば真の心室細動では意識消失状態となるため，鑑別は容易である．

- 心肺停止状態の患者ではshockable rhythmである心室細動とasystoleとの鑑別は重要だが，心電図の不適切な接続により心室細動がasystoleと誤認されうるので注意が必要である．また接続が適切でも，稀に心室細動は電位変化の乏しいベクトルを有している場合があり，ある1つの心電図誘導でasystole様に見えても，別の誘導で心室細動の有無を確認することが大切である．
- さらに心室細動は時間経過とともに虚血性の変化から心室の起電力や伝導速度が低下し，その振幅や周波数が小さくなるため，一見asystoleに見えることがある（いわゆるfine VF）．心電図を詳細に観察し基線の不規則な揺れを確認することで鑑別を行うが，心肺蘇生術を行うとある程度起電力が回復して心室細動が明らかになる場合もある．

3 治療

a 急性期管理

- 心室細動を停止する唯一の方法は直流除細動である．
- 心室細動時には心室が無秩序に興奮する結果，心室のポンプ機能は失われ，脳循環および心臓自体への循環は停止する．したがって，可及的速やかに電気的除細動を行うことが心室細動治療の原則である．神経学的後遺症を残さず回復する可能性を残すためには，心室細動発現から遅くとも6〜10分以内の除細動が必要であり，また心臓自体も時間経過とともに代謝的な変化を受けてasystoleとなるが，asystoleに至った場合の自発的心拍再開の可能性は低いため，早期の除細動が重要である．すぐに電気的除細動が行えない場合は，心肺蘇生術を行うことにより蘇生率を高めることができるため，心室細動を確認したら直ちに心肺蘇生術を開始し，そのうえで電気的除細動の準備を進めるべきである．

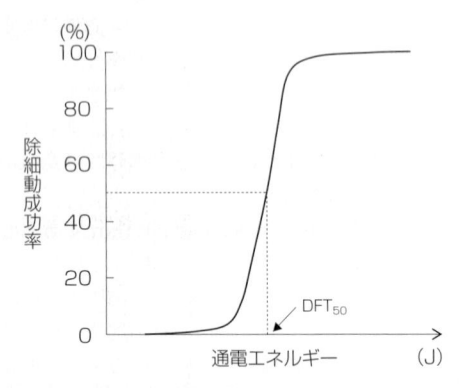

図 5-52 通電出力と除細動成功率との関係

- 心臓を挟み込むように(右上前胸部-心尖部,前胸部-左肩甲骨下部など)除細動パッドを貼付するか,除細動パドルを当てる.注意すべきこととして,同一の通電エネルギーでも通電時の経胸壁インピーダンスが高いと,実際に除細動に働く電流量が低下してしまう.経胸壁インピーダンスを低下させるには,パッドの場合はしっかりと貼付されていること,パドルの場合は専用のペーストを用いて強くパドルを圧着させることが大切である〔4章の「1. 体外式電気的除細動」(136頁)参照〕.
- 現在,monophasic と biphasic の shock waveform を出力する2種類の除細動器が販売されている.biphasic のほうが monophasic よりも最初の通電で除細動に成功する可能性は高く,利用可能なら biphasic の除細動器を使用することが望ましい.手動式除細動器を用いる場合は monophasic で 360J,biphasic では 150〜200J の出力で非同期下に通電を行う.biphasic でより高出力通電が可能な場合は,2回目の通電から出力を上げる.
- 心室細動停止に要する最少の通電量を除細動閾値(defibrillation threshold: DFT)と呼ぶが,通電量と除細動の成功率との間には,薬剤の用量-効果曲線に類似した関係があり(図 5-52),DFT はある一定の成功率を得るのに必要な通電

量としてあらわされる(例えば,DFT_{50} は 50% の確率で除細動が成功する通電量).すなわち除細動はある出力で失敗しても,同じ出力での次の通電では成功することもあり,その成否には蓋然性が大きく入り込んでいる.通電出力を上げるということは,成功の蓋然性を上げるということで,DFT はペーシング閾値のように all or none の現象ではないことを理解すべきである.

- ショック抵抗性の心室細動や除細動後に再発を繰り返す心室細動には,リドカイン(2% 静注用キシロカイン®50〜100 mg 1〜2 分で静注)やアミオダロン(海外では 300mg 静注が推奨されているが,わが国の承認使用法では,アンカロン® 注 125 mg+5% ブドウ糖液 50 mL を 10 分で静注する)の静注を併用する.カナダで行われた ALIVE study ではアミオダロンがリドカインよりも優れると報告されている[1].
- 静注Ⅲ群薬のニフェカラント〔シンビット® 1V(50 mg)を 5% ブドウ糖液 20 mL に溶解し,0.2 mg/kg を 5 分で静注後,0.2 mg/kg/時で持続静注〕も再発性の心室細動に有効との報告がある[2].
- β遮断薬は再発性心室細動に抗不整脈薬より有効だったとの報告もある[3].
- Brugada 症候群に伴う再発性心室細動では,イソプロテレノール(プロタノール®)の静注が有効
- QT 延長に伴う再発性心室細動には,硫酸マグネシウムの静注が有効
- 特発性心室細動で発作を繰り返すものは,カテーテルアブレーションが有効.心室細動の第 1 拍目となる triggered beat の最早期興奮部位をターゲットにアブレーションを行う.右室流出路起源のもの以外は Purkinje system から生じるものが多く triggered beat の心室波に先行する Purkinje potential が指標となる.

b 慢性期管理

- 心室細動からの蘇生例は,再度心室細動をきたすハイリスク群であり,可逆的要因によるものを除き,原則として植込み型除細動器(ICD)の適応になる.
- ICD は心室細動に対する対症療法であり,心室細動再発か

> **MEMO** 電気的除細動のメカニズム
>
> 　心室細動は複数のwaveletによる無秩序な心室の興奮が本態であるが，電気的除細動は心臓の両側からショック通電を行うことで心室筋全体の膜電位を瞬時に変化させることによりwaveletを消失させ，正常なペースメーカからの興奮伝播を可能にさせる手技．正常の心臓でもT波の頂点付近の時相にショック通電を加えると心室細動が誘発されることが知られており「受攻期」と呼ばれているが，心室細動中はさまざまな時相の興奮が同時に存在するため除細動通電がwaveletを消失させる一方で，心室のある部分で受攻期に通電が加わり新たな心室細動が誘発されてしまうと除細動は失敗に終わることになる．しかし，受攻期においてもある一定以上の通電量を加えると心室細動は誘発されないことが知られており(upper limit of vulnerability)，これがより高い通電量で除細動成功の確率が高くなる要因である．
> 　一方，高い出力の通電を行うと細胞膜に小さな孔が形成され(electroporation)，この孔は時間経過とともに回復するが，過度の通電や膜が回復する前に通電を繰り返すと心筋は不可逆的傷害を受ける．そのため電気的除細動には心筋傷害を避け最大の除細動確率を得るため，適正な出力エネルギーが設定されている．

らICD作動を繰り返す場合は抗不整脈薬やカテーテルアブレーションなどによる心室細動発作のコントロールが必要となる．

文献

1) Dorian P, et al : Amiodarone as compared with lidocaine for shock-resistant ventricular fibrillation. N Engl J Med 346 : 884-890, 2002
2) Yusu S, et al : Effects of intravenous nifekalant as a lifesaving drug for severe ventricular tachyarrhythmias complicating acute coronary syndrome. Circ J 73 : 2021-2028, 2009
3) Nademanee K, et al : Treating electrical storm. sympathetic blockade versus advanced cardiac life support-guided therapy. Circulation 102 : 742-747, 2000

〔丸山光紀〕

11 QT延長症候群

　QT延長症候群は，原因いかんにかかわらず心電図のQT間隔が延長する症候群のことであり，torsades de pointes(TdP)と呼ばれる心室不整脈を発症し突然死をきたしうる．

1 原因
- 原因として遺伝子異常に伴う先天性QT延長症候群，薬剤・電解質などを原因とする二次性QT延長症候群がある．
- 活動電位プラトー相における細胞内外のイオン電流のバラン

> **MEMO・QT間隔の計測について**
>
> 　QT間隔は，心拍数，自律神経，電解質，薬剤などさまざまな要素によって影響を受ける．QT延長の患者を診察するために正確なQT計測は必要不可欠なものである．
>
> 　QT計測方法には，目視法と接線法がある(図5-53)．目視法はT波の終末点を目で見て決めるため直感的であり簡便であるが，測定者間によって測定誤差が生じる可能性がある．接線法は，T波下行脚に接線を引き基線との交点をT波終末と決めるため，測定者間誤差は少ないものの平坦化したT波では接線を引くことが困難であり，このような場合には実用的でない．
>
> 　QT間隔には実測値(QT)とRR間隔で補正した値(Bazettの補正式：$QTc=QT/RR^{1/2}$)がある．QT間隔補正はQT間隔が心拍数の影響を強く受けるために，心拍数が高くなると(RR間隔が短くなると)QTcが過大評価されてしまうので注意を要する．
>
> 　QT間隔を測定する際には，12誘導心電図で最もT波が明瞭である誘導(単相性であり平坦でなくT波の終末が明瞭である誘導)を選択し，同一患者の経時的変化の比較は必ず同一誘導・同一測定法で行うことが大切である．

RR=1.0 sec

QT=0.40 sec

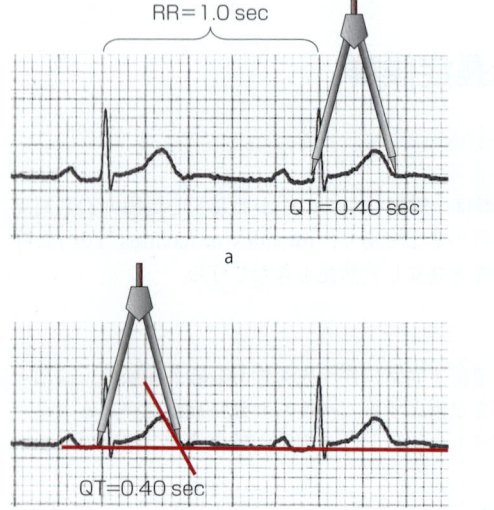

a

Bazett の補正式

$$QTc = \frac{QT}{\sqrt{RR}}$$

QT=0.40 sec

b

図 5-53　QT 計測方法
a. 目視法.
b. 接線法.

スによって活動電位持続時間が決まるため,外向き電流(カリウム)が減少するか,内向き電流(ナトリウム,カルシウム)が増加すれば再分極は遅延しQT間隔は延長する.

2 torsades de pointes (TdP)

- QT延長症候群では,活動電位持続時間が延長し再分極が遅れるため,カルシウムチャネルが活性化可能となり早期後脱分極(EAD)から期外収縮が発生する.このEADを契機として,心電図でねじれる波形を呈する特殊な心室頻拍である torsades de pointes をきたす(図5-54).
- QT延長症候群では,QT延長に伴うEAD(トリガー)のみならず再分極の空間的ばらつき(心筋の各部位により活動電位持続時間が大きく異なる状態)が増大し,リエントリーの維持に関与する.多くは自然停止するが,時として心室細動

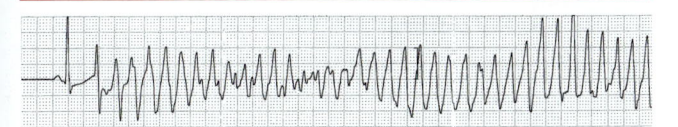

図5-54　QT延長症候群の心電図（torsades de pointes 型心室頻拍）

に移行し，心臓突然死の原因となる．

3 先天性QT延長症候群

先天性QT延長症候群は，イオンチャネルの遺伝子異常によりこれらのイオンチャネルの機能が亢進または減弱することによって生じる．現在まで先天性QT延長症候群は12種類の遺伝子型が報告されている．頻度はLQT1～3までで90％以上を占めており臨床で扱われるのはこの3つである．LQT4以降は先天性QT延長症候群のなかでも頻度はきわめて低い（表5-13）．

- LQT1：遅延整流KチャネルのI$_{Ks}$チャネルをコードしている*KCNQ1*（*KvLQT1*）遺伝子異常によりチャネル機能が低下し，QT延長をきたす．
- LQT2：I$_{Kr}$チャネルをコードしている*KCNH2*（*HERG*）遺伝子異常によりチャネル機能が低下しQT延長をきたす．
- LQT3：Naチャネルをコードしている*SCN5A*遺伝子の異常によって，Naチャネルの不活性化が障害され，脱分極後にNaチャネルが閉じず持続的な内向き電流が生じるため（機能亢進）にQT延長をきたす．
- それぞれLQT1～3には心電図で特徴あるQT延長を呈することが多い（図5-55）．
  - LQT1：幅の広いT波
  - LQT2：平坦で結節を伴う．
  - LQT3：T波出現が遅延

1）診断
- 先天性QT延長症候群の診断は遺伝子診断が確実であるが，臨床の現場では，簡便かつスクリーニングに適している心電図所見，突然死・先天性QT延長症候群の家族歴，失神の既往から構成される診断基準が用いられることが多い．現在，わが国では表5-14に示すような日本循環器学会を主として

表 5-13 先天性 QT 延長症候群の原因遺伝子分類

タイプ	頻度	症候群	遺伝子	遺伝子座
LQT1	約 40〜50%	RWS[*1], JLNS[*2]	*KCNQ1*	11p15.5
LQT2	約 40%	RWS	*KCNH2*	7q35-7q36
LQT3	約 10%	RWS	*SCN5A*	3p21
LQT4	1% 以下	RWS	*ANK2*	4q25-4q27
LQT5	1% 以下	RWS, JLNS	*KCNE1*	21p22
LQT6	1% 以下	RWS	*KCNE2*	21p22
LQT7	1% 以下	AS[*3]	*KCNJ2*	17q23.1-17q24.2
LQT8	1% 以下	TS[*4]	*CACNA1C*	12p13.3
LQT9	1% 以下	RWS	*CAV3*	3p25
LQT10	0.1% 以下	RWS	*SCN4B*	11q23
LQT11	0.1% 以下	RWS	*AKAP9*	7q21-7q22
LQT12	0.1% 以下	RWS	*SNTA1*	20q11.2

[*1] RWS：Romano-Ward 症候群, [*2] JLNS：Jervell-Lange-Nielsen 症候群, [*3] AS：Andersen 症候群, [*4] TS：Timothy 症候群.

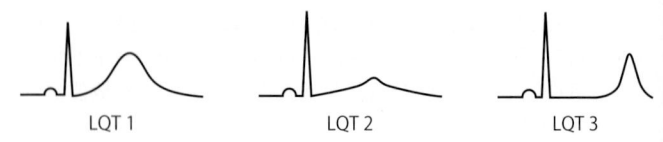

図 5-55 LQT 1〜LQT 3 の心電図

作成された診断基準が主に用いられている.
- 心電図で QT 延長症候群が疑われる患者では, 家族歴および失神歴の有無が重要であり, 失神がある場合には, 失神の発症様式(ストレス時かどうか)について詳細な問診を行う. 確定診断に至らなくても, 定期的な診察・検査によって QT 延長症候群と診断されることもあり, 綿密な経過観察が必要である.

2) 治療
- 治療には, TdP の発作予防を目的とした薬物治療と, 突然死予防を目的とした植込み型除細動器(ICD)による非薬物治療が挙げられる.
- 先天性 QT 延長症候群患者の心臓突然死予防が最も大切であり, 治療方針の決定には TdP 発生の既往や失神発作の有無が重要となる.
- 致死性心室不整脈や心停止からの蘇生症例は, 再発のリスク

11. QT延長症候群

蛋白	イオンチャネル	イオンチャネル機能
Kv7.1	a-subunit I_{Ks}	↓
Kv11.1	a-subunit I_{Kr}	↓
Nav1.5	a-subunit I_{Na}	↑
Ankyrin B	Adaptor (I_{Na-K}, I_{Na-Ca}, I_{Na})	↓
minK	b-subunit I_{Ks}	↓
MiRP1	b-subunit I_{Kr}	↓
Kir2.1	a-subunit I_{K1}	↓
Cav1.2	a-subunit I_{Ca}	↑
M-Caveolin	Adaptor (I_{Na})	↓
Navb4	b-subunit I_{Na}	↓
Yotiao	Adaptor (I_{Ks})	↓
a1-Syntrophin	Scaffolding protein (I_{Na})	↓

表 5-14 QT延長症候群の診断基準

	ポイント
1. 心電図所見	
1) Bazett 法補正による QT 間隔	
$\geq 0.48 \sec^{1/2}$	3
$0.46 \sim 0.47 \sec^{1/2}$	2
$0.45 \sec^{1/2}$，男性	1
2) torsades de pointes	2
3) 交代性 T 波	1
4) 3誘導以上での notched T 波	1
5) 年齢不相応の徐脈	0.5
2. 臨床症状	
1) 失神	
ストレス時	2
非ストレス時	1
2) 先天性聾	0.5
3. 家族歴	
1) definite LQTS の家族歴	1
2) 30歳未満の突然死	0.5

4ポイント以上：確定・可能性高い.
2〜3ポイント：可能性あり.
1ポイント以下：可能性低い.
torsades de pointes が認められれば，失神の項目は除いて算出する.

- が高くICDの適応となる.
- 無症状の先天性QT延長症候群の患者の場合には,将来の心事故発生のリスクを評価することが大切である.
- ①TdP・失神の既往,②突然死の家族歴,③β遮断薬が有効でない.以上の3項目のうち2項目を満たす場合には,ハイリスク群と考えられICDの植え込み適応が推奨される.
- 同一遺伝子であっても変異部位によってQT延長度・重症度が異なることも報告されており,遺伝子診断が治療方針の決定に有用であると考えられる.
- 薬物治療としては,LQT1と2ではβ遮断薬,LQT3ではメキシレチン(メキシチール®)が有効である.ただしいずれの薬剤も予防効果は完全ではなく,ハイリスク群にはICDが適応となる.LQT1の患者ではβ遮断薬が特に有効で12年間のフォローアップ期間のうち心停止もしくは突然死の発生頻度は1.2%と低い.ただし,β遮断薬が有効な患者でも,薬の飲み忘れや怠薬によってTdPの発生リスクが高くなることからも確実な服薬を指導する.
- ICDによって突然死が予防できたとしても,ICD作動は患者にとって精神的・肉体的苦痛を強いるため,TdPの発作を極力減らすための努力が重要である.LQT1では運動,水泳,興奮時に,LQT2では突然の音(電話や目覚まし時計の音)を契機としてTdPが発症することが多く,これらの誘因を避けるような生活指導が大切である.
- 先天性QT延長症候群の治療指針として,各学会よりガイドラインが作成されているが遺伝子疾患の多様性・特殊性から画一的な治療方針が決められない場合が多々ある.患者にそれぞれの治療法の利益と危険性を十分に説明し,十分な説明と同意のもとで治療方針を決定する必要がある.

4 二次性QT延長症候群

先に述べた先天性QT延長症候群以外でも,QT延長はきたすことがありこれらを二次性QT延長症候群と呼ぶ.

以下に二次性QT延長症候群の分類を示すが,このなかでも臨床上最も多く経験する二次的原因として薬剤,電解質異常,徐脈(またはこれらの複合)によるものが挙げられる.

11. QT 延長症候群

表 5-15 QT 延長を引き起こす薬剤

抗不整脈薬	アミオダロン，キニジン，プロカインアミド，ソタロール，ニフェカラント，ベプリジル
向精神薬	アミトリプチリン，イミプラミン，ハロペリドール，チオリダジン，クロルプロマジン
抗生物質，抗真菌薬	エリスロマイシン，フルコナゾール，イトラコナゾール
抗ウイルス薬	アマンタジン，リトナビル
免疫抑制薬	タクロリムス
抗潰瘍薬，消化管運動促進薬	シメチジン，ファモチジン，ラニチジン，シザプリド（販売中止）
抗アレルギー薬	テルフェナジン
高脂血症薬	プロブコール

a 二次性 QT 延長症候群の分類
- 薬剤性
- 電解質異常
- 徐脈依存性
- 虚血性心疾患，うっ血性心不全，心筋症
- 脳梗塞，くも膜下出血，頭部外傷
- その他（甲状腺機能低下症，低体温，有機リン中毒）

b 薬剤性 QT 延長症候群
- 薬剤による QT 延長である（表 5-15）．
- 表 5-15 に示すように薬剤による QT 延長症候群は，特定の疾患分野で使用する薬剤に限ることなく，あらゆる分野で使用する薬剤できたす可能性がある．
- 抗不整脈薬は K チャネルを直接ブロックすることにより QT 延長をきたすため腎機能や肝機能の影響で薬物血中濃度が上昇したり，また他の薬剤との相互作用によっても抗不整脈薬の血中濃度が変化するため注意を要する．特にチトクローム P450（CYP3A4）を抑制する薬剤の併用は，薬剤の作用を増強させ QT 延長をきたしうる．
- 抗不整脈薬以外の薬剤であっても，三環系抗うつ薬，フェノチアジンやエリスロマイシンなど活動電位を延長させる作用（多くが I_{Kr} 遮断による）を有することから QT 間隔を延長させる．
- 利尿薬の使用により低カリウム血症がある場合，I_{Kr} 遮断作

用を有する併用薬剤のQT延長効果を助長することもある.
- ただし,同じ条件であってもQTが大きく延長する人もいれば全く変化をしない人もいる.この背景には,イオンチャネルの遺伝子異常や単一塩基多型などの関与があると考えられている.すなわち,QT延長をきたしうるイオンチャネルの遺伝子異常が存在しても通常は不顕性の状態で,上記薬剤の投与,徐脈,電解質異常など増悪・助長因子が加わった場合にQT延長が顕性化するものと考えられる.二次性QT延長症候群であっても,先天的要因がQT延長に関与している例は多く存在する.
- 以上をまとめると,多剤併用する患者ほど薬剤性QT延長を生じる可能性が高いことがわかる.循環器疾患とは関連のない薬剤であっても薬理作用や相互作用によってQT延長をきたしうる.QT延長に遺伝的要因が存在する可能性があるが,現時点で予測は困難でありQT延長の可能性のある薬剤使用に際しては,心電図をチェックする習慣が重要である.

1) 診断
- 薬剤性QT延長症候群では,QTcが薬剤投与によって25%異常延長するか計測値が0.5以上になる場合,その薬剤による二次性QT延長症候群と診断する.
- 症状が全くなく,家族歴・失神の既往歴がない場合でQT延長を認めた場合には,採血で電解質(K, Ca, Mg)をチェックするとともに薬剤の関与を疑い詳細な問診を行う.

2) 治療
- 薬剤性による二次性QT延長症候群の場合には,原因薬剤を中止し,TdPが発生した場合や過度のQT延長があれば硫酸マグネシウム(2 g)を数分間で静脈注射し,必要に応じて適宜追加する.低カリウム血症がQT延長を助長しているのであればカリウム値を補正する.徐脈によりQT延長が助長されるので急性期には100拍/分でオーバードライブペーシングを開始し,経過をみつつ設定心拍数を下げQT間隔が短縮したらペーシングを中止する.
- これらの患者に対しては,再度同様の薬剤が投薬されることがないように禁忌薬剤としてカルテおよび患者の服薬手帳に記載をする.また,原因薬剤以外であっても,新たな薬剤の

追加によって同様に QT 延長をきたす可能性があり，薬剤追加に際しては心電図を頻回に記録し，QT 延長の有無を確認する必要がある．

c 徐脈性 QT 延長症候群

- 高度の洞性徐脈や房室ブロックによって QT が過度に延長し，TdP が発生することがある．房室ブロックでは，遅延整流カリウムチャネル減少が QT 延長をきたす原因の1つであると考えられている．これらの症例ではペースメーカを合目的的に植え込むことで TdP を予防可能である．ペースメーカの設定心拍数を高めに(70 拍/分以上)に設定する．

d 電解質異常による QT 延長症候群

- 低カリウム血症，低カルシウム血症，低マグネシウム血症で QT 間隔は延長することが知られているが，臨床上最も多いのは低カリウム血症による QT 延長である．
- 低カリウム血症のために I_{K1} 電流(I_{K1} チャネルは細胞外カリウム濃度に強く依存する)が減少し，活動電位第3相における再分極を遅延させることで QT 延長をきたす(1 章の図 1-5, 11 頁参照)．カリウムの摂取低下や，利尿薬(特にループ利尿薬)，下痢，原発性アルドステロン症などによる体外へのカリウム喪失によって低カリウム血症は生じうるため，これらの病態では QT 間隔に注意を払う．また，利尿薬の使用により低カリウム血症が予想される場合には，適宜血清カリウム値をチェックし，必要に応じてカリウム製剤の補給を検討する．

〔岩崎雄樹〕

12 Brugada 症候群

1992 年に Brugada らが心臓に明らかな器質的異常を認めず，心電図で右脚ブロックパターンと右側胸部誘導($V_{1\sim3}$)における ST 上昇を示し，心室細動から突然死に至る予後不良の患者をまとめて報告し，以降そのような臨床的特徴を有するものを Brugada 症候群と呼ぶようになった．その後の遺伝子解析研究により，Na チャネル機能に関する遺伝子(*SCN5A*)に変異が認められたことより，イオンチャネル病であることが示された．

1 診断

Brugada 症候群の診断には，2005 年に発表された欧州心臓病学会のコンセンサスレポート[1]が広く用いられている．すなわち，図 5-56 に示すように心電図を Type1〜3 まで分類し，Type1 型心電図(coved 型で 2 mm 以上の ST 上昇)が V_1 から V_3 誘導の 2 つ以上で認められ(Type 2，Type 3 で薬物負荷により Type1 を呈したものを含む)，以下の臨床的特徴を満たしたものとされている．①心室細動または多形性心室頻拍の発作が確認されている．②失神など，一過性心室細動を疑う症状がある．③家族歴(45 歳以下の突然死)があるか Type1 型心電図を有する．④電気生理学的検査で心室細動が誘発される．

実際，臨床の場では無症候性の Type 2 または Type 3 の saddle-back 型に遭遇することが圧倒的に多い．この診断基準では，無症候性でも薬物負荷で Type1 心電図を呈し，心臓電気生理学

Type 1　　Type 2 ↕1 mm 以上　　Type 3 ↕1 mm 未満

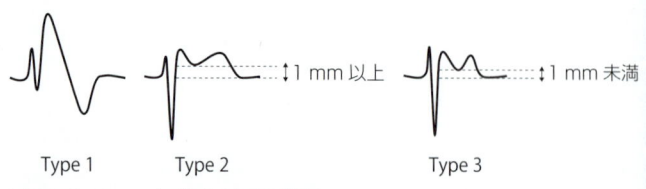

図 5-56　Brugada 型心電図の分類

的検査で心室細動が誘発されれば Brugada 症候群と診断され，後述する植込み型除細動器(ICD)の適応となる．わが国では無症候性の心事故発生率がきわめて低いことより，2007 年に日本循環器学会，日本心臓病学会，日本心電学会，日本不整脈学会の 4 学会の合同研究班はわが国における ICD 植え込み適応ガイドラインを公表した[2]．これによれば，無症候性患者において心臓電気生理学的検査で心室細動が誘発されても家族歴がなければ Class IIb となり，安易な ICD 植え込みに警鐘を鳴らしているともいえる．本ガイドラインをふまえると，わが国における一般的な管理は図 5-57 のようになるであろう．

Brugada 症候群に特徴的な ST 上昇の機序については，Antzelevitch らが提唱した右室流出路領域における心内膜と心外膜の活動電位の勾配によるとするものが広く認められている[3]．活動電位の初期相において，Brugada 症候群の右室心外膜心筋細胞では，最初のスパイクの後に一過性外向き K 電流(I_{to})の増強を伴い，深いノッチが形成される．一方，右室流出路の心内膜細胞では，I_{to} の分布が少ないため，スパイクは小さく，ノッチは認めない．そして心外膜細胞と心内膜細胞の間に貫壁性の電位勾配が生じ，ST 上昇を呈してくる．このような過程で右出流出路心外膜側心筋内で活動電位長の延長した部位と短縮した部位が混在し，phase 2 reentry という現象が生じ，心室細動をきたすというものである．

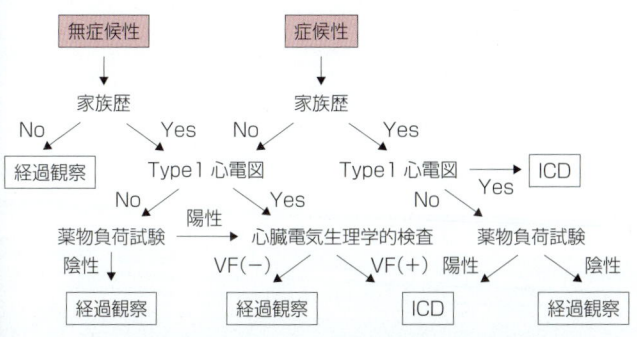

図 5-57 わが国における Brugada 症候群の管理アルゴリズム

2 治療・予防

- 突然死を防ぐ最も確実な方法は ICD である.
- 薬物療法については,アミオダロン(アンカロン®),β遮断薬などは無効とされている.心室細動の急性期にはβ刺激薬であるイソプロテレノール(プロタノール®)の点滴静注が有効とされている.
- 予防としてシロスタゾール(プレタール®),キニジンなどの有効性が報告されているが,いまだ確立されてはおらず,現時点では補助的な位置づけとなっている.
- Na チャネル遮断薬のうち,フレカイニド(タンボコール®),ピルジカイニド(サンリズム®)などの Class Ic 薬は ST 上昇を増悪させ心室細動を発症しやすいとされており禁忌である.

文献

1) Antzelevitch C, Brugada P, Borggrefe M, et al : Brugada syndrome : report of the second consensus conference : endorsed by the Heart Rhythm Society and the European Heart Rhythm Association. Circulation 111 : 659-670, 2005
2) QT 延長症候群(先天性・二次性)と Brugada 症候群の診療に関するガイドライン.循環器病の診断と治療に関するガイドライン(2005-2006 年度合同研究班報告)
3) Antzelevitch C : The Brugada syndrome : ionic basis and arrhythmia mechanisms. J Cardiovasc Electrophysiol 12 : 268-272, 2001

〔淀川顕司〕

13 非 Brugada 型特発性心室細動
（早期再分極症候群，QT 短縮症候群）

1 早期再分極症候群

　早期再分極症候群は，心電図下壁（II，III，aV_F），側後壁（$V_{4\sim6}$）誘導における，QRS-ST 接合部（J 点）の上昇を特徴とする心電図異常であり，全人口の 1～5% に認めるとされ，若年男子やアスリートに多い．代表的心電図を図 5-58 に示す．以前より早期再分極の特徴を有する症例でも予後は良好とされてきたが[1]，近年 Haissaguerre ら（「MEMO ①」参照）[2]より特発性心室細動の一亜型である可能性が報告され注目を浴びている．

　心電図で早期再分極の特徴を有する症例のなかでどのような症例が心室細動のハイリスク群であるかについては依然明らかにはなっていないが，Tikkanen ら[3]は，下壁誘導の 0.2 mV 以上の J 点上昇を有する症例で経過観察中の心原性死亡が有意に多かったと報告している．

　J 点上昇の機序やなぜそれが不整脈を起こしやすくさせるかについても不明な点が多いが，現在の考えでは J 点上昇が貫壁性（心内膜-心外膜間）の電位差・不均一性を反映し，それにより心

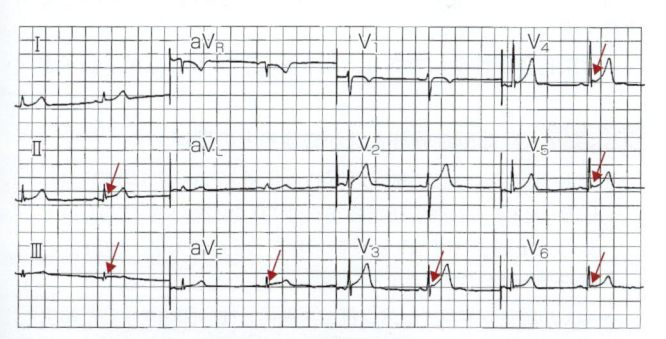

図 5-58　早期再分極症候群の 12 誘導心電図
色矢印は J 点および ST 上昇を示す．
（文献 4 より引用）

> **MEMO ①・ Haissaguerre らの報告**
>
> 特発性心室細動により蘇生された 206 症例中 64 症例(31%)に心電図上早期再分極(J 点の 0.1 mV 以上の上昇)が認められたのに対し,心疾患のない年齢や性別などを一致させたコントロール 412 症例中 21 症例(5%)にしか早期再分極が認められなかった(p<0.001).

室細動が起こりやすくなるとされている.その点では Brugada 症候群との類似点があり,また薬物に対する反応も類似している[4]ことから Brugada 症候群とオーバーラップしていると考える研究者もいる.

a 治療

- 心臓突然死の予防として植込み型除細動器(ICD)が第 1 選択である.
- 心室細動の electrical storm 時にはイソプロテレノール(プロタノール®)1〜5 μg/分の持続静注,慢性期の心室細動予防(ICD 挿入患者では ICD 作動の回避)にはキニジン 450〜600 mg(血中濃度により調節)が効果があるとされている[5].

2 QT 短縮症候群

2000 年に Gussak ら[6]が初めて報告して以来確立された疾患群であり,以下の特徴をもつとされる[7,8].代表的な 12 誘導心電図波形を図 5-59 に示す.

- 常染色体優性遺伝であり,現在までに 5 つの原因遺伝子が同

> **MEMO ②・ QT 短縮症候群とほかの疾患との関連**
>
> - 表 5-16 のように,例えば同じ遺伝子 *KCNH2* の変異でも,I_{Kr} チャンネルの機能が増強すれば QT 短縮症候群(SQT1)となり,減弱すれば QT 延長症候群(LQT2)となる.SQT2 と LQT1,SQT3 と LQT7 の関係も同様であり興味深い.
> - QT 短縮症候群ハイリスク群と早期再分極の関連を示した報告や,QT 短縮症候群と乳幼児突然死症候群(SIDS)の関連を疑う症例など依然として明らかになっていない事項が多い.

13. 非 Brugada 型特発性心室細動

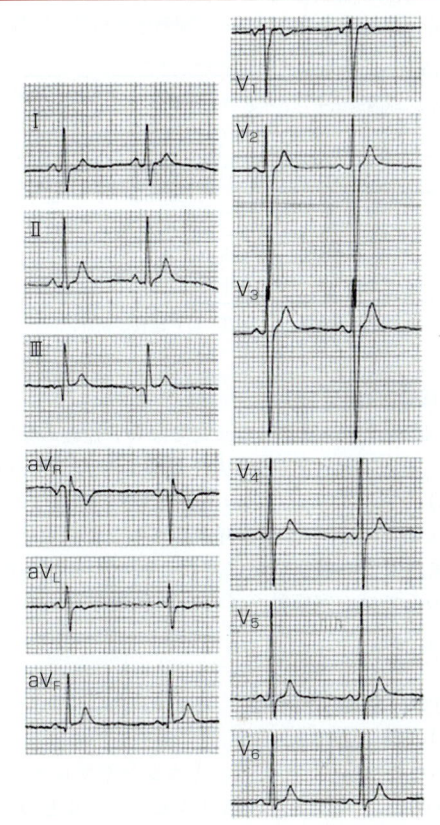

図 5-59 QT 短縮症候群の 12 誘導心電図
生後 8 か月時に心停止にて心肺蘇生された既往のある 6 歳, 男児. HR 76 bpm, QT/QTc 260/293 msec.
(文献 8 より引用)

定(表 5-16)
- 修正 QT 時間(QTc)340 msec 以内(300 msec や 320 msec とする考えもある)
- 心室細動による突然死の可能性が高まる.
- しばしば心房細動を合併
- 電気生理学的検査における心房および心室有効不応期の短縮

表5-16 QT短縮症候群のタイプ別原因遺伝子と関与するイオンチャネル

	原因遺伝子	イオンチャネル	同遺伝子が関与するLQT[*2]のタイプ
SQT1[*1]	*KCNH2*	I_{Kr}	LQT2
SQT2	*KCNQ1*	I_{Ks}	LQT1
SQT3	*KCNJ2*	I_{K1}	LQT7
SQT4	*CACNA1C*	$I_{Ca, L}$	
SQT5	*CACNB2*	$I_{Ca, L}$	

[*1] SQT:QT短縮症候群,[*2] LQT:QT延長症候群.

と心室細動の誘発

ただし,健常者を対象とした研究ではQT短縮の頻度は非常に低く,フィンランド人108,882人を対象としたAnttonenら[9]の報告ではQTcが320 msec,340 msec以下の症例はそれぞれ0.1%,0.4%であり,平均29年の経過観察中それらの症例で致死性心室不整脈および心臓突然死は認められなかったと報告しており,QTcのみでは心室細動ハイリスク群かどうかの判断はできない.

a 治療

- 早期再分極症候群と同様に,現状では心臓突然死の予防としてICDが第1選択である.
- 補助的な薬物療法としては,キニジンやフレカイニド(タンボコール®),ジソピラミド(リスモダン®)などの効果が報告されている.

文献

1) Klatsky AL, Oehm R, Cooper RA, et al : The early repolarization normal variant electrocardiogram : correlates and consequences. Am J Med115 : 171-177, 2003
2) Haissaguerre M, Derval N, Sacher F, et al : Sudden cardiac arrest associated with early repolarization. N Engl J Med 358 : 2016-2023, 2008
3) Tikkanen JT, Anttonen O, Junttila J, et al : Long-term outcome associated with early repolarization on electrocardiography. N Engl J Med 361 : 2529-2537, 2009

4) Gussak I, Antzelevitch C : Early repolarization syndrome : clinical characteristics and possible cellular and ionic mechanisms. J Electrocardiol 33 : 299-309, 2000
5) Haissaguerre M, Sacher F, Nogami A, et al : Characteristics of recurrent ventricular fibrillation associated with inferolateral early repolarization. Role of drug therapy. J Am Coll Cardiol 53 : 612-619, 2009
6) Gussak I, Brugada P, Brugada J, et al : Idiopathic short QT interval : a new clinical syndrome？ Cardiology 94 : 99-102, 2000
7) Gaita F, Giustetto C, Bianchi F, et al : Short QT syndrome : a familial cause of sudden death. Circulation 108 : 965-970, 2003
8) Giustetto C, Di Monte F, Wolpert C, et al : Short QT syndrome : clinical findings and diagnostic-therapeutic implications. Eur Heart J 27 : 2440-2447, 2006
9) Anttonen O, Junttila MJ, Rissanen H, et al : Prevalence and prognostic significance of short QT interval in a middle-aged Finnish population. Circulation 116 : 714-720, 2007

〔上野　亮〕

付録 1　近年の植込み型デバイス治療の進歩と新しい機能

　ペースメーカ（pacemaker：PM），植込み型除細動器（implantable cardioverter defibrillator：ICD），心臓再同期療法機能付きペースメーカ（cardiac resynchronization therapy pacemaker：CRT-P），両室ペーシング機能付き植込み型除細動器（cardiac resynchronization therapy with defibrillator：CRT-D）の植込み型デバイスを cardiac rhythm management device（CRMD）の総称で呼ぶ．

　植込み型デバイスは年々進化し，新しい機能が付加され，その設定や動作が複雑化している．デバイス治療に携わるレジデントとして，up date すべきいくつかの機能について以下に述べる．

1 心房オーバードライブペーシングアルゴリズム

　心房ペーシング率を高く保つことで，心房細動のトリガーとなる心房期外収縮を抑制することが心房細動抑制効果をもたらすという考え方から開発された．洞レートよりわずかに高いレートで常に心房をペーシングするアルゴリズムである．

　洞不全症候群患者 288 症例を対象とした ADOPT 試験[1]では，心房オーバードライブペーシングアルゴリズムである AF sup-

> **MEMO** 国内で使用可能な植込み型デバイス
>
> 　わが国で現在使用可能な植込み型デバイスは，メドトロニックグループ（Medtronic 社），ボストン・サイエンティフィックグループ（BSJ 社），セントジュードメディカルグループ（SJM 社），ソーリングループ（Sorin 社），バイオトロニックグループ（Biotronik 社）の 5 社から提供される．植込み型デバイスの新しい機能は，各グループそれぞれに特徴を有する．各施設で使用可能な植込み型デバイスがどのグループであるかを認識し，それぞれのグループごとに機能を整理しなければならない．

pression を付加した DDDR ペーシングは，DDDR ペーシング単独に比し症候性 AF の発生を 25% 抑制したことが報告された．

現在すべてのグループのデバイスに本機能は搭載されているが，①レート上昇の様式，②レート下降の様式，③設定可能なパラメータの3点でその特徴を把握できる．

a APP (Atrial Pacing Preference) (BSJ 社)
(1) 心房センシングイベント発生時，次の VA 間隔を 8 msec 短縮する．
(2) 設定可能な連続周期後(search interval)，VA 間隔を 8 msec 延長する．
(3) search interval(2〜128 msec), max pacing rate(35〜150 ppm)

b Atrial Overdrive (Sorin 社)
(1) 洞性 P 波をセンシングすると，その洞性 P 波のカップリングインターバルより 50 msec 短いインターバルでペーシングする．
(2) 心房センシングが起こらなければ 16 サイクルにわたって短縮したインターバルでペーシングし，その後レートスムージングでペーシングレートを下降させる．
(3) max rate(100〜185 ppm)

同様の機能には，Atrial Preference Pacing(Medtronic 社), AF Suppression(SJM 社), DDD + (Biotronik 社)がある．

特に APC の多い患者ではそれに追従して心房ペーシングレートも上昇するため，安静時の動悸症状の訴えが多くなり，アルゴリズム実施の継続が困難であることがある．

2 心室ペーシング最小化ペーシングアルゴリズム

房室伝導が保たれた正常心機能の洞不全症候群を対象とした MOST 試験[2]のサブ解析では，心室ペーシング 40% 以上の症例において心房細動，心不全の発症が有意に多かった．このことから，房室ブロック発生時以外は心室ペーシングが不必要である洞不全症候群，ICD 植え込み症例においては不必要な心室ペーシングは避けるべきであると考えられる．

SAVEPACe 試験[3]では，房室伝導が保たれた正常心機能の洞不全患者において，心室ペーシングを最小化するアルゴリズムに

より持続性心房細動の発生を有意に(相対リスク 40% 減)減少することができることが明らかになった.

現在すべてのグループのデバイスに本機能は搭載されているが,そのアルゴリズムは,①モード変更を行うタイプ,②モード変更をせずに AV 間隔を延長させるタイプ,の 2 つに大分類される.

a ペーシングモードを変更できるタイプ

本アルゴリズムでは,房室ブロックが生じたときに AAI から DDD モードに変更するのみならず,DDD モードで作動している場合には定期的に房室ブロックが改善していないかを,すなわち AAI モードに戻すことができないか否かを自動的に確認している.

① AAI から DDD への切り替えの基準,② DDD から AAI への切り替えの基準を理解する.

1) SafeR モード(Sorin 社)

普段は AAI モードで作動し,房室ブロック(Ⅰ,Ⅱ,Ⅲ度)および心室ポーズの発症により,一時的に DDD モードで作動する.

(1)-①2 サイクル連続する心室波が欠如すると DDD へスイッチ(Ⅲ度房室ブロック)

②連続する最新の 12 サイクル中 3 サイクルにおいて心室波が欠如すると DDD へスイッチ(Ⅱ度房室ブロック)

③設定可能な long PR(200〜450 msec)を超える長い房室伝導が連続すると 7 サイクル目に DDD へスイッチ(Ⅰ度房室ブロック)

④設定可能なポーズ時間(2,3,4 秒)を超える心室ポーズが発生すると DDD へスイッチ(心室ポーズ)

(2)-①DDD モードで作動中,12 サイクル連続して心室波を設定した AV 間隔内でセンシングした場合,房室伝導が回復したと判断し AAI に復帰

②DDD モードで 100 サイクル作動するごとに AAI に復帰.この時点で房室伝導が回復していれば心室センシングが起こり AAI を維持し,房室伝導が回復していなければ①の基準により DDD へスイッチすることになる.

同様の機能には,Managed Ventricular Pacing(MVP)(Medtronic 社），Reverse Mode Switch（BSJ 社）がある．

b 自己房室伝導を維持するために AV 間隔を延長させるタイプ（AV delay hysteresis を改良したもの）

本機能には，Search AV＋（Medtronic 社），AV Search＋（BSJ 社），Ventricular Intrinsic Preference（SJM 社），Intrinsic Rhythm Support Plus（Biotronik 社）がある．

3 fast VT に対する初回の抗頻拍ペーシング（ATP）治療

ICD 作動は当初，血行動態の安定した単形性 VT に対しては ATP が，多形性心室頻拍や VF に対してはショック治療が選択されてきた．しかし，頻拍周期（cycle length：CL）240～320 msec（心拍数 188～250 bpm）のいわゆる fast VT の場合，意識がある状態でショック治療が行われることになり，患者の QOL を著しく低下させることになってしまう．

painFREE Rx II 試験[4]では，CL 240～320 msec のいわゆる fast VT においても，初回の ATP 治療で 72％ の頻拍の停止が可能であり，初回からショック治療が選択された患者より QOL が良好であったことが報告された．この報告を受け，CL 240～320 msec のいわゆる VF ゾーンで感知される fast VT に対して，ショック治療の前に ATP 治療が設定可能になる機能が実用化されている．

Medtronic 社製 ICD では，VF エピソードを治療するために最大 6 回の治療法を設定することができる．その 1 回目の VF 治療に限り，ショック治療を行う前に ATP 治療を設定することが可能である．その際，ショック治療のための充電前（before charging）または充電中（during charging）に ATP 治療が施行される．

図 1 に VF ゾーンで検出された CL の fast VT に対して，before charging の ATP が行われるが停止せず，改めて VF ゾーンでの頻拍再検出が行われ，during charging の ATP にて頻拍が停止した EGM を示す．

同様の機能には，Quick Convert（BSJ 社），ATP One Shot（Biotronik 社）がある．ただし，共に充電前のみ ATP 治療が可能である．

1. 近年の植込み型デバイス治療の進歩と新しい機能

図1 fast VT に対する初回の ATP 治療(a〜c)
a. ATP before charging(PCL 270 msec).
b. ATP during charging(PCL 260 msec).
c. ショック治療の中止.

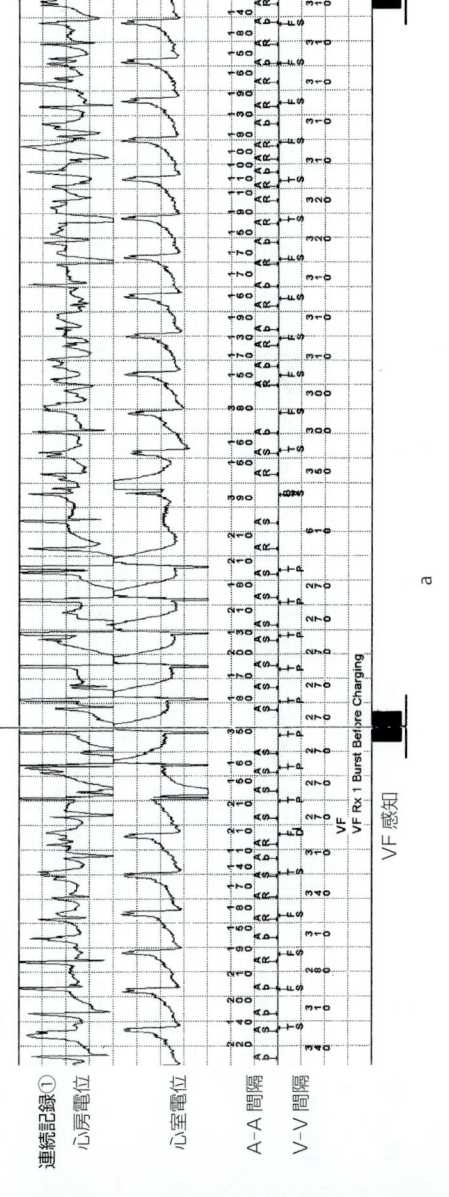

連続記録①
心房電位
心室電位
A-A間隔
V-V間隔

VF
VF Rx 1 Burst Before Charging
VF 感知

a

付録

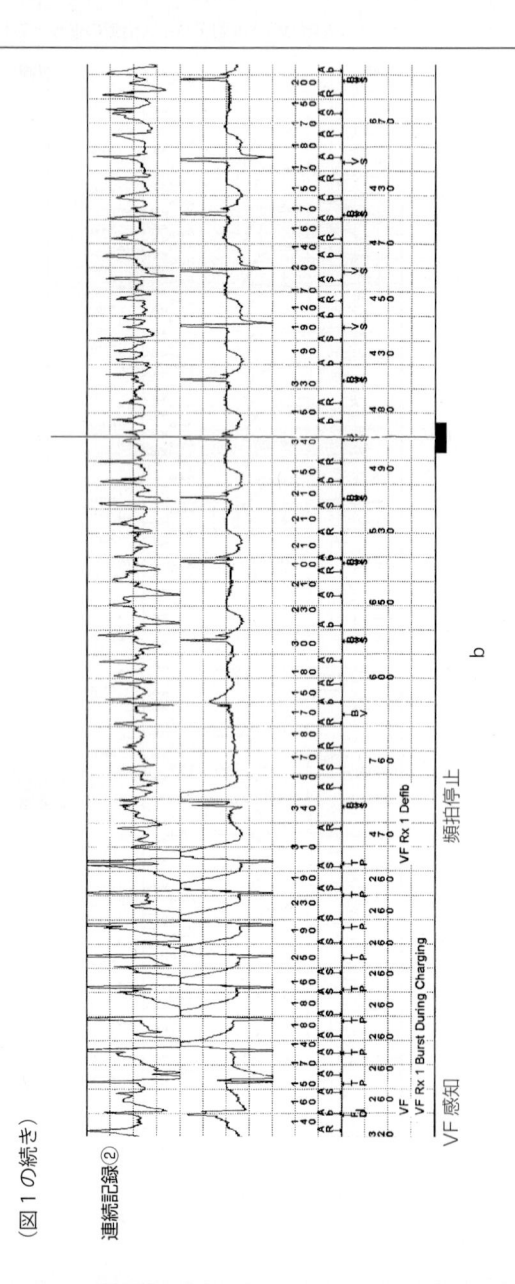

(図1の続き)

連続記録②

VF 感知 — VF Rx 1 Burst During Charging — VF Rx 1 Defib — 頻拍停止

b

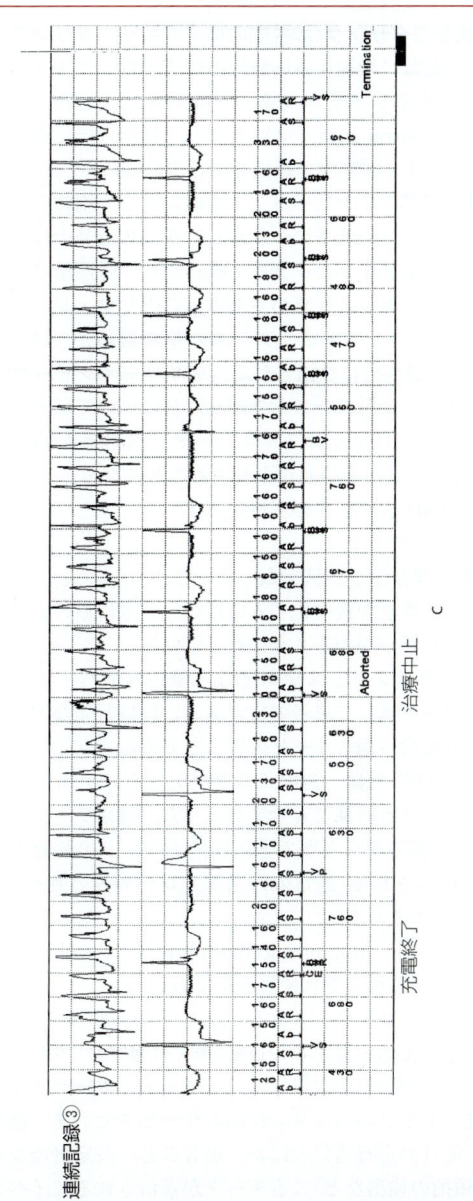

1. 近年の植込み型デバイス治療の進歩と新しい機能

連続記録③

充電終了　　　治療中止

C

4 心不全モニタリング(胸腔内の体液貯留モニタリング)

心不全増悪時に増加する胸腔内の体液貯留,つまり胸水量をモニタリングするシステムである.現時点で OptiVol(Medtronic 社)のほか,Biotronic 社,SJM 社などで使用可能である.

OptiVol では,胸腔内の組織を通る RVcoil to Can の経路を用いて患者の胸郭内インピーダンスを測定する.胸腔内の体液増加はインピーダンスの低下につながり,逆に体液減少は上昇につながる.日々の胸郭インピーダンス推移から,対照値であるリファレンスインピーダンスが算出される.このリファレンスインピーダンスとデイリーインピーダンスの差の累積が,OptiVol fluid index として最終的に算出される.デイリーインピーダンスがリファレンスインピーダンスを下回った日についてはデイリーインピーダンスとリファレンスインピーダンスの差が OptiVol fluid index に加算され,その値が上昇することになる.

図 2 に OptiVol データの実例を示す.

5 遠隔モニタリングシステム

デバイスの機能が複雑化するに伴い,外来におけるデバイス管理に多くの時間がかかるようになっている.

遠隔モニタリングシステムとは,植込みデバイスからの情報を,電話回線を通じて患者の自宅あるいは旅行先などの離れた場所から医療施設へ送るサービスのことである.

TRUST 試験[5]では,遠隔モニタリングシステムは従来の外来フォローアップと同様に安全である一方,外来フォローアップの回数を 45% 減らすことができ,頻拍イベントの評価までの時間が大幅に短縮される(通常の外来フォローのみと比べて 30 日以上)ことが報告された.

現時点で Home Monitoring(Biotronik 社),CareLink(Medtronic 社)がわが国に導入され使用可能である.

ホームモニタリングシステムのシェーマを図 3a に示す.まず,デバイスを植え込んだ患者の自宅(多くは寝室)にカーディオメッセンジャー(中継器)を設置する.デバイスとカーディオメッセンジャー間,ドイツのベルリンにあるサービスセンター間がすべて無線で,毎日の定時送信のほか,患者ごとに設定可能なイベント発生時(頻拍の検出など)にもデータが送信される.イベント発生

Ⅰ：インテロゲーション

― ：OptiVol 閾値

図中ラベル：OptiVol インデックス >200／胸郭内体液

a

― ：デイリー
― ：リファレンス

図中ラベル：胸郭インピーダンス(Ω) >100

b

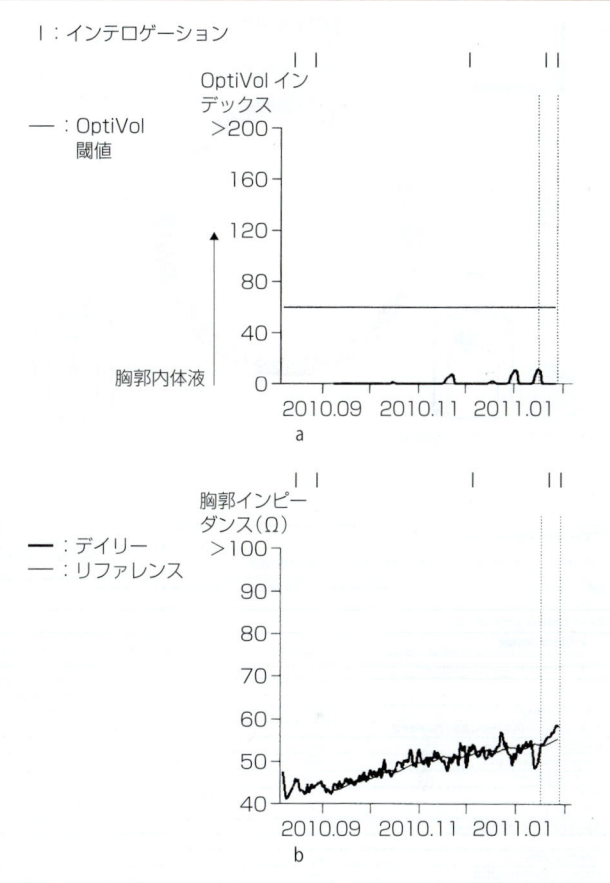

図2　心不全モニタリング(OptiVol トレンド，2010年8月〜2011年1月)

OptiVol インデックスは，デイリーインピーダンスとリファレンスインピーダンスの差の累積．

に対するアラートは，サービスセンターで作成されたカーディオレポートに記載され，登録された医師に電子メールで送られることとなる．図 3b に Web サイトのカーディオレポートの実例を示す．本症例は拡張型心筋症症例であるが，心房細動を有しており，このことがアラートとして記載されている．実際には，緊急

付録

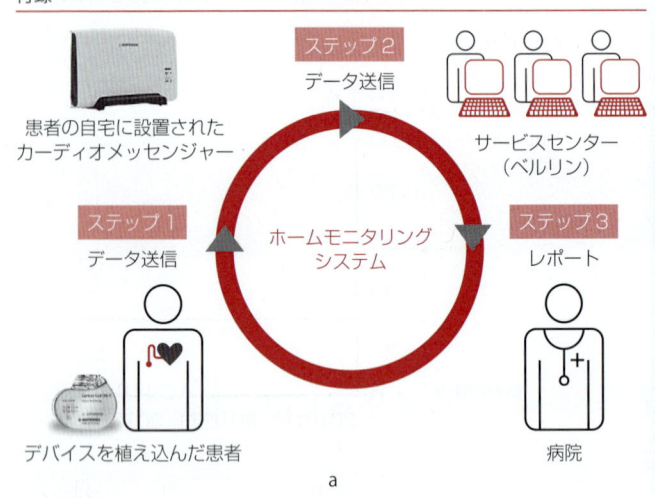

ステップ2 データ送信

患者の自宅に設置された
カーディオメッセンジャー

サービスセンター
(ベルリン)

ステップ1 データ送信

ホームモニタリング
システム

ステップ3 レポート

デバイスを植え込んだ患者

病院

a

ステータスの更新日時：2011/01/27 17:05			Lumax 340 HF-T／シリアル番号：60436718 植込み日：2009/07/05
ステータス　ジェネレータの設定　ホルター　履歴　患者プロファイル　お知らせ設定			PDFファイルを作成する
概要　ジェネレータ　リード　ペーシング　心房性不整脈関連　心室性不整脈関連　患者状態の推移　ハートモニタ			

送信データの作成日時：2011/01/26 8:55:36

AT/AFエピソードの検出
2011/01/20 8:55:36から2011/01/26 8:55:36に72回のAT/AFエピソードが検出されました。　　新着ファインディング　✓ 確認済にする

AT/AFバーデン		デイリーデータ	2011/01/09 8:55:36 以降の平均値，* 最大値
AT/AFバーデン [%/日]	～	58	57
モニタリングインターバル終了時の心房性不整脈持続有無		有	
AT/AF中の平均心室レート [ppm]	～	71	—
AT/AF中の最大心室レート [ppm]	～	84	92*
モードスイッチ回数／日	～	—	—
AT/AFエピソード		2011/01/09 8:55:36 以降	植込み後の累計
AT/AFエピソード		267	9232
持続性心房エピソードの検出と持続の有無		無	
SVT			
SVTエピソード (合計)	～	0	0
SVTエピソード (SMARTによる検出)	～	0	0
SMARTによるSVT検出の詳細			
心房粗動		0	0
心房頻脈		0	0
洞性頻脈		0	0
房室1対1伝導		0	0
最新のエピソード			
No.			9240
タイプ			AT/AF (持続中)
検出			2011/01/26 8:03:45

b

図3　ホームモニタリングシステム(a)，Webサイトのカーディオレポートの実例(b)

を要するアラートは赤色で，準緊急を要するアラートは黄色でマーキングされており，視覚的にわかりやすく工夫されている．

また，登録された医師はWebサイトにログインすることでいつでもサーバのデータにアクセスでき，従来のデバイス外来におけるテレメトリーで入手できる情報はほぼ入手することができる．つまり，デバイス(本体およびリード電極)のモニター(電池寿命の状態，リードインピーダンスなど)，徐脈や頻脈，および治療のモニター(検出されたエピソード，ATPおよびショック治療の成功など)が含まれる．

文献

1) Carlson MD, Ip J, Messenger J, et al : A new pacemaker algorithm for the treatment of atrial fibrillation: results of the Atrial Dynamic Overdrive Pacing Trial (ADOPT). J Am Coll Cardiol 42 : 627-633, 2003
2) Sweeney MO, Hellkamp AS, Ellenbogen KA, et al : Adverse effect of ventricular pacing on heart failure and atrial fibrillation among patients with normal baseline QRS duration in a clinical trial of pacemaker therapy for sinus node dysfunction. Circulation 107 : 2932-2937, 2003
3) Sweeney MO, Bank AJ, Nsah E, et al : Minimizing ventricular pacing to reduce atrial fibrillation in sinus-node disease. N Engl J Med 357 : 1000-1008, 2007
4) Wathen MS, DeGroot PJ, Sweeney MO, et al : Prospective randomized multicenter trial of empirical antitachycardia pacing versus shocks for spontaneous rapid ventricular tachycardia in patients with implantable cardioverter-defibrillators : pacing fast ventricular tachycardia reduces shock therapies (painFREE Rx II) trial results. Circulation 110 : 2591-2596, 2004
5) Varma N, Epstein AE, Irimpen A, et al : Efficacy and safety of automatic remote monitoring for implantable cardioverter-defibrillator follow-up (TRUST) trial. Circulation 122 : 325-332, 2010

〔堀江　格〕

付録

付録2 カテーテルアブレーションにおける最新周辺機器

1 CARTO®3システム（Cordis Webster 社）

心内の空間的位置情報と電気的興奮の時間的情報を同時に記録し，不整脈の興奮伝播様式を三次元表示させる機器．

術前に造影CT画像を本システムに取り込んで，当日の心内位置情報と融合させることによって電気的興奮の時間的情報を必要としないアブレーション（心房細動における肺静脈隔離術など）ではカテーテルによる心内の多点の空間的位置情報を取得する手技時間を省略することができる（merge機能）．

a 必要とするシステム構成品（図4a）

- ロケーションパッド：3Dマッピングのために必要な磁場を発生させるもの
- PIU：ロケーションパッドの制御，および電極カテーテルを接続することでカテーテルの視覚化を可能にする．
- パッチユニット：電極カテーテルからの電流情報，および磁場センサーによる位置情報をPIUへ送るもの
- ワークステーション：PIUから各種情報を受け取り解析，3Dマップの表示を行う機器

b 本システムの特徴（図4b）

1) ACL（advanced catheter location）

磁界と電界を組み合わせたハイブリッドテクノロジーにより，電極カテーテルの正確な表示が可能となる．本システム以前のバージョンのCARTOシステムではリアルタイムの描画はマッピング/アブレーションカテーテル1本のみに限られていたが，本システムではアブレーションカテーテル以外の多極電極カテーテルのリアルタイム表示も可能となった．

2) FAM（fast anatomical mapping）

カテーテルを動かす速さで解剖をスピーディに視覚化．解剖構築中に電位を取得することも可能．

2. カテーテルアブレーションにおける最新周辺機器

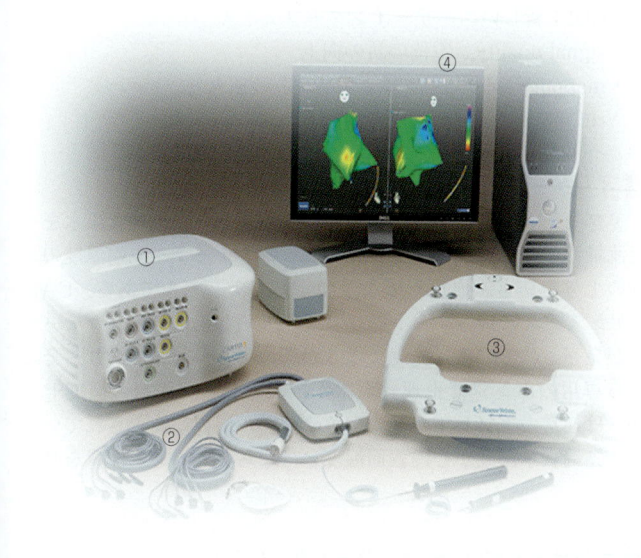

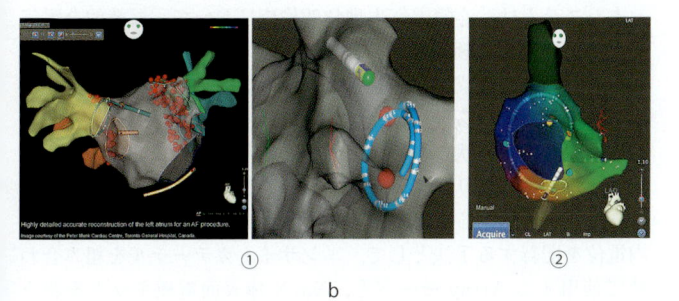

図4 CARTO®3システム
a. システム構成品：① PIU，②パッチユニット，③ロケーションパッド，④ワークステーション．
b. システムの特徴：① ACL(advanced catheter location)，② FAM(fast anatomical mapping)．

3) connection of choice
- PIU：カテーテル室のセントラルコネクションポイント
- quick connect：カテーテルのダイレクト接続

- GUI:新しいユーザーインターフェイス
- signal quality:電位の質の向上
- mapping zone:マッピングゾーンの拡大
- ref move:位置補正能力の向上

2 イリゲーションシステム(図5)

アブレーションカテーテル先端からヘパリン加生理食塩水を一定流量流すことにより,アブレーションカテーテル先端温度の過度の上昇を防ぎ,血栓形成を予防するカテーテルである.CARTOシステムに接続するシステムとしてThermoCool® カテーテルが発売されている.先端には6か所の小孔が開いており,そこから専用のポンプで生理食塩水が排出される.先端の温度センサーは通常のアブレーションのカテーテル同様に装着されているが,先端表示温度が心内表面温度とはならないので,注意を必要とする.

3 エンサイトベロシティシステム(図6a)

a 使用目的

本システムは,心臓電気生理学的検査において,標準的な電気生理学的検査用電極カテーテル(EPカテーテル)と組み合わせて使用し,心腔内電位を記録して不整脈の診断を補助する目的で使用される装置である.

三次元心腔内形状(ジオメトリ)を作製し,さらに心腔内電位を記録することにより,ジオメトリ上に心腔内電位を三次元カラーマッピング表示することができる.ジオメトリの作製および心腔内電位を記録する手法として,エンサイトカテーテルを組み合わせて使用するArrayモードと,NavX体表面電極キットを組み合わせて使用するNavXモードの2種類のモードがあり,それらを使い分けることで,不整脈の解析や診断に使用する.

b ディスプレイワークステーション(図6b)

画面が24インチワイドディスプレイで,解像度が1,920×1,200 dpiとなっており,画面中央にモデル画面,画面下部に波形,画面右側に操作パネルが常に表示されているため,ジオメトリの作製時,カラーマップ作製時に操作パネルがモデル画面や波形を隠さずに操作が可能となっている.また,setup, model, map-

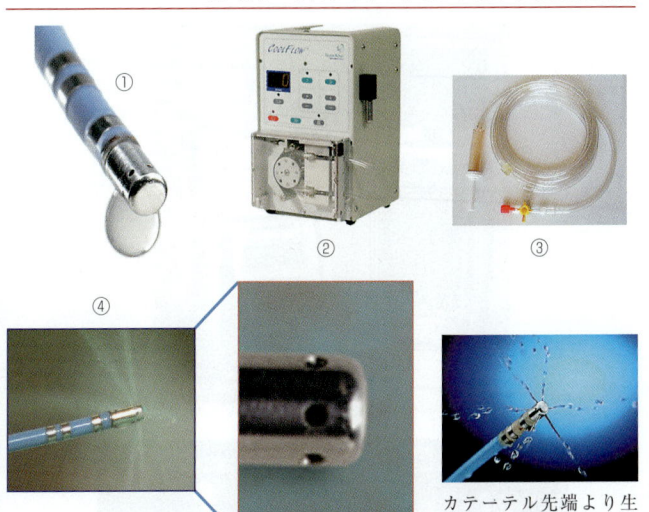

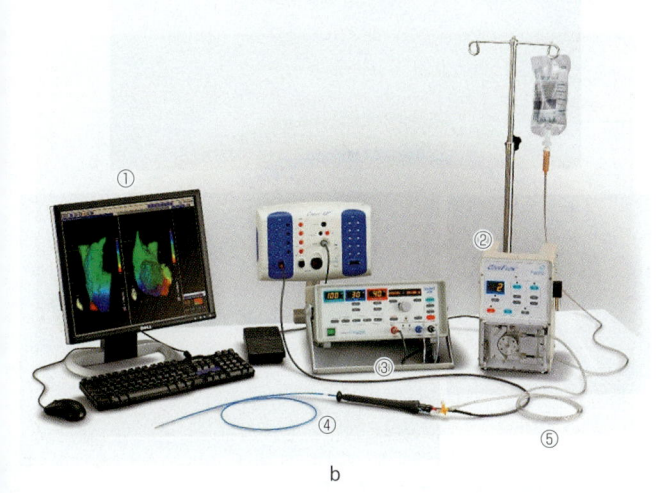

2. カテーテルアブレーションにおける最新周辺機器

カテーテル先端より生理食塩水が排出

a

b

図5 イリゲーションシステム
a. 構成品：① ThermoCool®カテーテル，② CoolFlow®ポンプ，③ CoolFlow®チュービングセット，④ ThermoCool®カテーテル．
b. 全体図：① CARTO® XPシステム，② CoolFlow®ポンプ，③ Stockert J70®ジェネレータ，④ThermoCool®カテーテル，⑤CoolFlow®チュービングセット．

付録

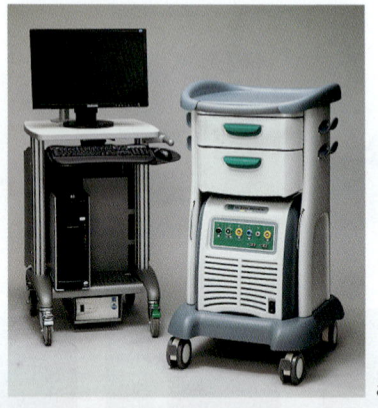

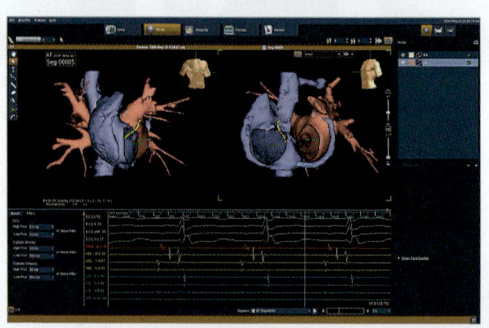

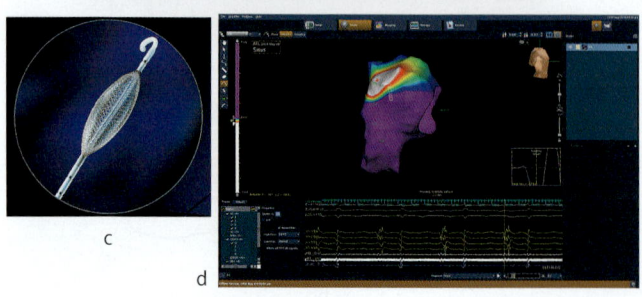

図6 エンサイトベロシティシステム
a. 本体, b. ディスプレイワークステーション, c. エンサイトカテーテル, d. Array モードにおけるノンコンタクトマッピング, e. ランドマーク表示, f. 左:activation map, 右:voltage map の同時表示, g. MRI スライス画像(左)とスライス画像から構築した DIF 画像(右), h. DIF とエンサイトジオメトリの fusion(下).

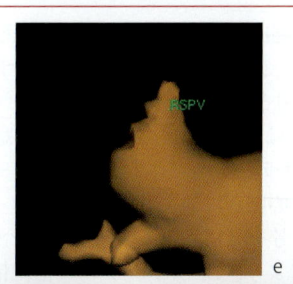

2. カテーテルアブレーションにおける最新周辺機器

e

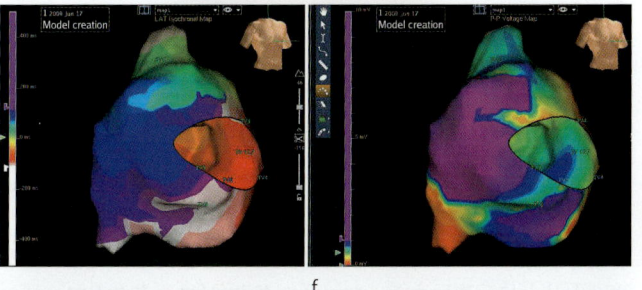

f

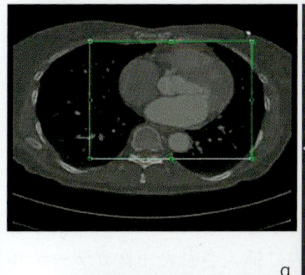

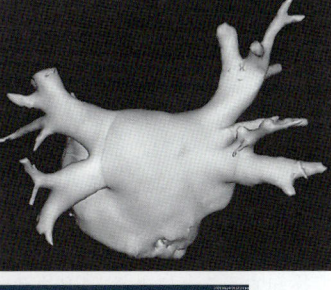

g

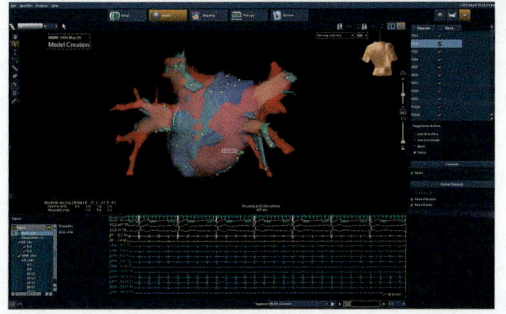

h

385

ping, therapy, real/review のタブが上部にあり, 左から順番に操作することで, 直感的に操作ができるようになっている.

1) Array モード(図 6c, d)

Array モードでは, メーカーを問わない任意の EP(心臓電気生理学的検査用)カテーテルとエンサイトカテーテルとを組み合わせて使用する. 心腔内に挿入された EP カテーテルから特定の電気的ロケータ信号を発信し, この信号をエンサイトカテーテルで検知することにより, EP カテーテルの位置情報を算出し, 三次元表示(ナビゲーション)することが可能である. また, EP カテーテルを心腔内壁に接触させた状態で移動させることにより位置情報を収集してジオメトリを作製し, さらにエンサイトカテーテルにより記録・算出された心腔内電位(非接触)をジオメトリ上に三次元カラーマッピング表示(ノンコンタクトマッピング)する. 1 心拍でもマッピングが可能なため, 多源性の頻拍や非持続性の頻拍, さらに血行動態が不安定となる頻拍の解析ができる.

なお, EP カテーテルにより記録された心腔内電位(接触)をジオメトリ上に三次元カラーマッピング表示(コンタクトマッピング)することも可能であり, 等電位マップ(voltage map), 等時マップ(activation map), 等周期マップ(CFE-mean map)の作製も可能である.

2) NavX モード(図 6e, f)

NavX モードでは, メーカーを問わない任意の EP カテーテルと NavX 体表面電極を組み合わせて使用する. 体表面に貼付された体表面電極(NavX パッチ)から特定の電気的ロケータ信号を発信し, この信号を経皮的に心腔内に挿入された EP カテーテルで検知することにより, EP カテーテルの位置情報を算出し, さらにナビゲーションすることが可能である. また, EP カテーテルを心腔内壁に接触させた状態で移動させることにより位置情報を収集してジオメトリを作製し, さらに EP カテーテルにより記録された心腔内電位(接触)をジオメトリ上に三次元カラーマッピング表示(コンタクトマッピング)する.

a) メーカー仕様を問わない任意のカテーテルによる三次元画像(ジオメトリ)の構築

メーカーを問わない任意の EP カテーテルを心腔内壁に接触させた状態で移動させて, 位置情報を収集・保存する. 保存された

位置情報をもとに各ポイントを結ぶ面が描かれ,ポイントが増えるにしたがって,ジオメトリは多面体を形成する.ポイントの収集が完了すると,多面体をスムージング(補正)してジオメトリが完成する.さらに,ジオメトリの構築中に肺静脈(PV)などのランドマークを付けたり,ナビゲーションしているカテーテルの位置をシャドーとして残したりすることが可能である.

b) 呼吸補正機能

NavX モードには,呼吸補正機能があり,呼吸による電極カテーテルの動きをソフトウェアで認識し,呼吸波形の逆相関波形を足すことで呼吸による電極カテーテルの動きを補正することができる.術中に呼吸が変動した時点で随時補正を行っていく必要がある.

c) 歪み補正機能

心腔内のインピーダンスは不均一であるため,肺静脈など肺に近い部位のジオメトリを構築する際は実際よりも大きく構築される場合がある.field scaling 機能とは,こういったエンサイト特有の歪みを補正する機能である.電極カテーテルの電極間隔・電極数・電極幅などのスペックをエンサイトに入力し,この情報を基にエンサイトが自動的に補正を実行する.

d) 多極マッピング

エンサイトでは任意の多極の電極カテーテルを用いて,コンタクトカラーマッピングを行うことができる.リングカテーテルなどの多極電極カテーテルを使用することで,短い時間で必要とする心内電位情報を取得することができる.また,任意の多極の電極カテーテルを用いて,ジオメトリ構築と同時にコンタクトマッピングを行うこともできる(OneMap 機能).

コンタクトマッピング機能を使用して作成できるマップは,等電位マップ(voltage map),等時マップ(activation map),等周期マップ(CFE-mean map)があり,等時マップでは,取得した心内電位の速いポイントからカラーを流していく propagation map に切り替えることも可能である.また,等電位マップ,等時マップの同時表示が可能となっている.

e) Verismo(図 6g)

Verismo は CT および MRI のスライス画像データ(DICOM3)をエンサイトシステムで表示可能なデータに変換するソフトウェ

アで，CTまたはMRIスライス画像をエンサイトにインポートし，そのスライス画像から心臓の三次元画像(DIF)を構築し，この構築したDIFをエンサイトの画面上に表示することができる．

f) fusion(図6h)

電極カテーテルで構築したジオメトリとVerismoで作製した三次元画像(DIF)とを重ね合わせることができるソフトウェアである．重ね合わせることで，電極カテーテルのナビゲーション，コンタクトマップ機能によって作製した各種類のマップの興奮伝播をDIF上に表示可能となる．ジオメトリとDIFで合わせる箇所(各PV，LAAなど)を点で打ち，そのポイント同士を重ね合わせることで，融合させることができる．

4 心腔内除細動システム(図7)

近年，心房細動に対する根治治療として，経皮的アブレーションが広く行われてきているが，アブレーション術中に発生した心房性不整脈は，心房細動発生位置の同定を困難にするため，術中に停止させることが必要となることが多い．心房粗動または心房頻拍はカテーテルによる高頻度ペーシング刺激で停止することが可能な場合があるが，心房細動や，ペーシング刺激で停止しない心房性不整脈を停止させるためには電気的除細動が行われるケースをしばしば経験する．このため，アブレーション術の進行を妨げない安全かつ有効な心腔内除細動カテーテルの必要性が高まっており，本システムは，アブレーション施行時もしくは心臓電気生理学的検査施行時に発生した心房細動，心房粗動または心房頻拍を，心腔内に留置したカテーテルを用いて，電気的除細動にて停止させることを目的としたものである．

カテーテル先端を冠状静脈洞内に留置し，冠状静脈洞内，房室弁輪部などの心臓電気生理学的検査に使用することも可能である．カテーテルによる心腔内の電気興奮記録，およびペーシングも可能である．

「心腔内除細動装置」は，心房細動時に内蔵のバッテリーから「ADC心腔内除細動カテーテル」を通じて心臓に向けて直接高電圧パルスによって，心臓の心拍を正常なリズムに戻すことを目的とした除細動器である．

心腔内除細動カテーテルの冠静脈洞内への挿入は容易であり，

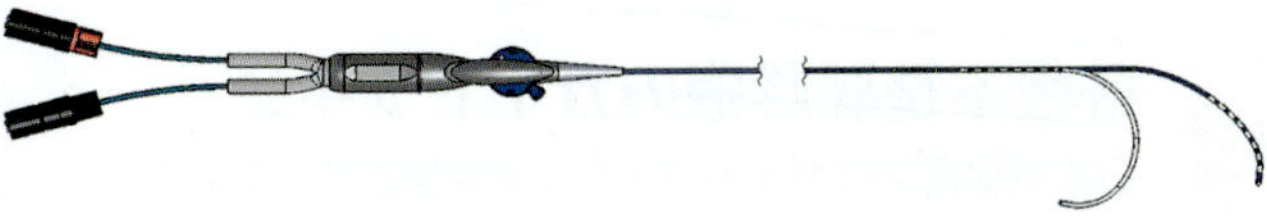

図7 心腔内除細動カテーテルの外観(a), 心腔内除細動装置の外観(b)

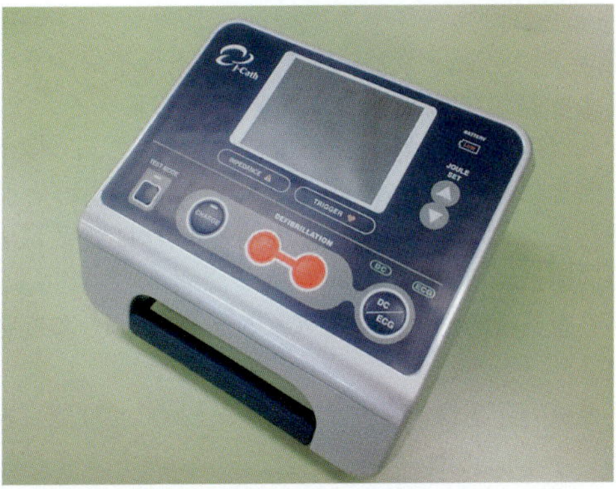

また本システムを使用することで低エネルギーでの除細動が可能であり,アブレーション治療がより効率的で安全に行われることが期待されている.

〔森田典成〕

付録

付録3 各種不整脈診療のガイドライン
日本循環器学会ガイドライン：不整脈診療に関するガイドライン—リスト

1 不整脈全般の診断・治療に関するガイドライン
(1) 臨床心臓電気生理検査に関するガイドライン（2006年度版）：各種頻拍に対するEPSはアブレーションを行うことが前提になるので省略．ここでは原因不明の失神（表1），非持続性心室頻拍（表2），Brugada症候群に対するEPSの適応指針（表3）を提示する．
(2) 不整脈薬物治療に関するガイドライン（2009年度版）（図8, 9）
(3) 不整脈の非薬物治療ガイドライン（2006年度版）（表4）

2 特殊な病態，疾患の診療に関するガイドライン
(4) 循環器医のための心肺蘇生・心血管救急に関するガイドライン（2009年度版）
(5) 心臓突然死の予知と予防法のガイドライン（2005年度版）
(6) 心房細動治療（薬物）ガイドライン（2008年度版）（表5, 6, 図10）
(7) 失神の診断・治療ガイドライン（2007年度版）
(8) QT延長症候群（先天性・二次性）とBrugada症候群の診療に関するガイドライン（2007年度版）

3 社会的事象に関するガイドライン
(9) 心疾患患者の学校，職域，スポーツにおける運動許容条件に関するガイドライン（2008年度版）
(10) ペースメーカ，ICD，CRTを受けた患者の社会復帰・就学・就労に関するガイドライン（2008年度版）

〔小林義典〕

3. 各種不整脈診療のガイドライン

表1　原因不明の失神に対する電気生理検査の適応ガイドライン

Class I
1. 失神の原因として症状から不整脈が疑われるが，不整脈が証明されていない患者
2. 非侵襲的検査による評価後も原因不明の失神を有する器質的心疾患を有する患者

Class II
1. 失神の原因としてすでに明らかになっている不整脈の発生機序を明らかにする場合
2. 器質的心疾患がなく，かつ tilt test が陰性で原因不明の失神を反復する患者
3. 失神の既往を有するが，器質的心疾患がなく，正常心電図を示し，動悸の症状がない患者

Class III
1. 失神の原因が明らかで，電気生理検査が治療方針決定に寄与しない患者

表2　非持続性心室頻拍に対する電気生理検査の適応ガイドライン

Class I
1. 原因不明の失神発作と左室機能低下（EF＜40％）を有する冠動脈疾患，拡張型心筋症に伴う非持続性心室頻拍症例

Class IIa
1. 非持続性心室頻拍症例で，基礎心疾患を有する場合

Class IIb
1. 持続性心室性不整脈が誘発された場合の薬物効果判定

Class III
1. 自覚症状がなく基礎心疾患を伴わない非持続性心室頻拍

表3　Brugada 症候群に対する電気生理検査の適応ガイドライン

Class I
1. タイプ1 Brugada 心電図（薬剤負荷後を含む）を呈する患者で，心室細動・多形性心室頻拍は確認されていないが，失神・めまい・動悸などの不整脈を示唆する症状を有する
2. タイプ1 Brugada 心電図（薬剤負荷後を含む）を呈する患者で，心室細動・多形性心室頻拍は確認されてなく，また失神・めまい・動悸などの不整脈を示唆する症状はないが，若年～中年者の突然死の家族歴がある

Class IIa
1. タイプ2, 3 Brugada 心電図を呈する患者で，心室細動・多形性心室頻拍は確認されていないが，失神・めまい・動悸などの不整脈を示唆する症状を有する

（次頁に続く）

(表3の続き)

2. タイプ2,3 Brugada心電図を呈する患者で,心室細動・多形性心室頻拍は確認されてなく,また失神・めまい・動悸などの不整脈を示唆する症状はないが,若年〜中年者の突然死の家族歴がある
3. Brugada心電図(タイプ1,2,3)を呈する患者で心室細動・多形性心室頻拍が確認されているが,電気生理学的薬効評価が必要な場合

Class Ⅱb

1. Brugada心電図(タイプ1,2,3)を呈する患者で,心室細動・多形性心室頻拍の記録,不整脈を示唆する症状,若年〜中年者の突然死の家族歴,のいずれも認めない場合
2. Brugada心電図(タイプ1,2,3)を呈する患者で,心室細動・多形性心室頻拍が確認されている

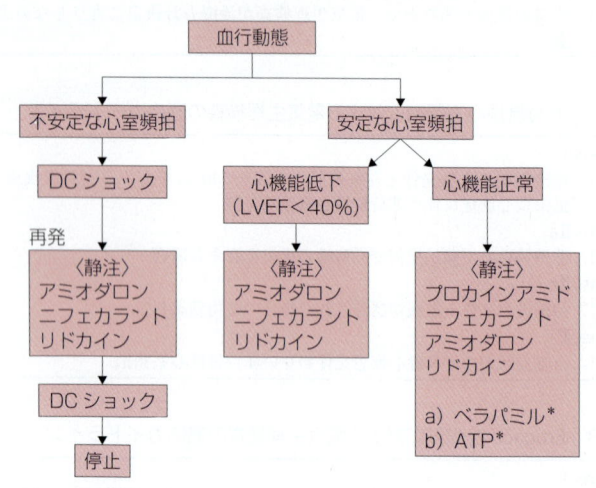

図8 持続性心室頻拍の停止法

*保険適用外.
a) RBBB+LAD型の特発性心室頻拍.
b) LBBB+RAD型の特発性心室頻拍.

3. 各種不整脈診療のガイドライン

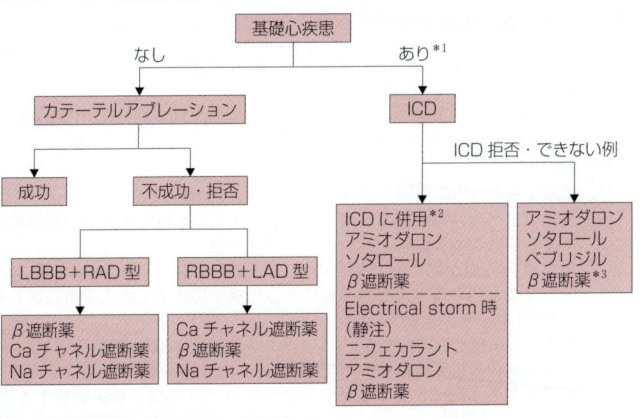

```
                        基礎心疾患
                  なし ↙        ↘ あり*1
         カテーテルアブレーション    ICD
                                      ↓ ICD 拒否・できない例
       成功    不成功・拒否
                  ↓              ICDに併用*2        アミオダロン
                                 アミオダロン        ソタロール
   LBBB+RAD型   RBBB+LAD型      ソタロール         ベプリジル
       ↓            ↓          β遮断薬           β遮断薬*3
   β遮断薬       Caチャネル遮断薬  ─────────
   Caチャネル遮断薬  β遮断薬       Electrical storm 時
   Naチャネル遮断薬  Naチャネル遮断薬 (静注)
                                 ニフェカラント
                                 アミオダロン
                                 β遮断薬
```

図 9　持続性心室頻拍の再発予防

*1 基礎疾患がある例でもカテーテルアブレーションの有効例がある.
*2 ソタロールまたはアミオダロン + β遮断薬で ICD 作動の減少がはかれる.
*3 心不全例で有用.

表 4　心房細動に対するアブレーションの適応ガイドライン

Class I：なし
Class IIa
  1. 症状または QOL の低下を伴う薬物治療*抵抗性または副作用のため薬物が使用不能な発作性心房細動
  2. パイロットなど職業上制限となる場合
Class IIb
  1. 症状または QOL の低下を伴う薬物治療*抵抗性または副作用のため薬物が使用不能な慢性心房細動
Class III
  1. 薬物治療*が有効な心房細動
  2. QOL の著しい低下を伴わない心房細動

*抗不整脈薬による治療.

付録

表5 心房細動における抜歯や手術時の抗血栓療法の適応

Class I：なし

Class IIa
1. 至適治療域にINRをコントロールした上での，ワルファリン内服継続下での抜歯(エビデンスレベルB)

Class IIa'
1. 抗血小板薬の内服継続下での抜歯(エビデンスレベルB)
2. 術後出血への対応が容易な場合のワルファリンや抗血小板薬内服継続下での体表の小手術(エビデンスレベルC)
3. 出血性合併症が起こった場合の対処が困難な体表の小手術，ペースメーカ植え込み術および内視鏡による生検や切除術での大手術に準じた対処(エビデンスレベルC)
4. 大手術の術前3〜5日までのワルファリン中止と半減期の短いヘパリンによる術前の抗凝固療法への変更(エビデンスレベルC)：APTTが正常対照値の1.5〜2.5倍に延長するようにヘパリン投与量を調整する．術前4〜6時間からヘパリンを中止するか，手術直前に硫酸プロタミンでヘパリンの効果を中和する．いずれの場合も手術直前にAPTTを確認して手術に臨む．術後は可及的速やかにヘパリンを再開する．病態が安定したらワルファリン療法を再開し，INRが治療域に入ったらヘパリンを中止する
5. 大手術の術前10〜14日前からのアスピリンやチクロピジンの中止，3日前からのシロスタゾール中止および14日前からのクロピドグレル中止(エビデンスレベルC)：その間の血栓症や塞栓症のリスクが高い症例では，脱水の回避，輸液，ヘパリンの投与などを考慮する
6. 緊急手術時の出血性合併症時に準じた対処(エビデンスレベルC)

Class IIb：なし

Class III
1. 抗血栓療法の中断(エビデンスレベルC)：抗血栓療法の中断が避けられない場合は，ヘパリン，脱水の回避，輸液などの代替療法を考慮する

3. 各種不整脈診療のガイドライン

表6 心房細動における出血性合併症時の対応

Class I
1. 出血性合併症に対する一般の救急処置(エビデンスレベル C)
2. ワルファリン療法中の出血性合併症の重症度に応じたワルファリン減量〜中止(重症度が中等度か重度)と必要に応じたビタミン K 投与(エビデンスレベル C)
3. ヘパリン投与中の出血性合併症の重症度に応じたヘパリン減量や中止,および硫酸プロタミンによる中和(エビデンスレベル C)

Class IIa
1. 早急にワルファリンの効果を是正する必要がある場合の新鮮凍結血漿や乾燥ヒト血液凝固第IX因子複合体製剤の投与(エビデンスレベル C)
   是正効果は乾燥ヒト血液凝固第IX因子複合体製剤のほうがはるかに優れているが,保険適用外である
2. 乾燥ヒト血液凝固第IX因子複合体製剤(保険適用外)によって是正された INR の再上昇を避けるための,乾燥ヒト血液凝固第IX因子複合体製剤とビタミン K 併用投与(エビデンスレベル C)

Class IIb
1. 早急にワルファリンの効果を是正する必要がある場合の,遺伝子組み換え第VII因子製剤(保険適用外)の投与(エビデンスレベル C)

Class III:なし

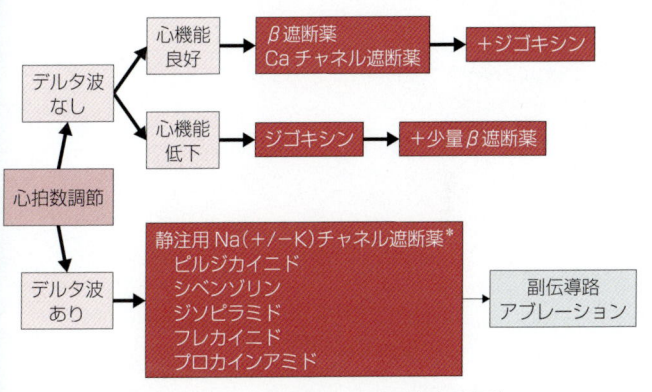

図10 心房細動における心拍数調節のための治療選択肢

*Na(+/−K)チャネル遮断薬:いわゆる I 群抗不整脈薬.

和文索引

あ

アクチベーションマッピング 179
アクチベーター 44
アップストリーム治療 96, 128, 333
——, 各種不整脈に対する 128
アデノシン 113
アデノシン感受性心房頻拍 113
アデノシン三リン酸 110, 113
アテノロール 133
アトロピン 6
アプリンジン 106, 115
アブレーション
——, 自律神経をターゲットとした 186
—— に関連した合併症 183
—— の成功率 181
—— の成績 190
—— の標的同定法 179
アブレーション治療時の心電図 198
アブレーションライン 320
アミオダロン 96, 104, 117, 118, 124, 125, 126
——, 静注 123
——, 内服 121
アルコール関連失神 62
アルドステロン拮抗薬 126
アンジオテンシンⅡ受容体拮抗薬 132
アンジオテンシン変換酵素阻害薬 132
圧受容体反射感受性 247

い

イオンチャネル 7
イオンチャネル病 360
イオンチャネルリモデリング 11
イソプロテレノール 61, 83, 118
イブチライド 109
イベントレコーダー検査 42
イベントレコーダーの種類 42
イリゲーションカテーテル 178
イリゲーションシステム 382
インセサント型心室頻拍 143
インピーダンス 387
異常自動能 16, 205
異所性接合部頻拍 293
遺伝子診断 76
遺伝性不整脈 76
一時的体外式ペースメーカ治療 142

う

右心室 2
右心房 2
右側副伝導路 201
右房分界稜 315
植込み型イベントレコーダー 44
植込み型除細動器 126, **162**, 340, 354, 369
植込み型デバイス治療の進歩 369
植え込み後の管理, ICD 174
運動負荷試験 49
運動負荷を中止する基準 49
運動プロトコル 49
運動療法, 不整脈一般の 246

索引

397

え・お

エナラプリル　132
エピネフリン　118
エピネフリン負荷テスト　78
エルゴメータ検査　49
エンサイトカテーテル　382
エンサイトベロシティシステム　382
エントレインメントペーシング　315
エントレインメントマッピング　180
永続性心房細動　100, 131, 325
遠隔診断　44
遠隔モニタリングシステム，植込み型デバイス治療　376
オーバードライブペーシング　143

か

カテーテルアブレーション（心筋焼灼術）　125, 126, **176**
カテコラミン感受性多形性心室頻拍　85
カテコラミン誘発性多形性心室頻拍　343
カリウムによる活動電位の変化　11
カルシウムチャネル　4
カルセクエストリン　85
カルディオバージョン　117
カルトシステム　301
カルベジロール　114
カンデサルタン　132
ガイドライン　390
下大静脈　2
加算平均心電図　54
家庭用心電計　44
拡大肺静脈隔離（術）　185, 191, 331
活動電位　7

合併症のスクリーニング　68
完全房室ブロック　13
冠状脈洞　193
冠静脈洞壁心筋組織　3
冠攣縮性狭心症，12誘導ホルター心電図　38

き

キニジン　84, 125
起立性低血圧　63, 275
起立負荷試験　63
期外収縮　13, 22, 23, 26, **277**
偽性R'波　283
偽性心室頻拍　28, 297
脚間リエントリー　27, 337
――，アブレーション　220
脚枝間リエントリー　28, 216
脚における伝導遅延　264
脚ブロック　16, 28
逆方向性房室回帰性頻拍　28, 297
逆行伝導路　29
急性心筋梗塞　142
虚血性心疾患　49
虚血性心室頻拍，アブレーション　235
峡部依存性心房粗動　308
胸郭内インピーダンス　376
筋緊張性ジストロフィー　343
緊急除細動　138
――の適応　137

け

外科用アブレーションデバイス　224, 228
経胸壁インピーダンス　348
経胸壁心臓超音波検査　66
経静脈的ペーシング　142
――，手技　146
――の合併症　145
――の禁忌　145
経食道心臓超音波検査　66
経食道ペーシング　142

和文索引

経皮的ペーシング, 手技 150
憩室 204
頸動脈洞症候群 **269**, 274
頸動脈洞マッサージ 64, 274
撃発活動 10, 16, 71
撃発電位 130
血管内・心腔内超音波検査 66
血管迷走神経性失神 270
嫌気性代謝閾値 241
顕性 WPW 症候群 200
減衰伝導特性 4

こ

コッホの三角 193
コンタクトマッピング 386
孤立性心房細動 100, 325
孤立性電位 218
抗凝固療法 124
抗不整脈薬の分類 92
恒久的ペースメーカ植え込みの適応基準 152
恒久的ペースメーカ治療 152
高カリウム血症 11
高時間分解能ホルター心電図 35, 54
高周波カテーテルアブレーション 176
高度徐脈 144
高度房室ブロック 266
鉱質コルチコイド 272
構造的リモデリング 132, 324

さ

左室 fascicular VT 339
左心室 2
左心房 2
左側副伝導路 201
左房内リエントリーによる心房粗動 319
再分極 9
細胞外シグナル調節キナーゼカスケード 132

三次元カラーマッピング表示 386

し

シースイントロデューサ 147
シベンゾリン 103, 109, 111, 114
シロスタゾール 85
シングルチャンバーペースメーカ 155
ジオメトリ 382
ジギタリス 105, 124
ジゴキシン 109
ジソピラミド 104, 110
ジュール熱 176
ジルチアゼム 105, 112
刺激伝導系機能の評価 70
自覚的運動強度 49
自己心室波 148
自動体外式除細動器 141
自動伝送携帯心電計 44
自律神経 5
持続性心室頻拍 15
持続性心房細動 100, 131, 325
時間領域アプローチ法 56
失神 23
── の概念 269
── の原因 24
斜走 Kent 束 303
周波数領域アプローチ法 56
修正洞結節回復時間 254
修正洞房伝導時間 255
重症不整脈のリスク評価 71
術中マッピング 229, 238
徐脈 13
── に対する体外式ペーシングの適応 142
── の分類 28
徐脈性 QT 延長症候群 359
徐脈性心房細動 155
徐脈性不整脈 13, 22, 51
──, ホルター心電図 37
── の発生メカニズム 16

徐脈頻脈症候群　23, 144, 254
除細動　162
除細動閾値　136, 348
上室期外収縮　32, 277
　—— に対する薬物治療　108
上室頻拍　283
　—— に対する薬物治療　110
　—— の分類　110
上室頻脈性不整脈, ホルター心電図　37
上室不整脈　51
　——, アブレーション　184
状況失神　273
心外膜側 Kent 束　302
心機能スクリーニング　67
心筋イオンチャネル　7
心筋虚血　126
心筋細胞の電気生理学的特性　2
心腔　2
心腔内除細動システム　388
心原性失神　23
心室間同期不全　168
心室期外収縮　13, 32, 279, 335
　——, 抗不整脈薬治療　114
心室細動　346
　——, アブレーション　221
　——, 薬物治療　118
　—— の急性期治療　118
　—— の慢性期治療　118
心室再同期療法　67, 69, 169
　—— のわが国のガイドライン　173
心室早期興奮症候群　295
心室内遅延電位　35, 53
心室内同期不全　168
心室バーストペーシング　213
心室頻拍　14, 15, 129, **335**
　——, QT 延長症候群に伴う　344
　——, アブレーション　234
　——, 拡張型心筋症に伴う　343
　——, 脚間・脚枝間リエントリーによる　343
　——, 抗不整脈薬治療　114
　——, 心筋梗塞後に伴う　340
　——, 不整脈原性右室心筋症に伴う　342
　—— のアップストリーム治療　130
　—— の手術適応　234
　—— のダウンストリーム治療　130
心室不整脈　10, 12, 51, 121
　——, アブレーション　212
　——, 基礎心疾患を有する　216
　——, 心不全症例における薬物療法　125
　—— に対する抗不整脈薬治療　114
　—— の起源同定　68
　—— の治療指針, 心不全に合併する　126
　—— の誘因　126
心室ペーシング最小化ペーシングアルゴリズム　370
心室瘤　234
心収縮　2
心臓再同期療法機能付きペースメーカ　369
心臓刺激伝導系　2, 5
心臓超音波検査　66
心臓電気生理学的検査　70, 84, 337
心臓突然死　125
　—— の予後予測　35
　—— のリスク評価　67, 71
心臓の解剖と機能　2
心臓リハビリテーション　241
心電図　7
心内膜ペーシング　142
心肺運動負荷試験　241
心拍応答型ペースメーカ　155
心拍数コントロール　124
心拍数コントロール治療　109

心プールシンチグラフィ 169
心不全抗不整脈薬治療 121
心不全に伴う心房細動の治療指針 124
心不全モニタリング 376
心房オーバードライブペーシング，頻拍中の 337
心房オーバードライブペーシングアルゴリズム 369
心房期外収縮 277
心房興奮 324
心房興奮波 308
心房興奮マッピング 112
心房細動 14, 27, 68, 130, **324**
　——，WPW 症候群に合併した 38
　——，アブレーション 184
　——，テイラーメイド治療 224
　—— に対するカテーテル心筋焼灼術 333
　—— に対する抗不整脈薬治療 100
　—— のアップストリーム治療 132
　—— の患者に対する運動療法 247
　—— の機序 226
　—— の手術適応，わが国における 225
　—— の心電図 324
　—— の治療，新規に診断された 327
　—— の治療，心不全に伴う 124
　—— の背景因子に沿った治療 101
　—— の発生機序 131
　—— の臨床分類 100
心房細動手術
　——，発作性心房細動に対する 229
　——，慢性心房細動に対する 231
　—— の目的 224
心房細動慢性化のメカニズム 132
心房収縮 3
心房-心室同期不全 168
心房粗動 14, 27, **308**
　—— に対する薬物治療 108
　—— の抗凝固療法 321
　—— の再発予防治療 109
心房中核 3
心房内リエントリー性頻拍 112
心房頻拍 14, 27, 112, 205, **291**
心房ペーシング率 369
心房リモデリング 68
心メカノレセプター 271
神経調節性失神 61, **269**

す

スタチン 133
スティミュレーター 178
スペクトル法 56

せ

センシング 155
正方向性房室回帰性頻拍 297
生理的ペーシング 146
接合部期外収縮 277
接合部頻拍 293
絶対不応期 8
先天性 QT 延長症候群 77, 119, 353
先天性完全房室ブロック 267
潜在性 H-V ブロック 268
潜在性 WPW 症候群 200
漸増性心房刺激 264

そ

ソタロール 106, 110
双極高周波アブレーションデバイス 232

和文索引

早期後脱分極　10, 16, 130
早期再分極症候群　363
巣状心房頻拍　112, 205
　　── のアブレーション　208
僧帽弁起源心室頻拍　213
総洞房伝導時間　255
促進心室固有調律　13
促進性房室補充調律　199
速伝導路　4, 194

た

ダウンストリーム　128
多形性心室頻拍　77, 335
体位性起立性頻拍症候群　275
体外式電気的除細動　136
体外式ペーシングの種類　142
体表面心電図　336
待機的除細動　139
　　── の適応　138
大動脈　2
単形性心室頻拍　335

ち・つ

致死性不整脈　22, 53
　　── の検出　47
遅延後脱分極　10, 20, 71, 130
遅伝導路　4, 193
中隔副伝導路　203
中心臓静脈　297
長期持続性心房細動　325
直流除細動　347
通常型房室結節リエントリー性頻
　拍　28

て

テイラーメイド心房細動手術
　　　　　　　　　　　228
デュアルチャンバーペースメーカ
　　　　　　　　　　　155, 258
低カリウム血症　10
低心機能例抗不整脈薬治療　121
電気興奮　3

電気的リモデリング
　　　　　　　　103, 132, 324
電極パドル　138

と

トレッドミル検査　49
ドフェチライド　109
時計方向回転心房粗動　318
透視設備　177
等時マップ　387
等周期マップ　387
等電位マップ　387
同期不全　168
洞結節回復時間　253, 254
洞結節の活動電位　9
洞徐脈　28
洞性頻拍　27
洞性頻脈　23
洞不全　28
洞不全症候群　13, 16, 154, **252**
　　── の原因　252
洞房伝導時間　255
洞房ブロック　32
洞房リエントリー性頻拍
　　　　　　　　112, 283, 294
動悸　22
特定保守管理医療機器　44
特発性左室心室頻拍　32
特発性心室期外収縮　279
特発性心室細動　14, 279, 346, 349
特発性心室頻拍　14, 27, 338
突然死　67
突然死予防，心不全症例における
　薬物療法　125

な

ナトリウムチャネル遮断薬　103
ナドロール　87, 116
内因性固有心拍数　253

に

ニフェカラント
　　　　　　　109, 117, 118, 123
二次性 QT 延長症候群　119, 356
二束ブロック　268
二方向性 VT　87
乳幼児突然死症候群　364

の

ノッチ　9
ノンコンタクトマッピング　386

は

ハートレートタービュランス
　　　　　　　　　　　35, 58
バルサルタン　132
パッチ電極　138
肺静脈　2
肺静脈隔離　230
肺静脈袖状心筋　277
肺動脈　2
反時計方向回転心房粗動　313
瘢痕関連心室頻拍　27
瘢痕関連心房粗動　318

ひ

ビソプロロール　109, 114
ピルジカイニド　82, 103, 109
非 Brugada 型特発性心室細動
　　　　　　　　　　　363
非観血的経皮的ペーシング　142
非虚血性心室頻拍，アブレーション　236
非持続性心室頻拍　15
非通常型房室結節リエントリー性頻拍　31
非適切洞性頻拍　294
非発作性接合部頻拍　294
非薬物療法　98
頻拍誘発性心筋症　121
頻脈　13

頻脈性心室不整脈　51
頻脈性不整脈　13, 22, 23
　――，ホルター心電図　37
　――の発生メカニズム　16
頻脈誘発性心筋症　25, 325

ふ

フレカイニド
　　　81, 83, 88, 103, 111, 114, 125
ブルガダ症候群　14, 81, 118, **360**
ブロックライン　317
プラトー相　9
プロカインアミド　117, 125
プロパゲーションマッピング
　　　　　　　　　　　181
プロパフェノン　103, 114, 125
プロプラノロール　115
プロポフォール　117
不応期　5
不応期短縮　11
不活性化ゲート　8
不整脈
　―― に対する運動療法の適応
　　　　　　　　　　　246
　―― の鑑別方法，12 誘導心電図からの　28
　―― の外科治療　224
　―― の分類　13
不整脈起源同定　68
不整脈原性右室心筋症　216
不整脈治療後のフォローアップ
　　　　　　　　　　　68
不整脈発生機序のアップストリーム　130
不適切作動，ICD の　166
副伝導路　5
　―― の同定　201
副伝導路電位　202
物理的圧迫　221

へ

ベプリジル　104, 110

ベラパミル 32, 80, 88, 105, 109, 110, 111, 115
ベラパミル感受性左室頻拍 27
ペーシング 155
ペーシングカテーテル 146
―― の挿入方法 146
ペーシングスパイク 148
ペーシングモード 146
ペースマッピング 179
ペースメーカ 369
ペースメーカ症候群 161
ペースメーカ装着患者の心臓リハビリテーション 247
変行伝導 32, 277
変時性不全 254

ほ

ホルター心電図 35
―― の基本誘導 35
ポリグラフ 177
補充調律 10
包括的心臓リハビリテーション 241
房室回帰性頻拍 28, 110, 200, 283
房室解離 32, 336, 337
房室結節 4, 6
房室結節内 Wenckebach 型ブロック 266
房室結節内伝導遅延 263
房室結節二重伝導路 27
房室結節リエントリー性頻拍 112, 192, 283
房室接合部頻拍 27
房室ブロック 6, 13, 14, 16, 28, 153, **261**
房室二重伝導路の診断 285
発作性上室頻拍 14, 23, 27
発作性心房細動 100, 130, 297, 299, 325
―― に対する心房細動手術 229
発作性心房粗動 23
発作性心房頻拍 23
発作性房室ブロック 266

ま・み

マイクロボルトレベル TWA 54
マクロリエントリー性心房頻拍 205
―― のアブレーション 207
マスター検査 49
マッピング法 179
膜コンダクタンス減少 12
慢性心不全患者の運動療法 248
慢性心房細動 325
―― に対する心房細動手術 231
ミダゾラム 117

む

ムスカリン受容体遮断薬 6
無症候性心房細動 100
無症候性不整脈 25

め

メキシレチン 80, 114, 115, 120
メトプロロール 114

や

薬剤性 QT 延長症候群 357
薬物治療 91
薬理学的自律神経遮断 253

ら・り

卵円窩 3
リアノジン受容体 85
リエントリー 16
――, 線維化瘢痕周囲を旋回する 216
リエントリー回路 53, 193
リエントリー性不整脈 12, 308
リズムコントロール 104, 125, 330
リドカイン 116, 121

流出路起源心室頻拍　212
流出路頻拍　27
両室ペーシング機能付き植込み型除細動器　369
—— の植え込みのわが国のガイドライン　173

る・れ

ループ記録式イベントレコーダー　42
レートコントロール　104, 333
レートレスポンス型ペースメーカ　155
冷凍凝固　191

ろ

ロサルタン　133
ロングシース　202

わ

ワーファリン　124

欧文索引

β-receptor hypersensitivity 276
β受容体遮断薬 93
1:1伝導心房頻拍 31
2枝ブロック 153
3枝ブロック 153
12誘導心電図 27
12誘導ホルター心電図 38
Ⅰ群抗不整脈薬 92, 121
Ⅱ群抗不整脈薬 93
Ⅲ群抗不整脈薬 94
Ⅳ群抗不整脈薬 94

A

ACEI 132
ACL 380
activation mapping 213, 221, 387
active-fixation 165
Adams-Stokes 症候群 23
Adams-Stokes 発作 253
adenosine-sensitive AT 113
ADOPT 試験 369
advanced catheter location 380
AED 141
AFL 308
AF Suppression 370
AIVR 13
ALIVE study 349
anaerobic threshold 241
Andersen 症候群 354
antidromic AVRT 297
anti-tachycardia pacing 166
antrum 185
APC 277
APP 370
ARB 132
Array モード 386
Arruda の分類 296
asynchronous モード 151
asystole 347
AT 14, 112, 241, **291**
ATP 113, 166
ATP 治療 372
ATP One Shot 372
ATRAMI 試験 247
Atrial Overdrive 370
Atrial Pacing Preference 370
Atrial Preference Pacing 370
autonomic tone and reflexes after myocardial infarction 試験 247
A-V delay 174
AVNRT 112, 283
AVRT 110
——, WPW 症候群における 200

B

Bachmann 束 3
baroreflex sensitivity 247
Bazett の補正式 351
Bezold-Jarisch 反射 271
bidirectional VT 87, 335
Bird システム 177
Borg 指数(スケール) 49, 244
Brockenbrough 手技 299
BRS 247
Bruce 法 49
Brugada 型心電図の分類 81
Brugada 症候群 14, 81, 118, **360**
—— の遺伝子 83

―― のホルター心電図　37, 39
bundle branch reentrant VT
　　343

C

calculated sinoatrial conduction time　255
cardiac resynchronization therapy pacemaker　369
cardiac resynchronization therapy with defibrillator　369
cardiac rhythm management device　369
CardioLabo システム　177
cardiopulmonary exercise test　241
cardioversion　136
cardioversion therapy　166
CareLink　376
carotid sinus syndrome　274
CARTO システム　209, 239, 380
CAST　128
CAST 試験　94
CFAE　185
CFAE アブレーション　185
CFE-mean map　387
CHA_2DS_2-VASc スコア　326
$CHADS_2$ スコア　326
chronotropic incompetence　248
CM5 誘導　35
CMf 誘導　36
commotio cordis　346
complex fractionated atrial electrogram　185
concealed entrainment　180
convective heat　176
coronary sinus　193
corrected sinus node recovery time　254
CPVT　85, 343
CPX　241
crista terminalis　315

critical isthmus　218, 342
critical mass 理論　136
CRMD　369
CRT　67, 69, **168**
CRT デバイスの種類　172
CRT-D　**168**, 369
CRT-P　369
cryoablation　191
CS　193
　　―― musculature　3
CSACT　255
cSNRT　254
cyclic AMP-mediated delayed after depolarization　338

D

DAD　10, 71, 130, 338
DC ショック　162
DDD＋　370
DDDR ペーシング　370
defibrillation　136
defibrillation therapy　166
defibrillation threshold　348
deflation　147
delayed after depolarization　10
demand モード　151
DFT　348
differential pacing　316
diverticulum　204
d,l-sotalol　117, 118
Dor 手術　235
double Lasso 手技　185
dyssynchrony の評価法　69

E

EAD　10, 130
early after depolarization　10
ectopic junctional tachycardia　293
electrical disease　346
electrical storm　119, 167, 234, 340, 364

electro-anatomical マッピング 239
electrophysiologic study 84
electroporation 350
EnSite システム 209
entrainment 現象 293
entrainment mapping 180, 216
entrainment with concealed fusion 218
EP カテーテル 382
EP システム 177
EP Med システム 177
EPS **70**, 84, 337
ERK カスケード 132
ESC ガイドライン 174
Eustachian ridge 315
euvolemic 248
extensive encircling pulmonary vein isolation (EEPVI) 185, 191

F

F 波 308
FAM 380
far field 218
fascicular VT 339
fast anatomical mapping 380
fast pathway 194
fast VT 372
fibrofatty tissue 342
field scaling 機能 387
fine VF 347
FITT 241
focal AT 112, 205
―― のアブレーション 208
focal mechanism 343
FP 194
FQRS 54
Frank 誘導法 58
full-maze 手術 224, 231
fusion 388

G

ganglionated plexi 187
GISSI-AF 試験 133
GP 187

H

Haissaguerre 電位 197, 289
head-up tilt 試験 **61**, 271
His 束内伝導遅延 264
Home Monitoring 376
HRT 35, 58
HUT 61, 271

I

IART 112
ICD **162**, 340, 354, 369
―― の機能 166
―― の適応 162
ICD 植え込み適応ガイドライン 361
ICD 植え込みの対象疾患 162
ICD 植え込み法 162
ICE 66
Ic flutter 110
ICHD(Inter-Society Commission for Heart Disease Resources) コード 156
idiopathic VT 14
IHR 253
implantable cardioverter defibrillator **162**, 340, 369
inappropriate sinus tachycardia 294
incessant VT 336
incisional reentry 112
inflation 147
integrated bipolar 165
interfascicular reentrant VT 343
intermediate pathway 284
interventricular mechanical de-

lay 169
intra-cardiac echocardiography
　　　　66
intra-vascular ultrasound sonography 66
intrinsic heart rate 253
IP 218
IP-QRS 218
isolated potential 218
IVMD 169
IVUS 66

J

Jackman 電位 196, 289
Jervell-Lange-Nielsen 症候群
　　　　77, 354
JPC 277
J-Rhythm 試験 101
jump-up 現象 200, 288

K

K チャネル遮断薬 109
Karvonen 法 244
Kent 束 295
Kent 電位 202
Koch の三角 193

L

LAD 68
LAS40μV 54
late diastolic potential 340
leading circle 説 16, 226
left atrial dimension 68
left posterior Purkinje reentry
　　　　216
left ventricular end-systolic volume 69
LGL 症候群 295
long RP 頻拍 31
lower loop 心房粗動 318
Lown 分類 13, 40, 279
LP 35, 53

LVESV 69

M

macro-reentry 71
Mahaim 束 295, 304
malignant vasovagal syncope
　　　　274
Managed Ventricular Pacing
　　　　371
maze 手術 224, 334
 ── のコンセプト 226
mechanical bump 221
Medtronic 372
merge 機能 380
micro-reentry 71
mid-cardiac vein 297
minimization of pacing ventricles
　　　　156
Mobitz Ⅱ型房室ブロック 266
monomorphic VT 335
MOST 試験 370
mother rotor 説 226
MPV 156
MTWA 54
multiple monomorphic VT 235
multiple wavelet 226

N

Na イオン 8
Na チャネル 8
Na チャネル遮断薬 92
narrow QRS 頻拍 27, 31, 335
Narula 法 255
NASA 誘導 36
NavX モード 386
neurally mediated syncope 270
NMS 270
non-clinical AT 208
non-clinical VT 235
noncontact マッピングシステム
　　　　213
non-sustained VT 336

NSVT 15

O

OH 275
OneMap 機能 387
OPTIC 研究 119
OptiVol 376
ordered reentry 16, 136
orthodromic AVRT 297
orthostatic hypotension 63, 275
oscillation weighting factor 58
outflow VT 338
overdrive suppression 16, 205
OWF 58

P

P1 340
P2 340
P波 3
pacemaker 369
pacemaker twiddler's syndrome 161
pace mapping 213, 222
painFREE Rx II 試験 372
partial dysautonomia 276
PaSo (pace-mapping software) 180
passive-fixation 165
permanent form of junctional reciprocating tachycardia 111
phase 2 reentry 361
pill-in-the-pocket 103
PJRT 111
pleomorphic VT 336
PM 369
polymorphic VT 335
P on QRS 111
post pacing interval 218, 315
postural orthostatic tachycardia syndrome 275
POTS 275
PPI 315

precordial QRS concordance 336
preferential pathway 339
pre-systolic potential 340
propagation mapping 181, 387
pseudo VT 297
PSVT 14
pulseless VT 117
Purkinje-心室間ブロック 222
Purkinje potential 349

Q

QRS 波形 5
QT 延長 119
　——, 低カリウム血症による 359
　—— を引き起こす薬剤 357
QT 延長症候群 10, 40, 52, 351
　——, 電解質異常による 359
　—— の診断基準 77, 355
　—— の心電図上の特徴 78
QT 間隔の計測 351
QT 計測方法 352
QT 短縮症候群 364
Quick Convert 372

R

ramp 負荷 241
random reentry 16, 136
rating of perceived exertion 49, 244
resistive heat 176
Reverse Mode Switch 371
RMS40 54
Romano-Ward 症候群 77, 354
RPE 49, 244
RR 間隔 27
R/S amplitude ratio 212
Rubenstein 分類 13, 252
R wave duration index 212

S

SACT 255
SafeR モード 371
SART 112
SAVE 手術 236
SAVEPACe 試験 370
SCD 71
sensing failure 145
septal anterior ventricular exclusion 236
septal to posterior wall motion delay 169
shockable rhythm 347
Sicilian-Gambit 会議 94, 128
sick sinus syndrome 252
SIDS 364
sine wave tachycardia 117
single meandering reentry 説 226
sinoatrial conduction time 255
sinus node recovery time 254
sinus venosa 315
situational syncope 273
slow-fast-slow 200
slow pathway 194
SNRT 254
SP 194
SP 電位アプローチ 196
speckle tissue tracking 法 169
spike on T 145
spiral wave 機序 16, 226
SPWMD 169
SSS 252
stepwise linear アブレーション 188
stimulus-QRS 218
stimulus-QRS/VT 頻拍周期 218
Strauss 法 255
substrate 342
substrate mapping 217, 219
sustained VT 15, 336
SVPC 277
SVT 110

T

T 波オルタナンス 35, 54
T 波バリアビリティ 35, 57
TAB 253
tachycardia-induced cardiomyopathy 338
TdP 10, 14, 77, **119**, 335, 344, **352**
TEE 66
time to systolic peak 169
Timothy 症候群 354
TO 58
Todaro 索 193
torsades de pointes 10, 14, 77, **119**, 335, 344, **352**
torsades de pointes 型心室頻拍 353
total pharmacological autonomic blockade 253
total sinoatrial conduction time 255
trans-esophageal echocardiography 66
trans-thoracic echocardiography 66
triggered activity 10, 71, 130
triggered beat 349
true bipolar 165
TRUST 試験 376
TS 58, 169
TSACT 255
TTE 66
turbulence onset 58
turbulence slope 58
TWA (T wave alternans) 35, 54
TWV (T wave variability) 35, 57

U

ULV 理論 136
upper limit of vulnerability
　　　　　　　　　　136, 350
upper loop 心房粗動 318
upstream アプローチ 96

V

vasovagal syncope 270
Vaughan-Williams 分類 92, 279
VDD ペースメーカ 155
velocity-time integral 175
ventricular fibrillation 346
ventricular tachycardia 335
Verismo 387
VF 346
voltage map 387
VPC 40, 114, 279
VT 114, **335**
V-V delay 175
VVS 270

W

Watt 数 244
wavelet 346
Wenckebach 型房室ブロック
　　　　　　　　　　　265
wide QRS 335
wide QRS 頻拍 27, 32
WPW 型心電図 38
WPW(Wolff-Parkinson-White)
　症候群 295
―― における AVRT 200
―― に伴う頻拍 28
―― の副伝導路存在部位予測
　　　　　　　　　　　68